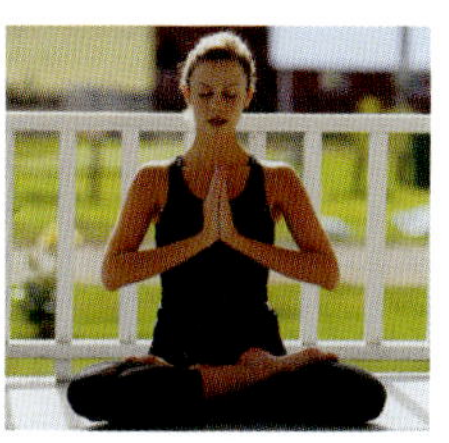

Le livre du

yoga

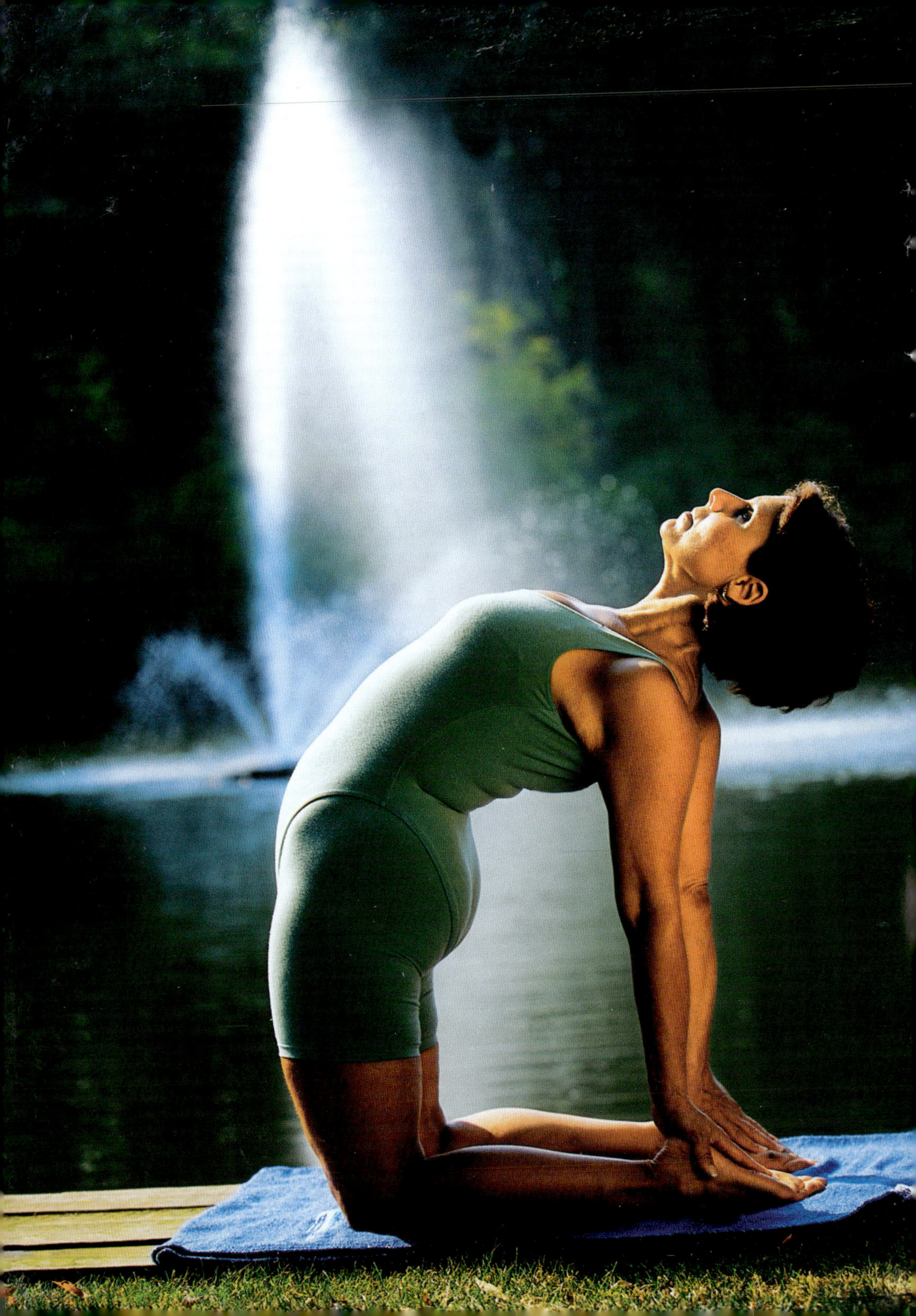

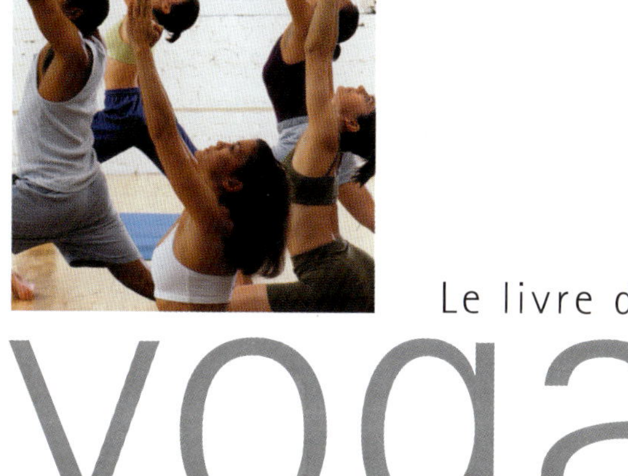

Le livre du

yoga

Pour l'équilibre et l'harmonie du corps et de l'esprit

Christina Brown

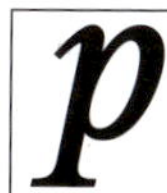

Dédicace
À tous les yogis dont le zèle les fait
continuer à dérouler leur tapis de sol
pour pratiquer dans la solitude.

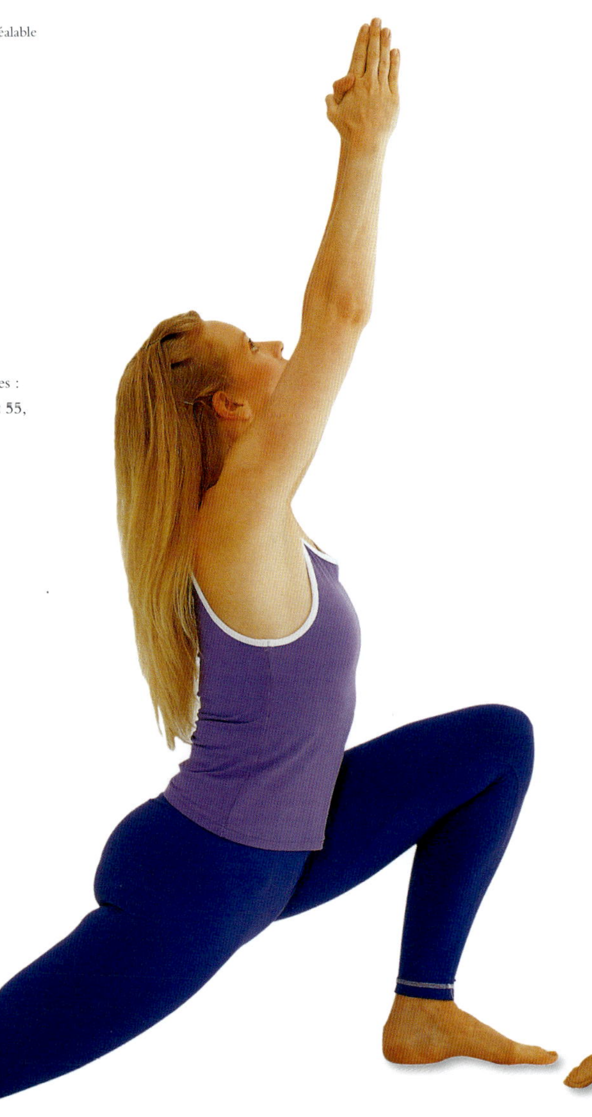

Sommaire

Chapitre 1

Introduction au yoga

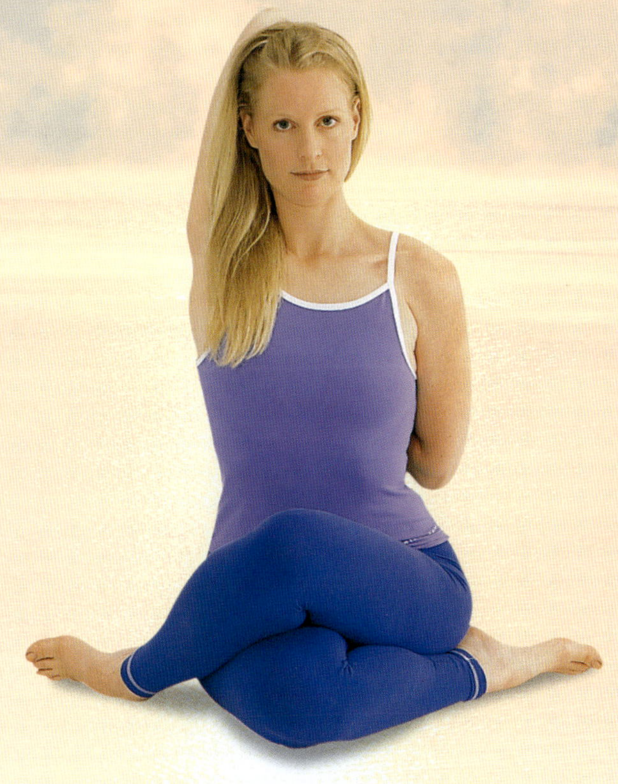

Introduction

Souvent, un premier cours de yoga permet
de retrouver le sommeil et de renouer avec
la confiance en soi. La pratique du yoga
est jalonnée de victoires – contre l'excès
de poids, les angoisses ou les addictions.
On sait également que le yoga favorise
la concentration. La discipline aide
à développer la conscience de soi,
une sensation de bien–être, la sensibilité,
des relations chaleureuses, l'acceptation
de soi et un profond sentiment de paix.

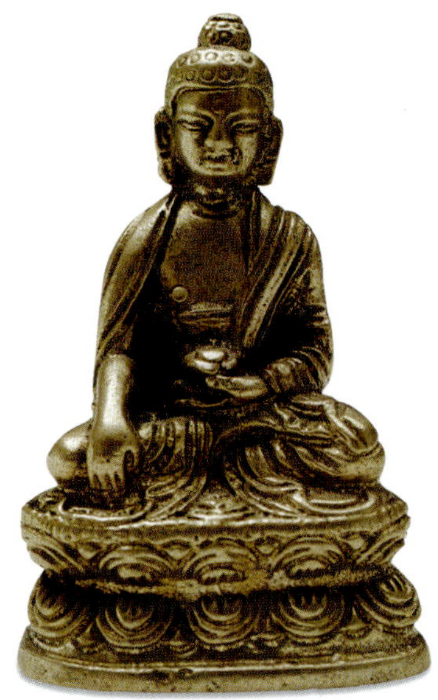

Parce qu'elles repoussent nos limites physiques, les postures du yoga permettent de prendre pleinement conscience de notre corps, de notre souffle et de notre esprit. Seul prévaut alors le moment présent. C'est comme une parenthèse ouverte dans le quotidien, quelques minutes de vacances. Le yoga, revitalisant, nous fait passer d'un état de détresse à un état de non-stress, du mal-être au bien-être, de la passion à la compassion.

Contrairement aux idées reçues, le yoga ne se résume pas à une suite d'exercices ou à une technique de méditation. Il est avant tout un état d'esprit. Les fluctuations de la pensée s'interrompent, aucune distraction ne vient perturber le processus. À l'origine, c'était par la pratique de la méditation que l'on accédait à cet état d'esprit. Au cours des deux derniers millénaires, d'autres pratiques ont émergé, aidant le corps et l'esprit à devenir plus réceptif à ce sentiment de paix. En Occident, la discipline la plus couramment assimilée au yoga est représentée par les *asanas* (postures).

La paix intérieure affûte la conscience de soi. D'une certaine manière, nous devenons absent au monde, un peu comme lorsque nous nous plongeons en nous-même pour tenter de nous souvenir de quelque chose. L'*hatha yoga* associe exercices physiques pour apaiser le corps, travail respiratoire pour stimuler le mental, relaxation pour réconcilier le physique et l'esprit, chant pour susciter et calmer les émotions et enfin méditation pour recentrer l'esprit.

La racine du mot yoga vient du sanskrit *yuj* que l'on peut traduire par « conscience de soi », « se concentrer » ou « méditer intensément », états qui impliquent un ralentissement des mouvements de l'esprit. Le verbe *yuj* signifie aussi « unifier », « joindre » et « établir le lien », notions qui impliquent une idée de réintégration, de retour à l'équilibre. Parce que sa vocation est l'harmonie du corps, de la respiration, de l'esprit et de la conscience, le yoga est défini comme une union. Paradoxalement, le yoga a aussi pour mission de désunir. L'esprit, par essence pur et éternel, se sépare du physique qui lui sert d'enveloppe temporaire, et sa pureté, jamais perdue mais parfois cachée, doit être reconquise. Notons enfin que *yuj*, racine des mots anglais *yoke*, allemand *joch* et latin *jugum*, signifie également « atteler », « mettre sous le joug », sous-entendant ainsi une idée d'effort, énergie inhérente aux pratiques et préceptes propres à l'*hatha yoga*. Codes de conduite morale, exercices physiques et respiratoires, concentration et méditation requièrent un certain effort, mais tous contribuent à l'accomplissement de soi.

La pratique d'une activité saine nous aide à vivre mieux et le yoga procure un indéniable sentiment de bien-être. En début de pratique, certains peuvent se sentir mal à l'aise, anxieux ou oppressés alors que d'autres éprouveront une certaine indolence, une vague ivresse. Après quelques tâtonnements cependant, tous évoquent un sentiment de chaleur et de légèreté, de calme

> *Le yoga est l'art d'obliger le mental à considérer un seul point de pensée, à l'exclusion de tout autre, et à maintenir la fixation sur ce point.*
>
> YOGA-SUTRA I.2

et de sérénité, avouant même se sentir en harmonie avec quelque chose qui les dépasse. Ces bienfaits font de la pratique elle-même un exercice gratifiant et représentent un extraordinaire cheminement.

Le déséquilibre est source de malaise. On est à cran, à bout, sur les nerfs, inquiet… Comment établir un rapport aux autres détendu et vrai en craignant que le moindre coup de vent annihile le monde que l'on s'est bâti ? Par la relaxation, la peur s'évanouit pour laisser place à la sérénité et à un sentiment de plénitude. Un peu comme si vous vous laissiez aller dans un bain chaud… Vous retrouvez votre vrai moi, ce moi profond bafoué par les impératifs de l'existence et si longtemps négligé.

Le yoga réhabilite la conscience de soi. Les exercices nous aident à nous retrouver et à mieux cerner notre bonté naturelle, notre pureté, notre intégrité. Nous avons ainsi accès à des sensations merveilleuses. Une métaphore de la vie, tel est en vérité le yoga : ayant découvert votre centre à travers une posture, vous serez encouragé à trouver votre centre tout au long de votre vie et à suivre le chemin qui vous correspond.

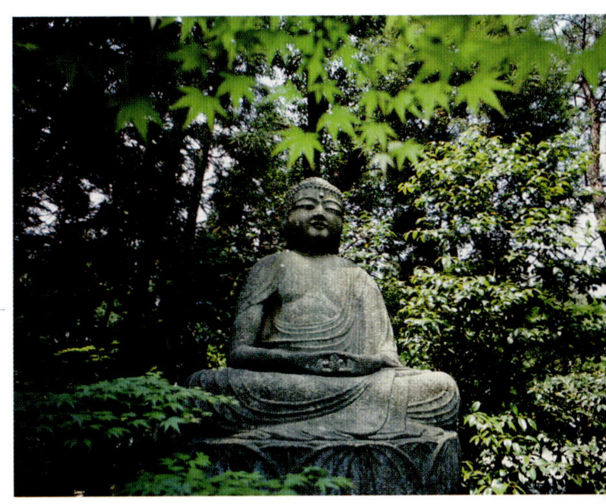

Ci-contre : selon les textes anciens, dévotion et pratique mènent à l'état de yoga.

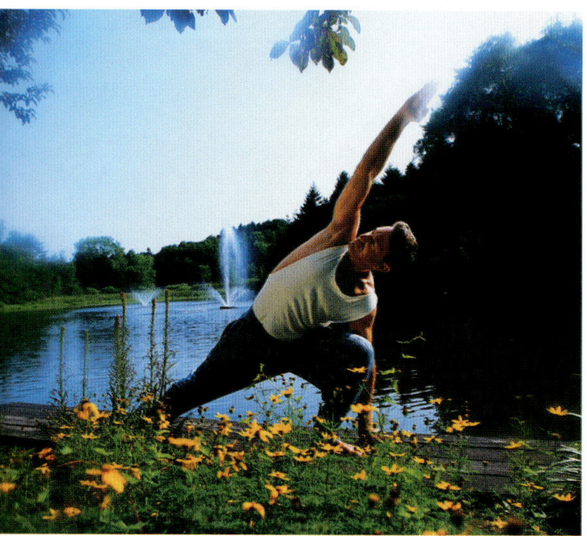

Ci-dessus : les postures du yoga fortifient les points faibles du corps et dénouent les tensions.

Vous vous sentirez prêt à redonner sens à votre existence en opérant les changements nécessaires. Vous ne deviendrez pas autre mais vous vous connaîtrez mieux et serez aussi plus authentique – et ce, même s'il n'est pas toujours évident de décider des changements à accomplir.

D'autre part, si vous êtes en souffrance, il sera à la longue bien plus douloureux de ne pas évoluer. Une nouvelle sérénité et une pleine conscience vous feront considérer votre intuition avec respect et confiance. Car c'est là que s'enracine le courage de changer, même si vos proches auront du mal à comprendre votre démarche.

À chacun sa pratique du yoga : exercer lors d'une séance de 30 minutes sur un tapis de sol deux fois par semaine ou choisir d'étendre la discipline à son mode de vie. Lorsque l'on est concentré sur le moment présent, plus rien ne distrait, et cette absorption dans l'instant efface les préoccupations. Le yoga, c'est la victoire du moment présent. De l'être ici et main-tenant. Et ce moment présent n'est-il pas, au fond, tout ce que nous possédons ? Penser avoir autre chose n'est qu'une illusion. Le yoga peut prendre la forme d'une longue et lente marche méditative. Il peut être un sentiment d'union suscité par la vision d'un coucher de soleil ou de profonde communion avec la nature. Peut-être retrouverez-vous cet état d'harmonie originelle en nageant sous l'eau ? Ou, plus simplement, adossé à une porte ou sous un abribus, vous viendra-t-il la compréhension profonde de ce que vous êtes vraiment. Il se peut que vous ayez besoin de trois respirations pour reprendre contact avec vous-même avant de répondre au téléphone. Pourquoi se contenter d'une seule gorgée d'eau lorsque vous avez la possibilité de vous y immerger ? Ainsi en est-il du yoga au quotidien. Le yoga est un formidable outil de transformation. À chacun sa pratique. J'espère que cet ouvrage vous aidera à trouver *votre* yoga.

Les asanas

Observer les chats au sortir du sommeil est une leçon en soi. Leçon de maîtres de l'étirement. Ils se tendent et s'étirent exactement comme dans la posture du chien tête en bas. Puis ils font le dos rond, pattes tendues (comme dans la posture du chat) et bâillent. L'étirement lent est un mouvement souple et doux pour le corps. Notre corps a été conçu pour bouger et ne demande que cela. Ne se sent-on pas mieux en étant détendu et libre que noué, stressé et contracté ?

Les postures du yoga, ou *asanas*, conjuguent le calme extérieur à l'énergie intérieure. La pratique des *asanas* consiste à exploiter son corps comme une porte donnant accès à sa vérité profonde. Nous avons un corps, sachons nous en servir comme d'un outil. Le terme « posture » implique une idée de stabilité, qui requiert effort et force mentale. En accomplissant un *asana*, nous nous absorbons dans notre corps, notre souffle et notre esprit.

Le principal blocage du débutant se trouve dans sa tête. Il est souvent persuadé qu'il ne sera jamais assez souple. Les maîtres ont l'art d'exécuter les postures avec une aisance apparente parfois déconcertante. Nombre des photos de cet ouvrage montrent des maîtres qui pratiquent les *asanas* depuis de longues années. Les grandes catégories de postures ont été pour l'essentiel illustrées. Ceci dans le but de vous encourager, non de vous rebuter. En matière de yoga, peu importe le niveau : l'essentiel est de s'y mettre.

Dès lors que votre colonne vertébrale ne vous fait pas souffrir, peu importe l'élégance de votre posture. Ce qui compte, c'est d'adapter votre approche, de sentir la posture. Quelle que soit votre souplesse, si vous vous étirez jusqu'à la limite de vos possibilités, vous pouvez être sûr de retirer un bienfait optimal des *asanas*. Votre corps étant unique, il vous faudra adapter la posture à votre potentiel plutôt que de vouloir forcer votre corps à une posture « idéale ». Plus que de l'équilibre de l'*asana*, c'est de la respiration qu'émane l'élégance.

Selon le *Yoga sutra*, texte fondateur de la philosophie du yoga, vieux de près de deux millénaires, l'*asana* doit présenter des qualités de vigilance et de relaxation. Parce que accompli sans effort, il est source de relaxation. S'il arrive que vous vous sentiez aussi souple qu'une planche, gardez à l'esprit le concept d'*abhyasa*, l'effort continu ou répété. Par l'effort continu, vous cessez de devoir essayer. La pratique des *asanas* consiste en un effort répété pour atteindre un état sans effort.

Étirer son corps équivaut à étirer son esprit. Au début, lors d'un exercice, vous prendrez conscience de la région de votre corps soumise à l'étirement le plus intense. Par la suite, votre maîtrise vous permettra de faire participer les régions secondaires. Des instructions détaillées rendront votre mouvement plus sûr et vous permettront de connaître la posture en profondeur. Partie du bout des orteils, la conscience de soi se propagera bientôt au coude gauche pour finir par envelopper le corps tout entier.

Les *asanas* participent à l'équilibre physique. Ils répartissent force et souplesse entre gauche et droite, haut et bas, devant et derrière. Ils renforcent les points faibles du corps et dénouent ses tensions. Ils aménagent de l'espace à l'intérieur du corps. En libérant le corps, les *asanas* génèrent et contrôlent le *prana*, l'énergie vitale circulant à l'intérieur du corps. Les thérapeutes en polarité désignent les articulations comme les points les plus faibles de notre corps. Les postures du yoga renforcent et tonifient les articulations. En réalité, l'*hatha yoga* est une excellente auto-médecine préventive. Pour en savoir plus sur les effets physiques générés par la pratique du yoga, reportez-vous au chapitre sur le yoga thérapeutique.

À condition d'une pratique correcte, les *asanas* remodèlent le corps et dénouent les attitudes négatives. De plus, en tant que discipline spirituelle ancestrale, les *asanas* ont une action interne. Ils agissent sur les énergies subtiles. Si les *asanas* ont un effet purificateur et thérapeutique sur le plan physique, ils agissent aussi sur le plan psycho-spirituel et influencent les émotions.

Les *asanas* favorisent la concentration et permettent un retour au soi. De la même façon que notre corps va s'appliquer à trouver son centre de gravité dans une posture donnée, il importe pour notre bien-être de trouver ce même centre dans notre quotidien. Les *asanas* nous enseignent que s'écarter de ce centre est source de conflits intérieurs. Accéder par le yoga à la paix, et donc à la conscience, permet de rester vigilant et d'avoir une chance de réintégrer son centre si l'on vient à s'en éloigner. Le yoga est l'exercice paisible de ce centre. Et lorsque la conscience de ce centre est acquise, partout et à tout moment, on peut accéder à cet état supérieur. N'hésitez surtout pas à vivre cette expérience jubilatoire plusieurs fois par jour si ça vous chante.

Servez-vous des *asanas* pour être en harmonie avec votre corps. Ne vous laissez pas distraire, concentrez toute votre énergie à explorer votre être. Le yoga est écoute, le yoga est aussi réponse, une réponse émise par votre corps. Il enrichit vos relations avec ce qui constitue votre moi véritable. Votre attention pleine et entière est garante d'un bien-être absolu.

> *La perfection du corps est la beauté, la grâce, la force et la dureté du diamant.*
>
> YOGA-SUTRA III.46

Le yoga n'a pas pour objet de vous voir exécuter d'inextricables contorsions. Le but n'est pas l'exécution de l'*asana* le plus complexe. La maîtrise d'une posture spécifique ne vous apportera pas subitement la lumière. Sur les cent quatre-vingt-seize aphorismes que compte le *Yoga sutra*, seuls trois se réfèrent aux postures elles-mêmes. Découvrez l'intelligence de vos cellules. La conscience est vision pénétrante. Le *Yoga sutra* dit : « La posture sera ferme et agréable, relaxée par la concentration sur l'infini. » L'esprit ainsi absorbé ne peut souffrir d'aucune pensée distrayante.

La respiration

Votre respiration insuffle de la vie à votre yoga. La respiration consciente préserve des automatismes. Apprenez à bouger en harmonie avec votre respiration, à devenir votre respiration, à vous fondre en elle. Attendez votre prochain souffle avec la vigilance de jeunes parents pour leur nouveau-né.

Votre respiration fait partie de vous, elle est votre partenaire tout au long de votre vie. Une bonne respiration est réconfortante et thérapeutique. Elle induira vos postures. Rappelez-vous : même dans la posture la plus statique, votre corps n'est jamais inactif. La respiration consciente s'accompagne d'une sensation de purification, de luminosité, d'énergie nouvelle et d'éveil. Si la conscience de votre respiration vient à vous échapper, revenez à un exercice qui la lie au mouvement de manière à sentir la circulation de l'énergie. Retenir sa respiration entrave la circulation de l'énergie. Si votre souffle se bloque, relâchez l'intensité de la posture, laissez votre respiration reprendre son rythme, reprendre possession de votre corps, puis attrapez la vague de votre souffle et surfez sur elle, avec elle.

La respiration reflète l'esprit, tous deux étant liés. Toute altération de l'un affecte l'autre. L'esprit a le pouvoir de se disperser, ce que ne peut la respiration, plus lente. En vous concentrant sur celle-ci, vous parviendrez à freiner le flot de vos pensées. La conscience de votre souffle ramènera votre esprit au moment présent. Une respiration régulière permet d'approcher la perfection d'une posture.

Votre respiration n'est pas qu'une question de volonté, c'est un réflexe vital. Mais à l'image des empreintes digitales, il n'existe pas deux respirations identiques. Le souffle vital dénoue, débloque le moi, et vous (re)découvrirez alors que les choses les plus naturelles sont les plus essentielles. Procédez à des exercices au cours de la journée. Faites-vous des pense-bêtes pour vous souvenir de vérifier la profondeur de votre respiration.

Le bâillement produit comme une libération. Bâiller, c'est s'abandonner. L'un de mes élèves se mettait à bâiller sitôt qu'il prenait place sur son tapis de sol. Tout le long du cours, les bâillements succédaient aux bâillements, au point qu'il avait le visage baigné de larmes. Surchargé de travail, mon élève savait néanmoins parfaitement se détendre à travers la pratique du yoga, une pratique du « laisser couler ».

Inspirez et expirez par le nez de façon à ce que l'air soit filtré et réchauffé. Pour imprimer plus d'énergie à votre souffle, pratiquez les *asanas* avec une respiration *ujjayi* (*voir* page 131). En règle générale, on procède à l'inspiration en ouvrant ou déployant le corps, avec des mouvements de levée ou d'étirement, des rotations du haut de la colonne vertébrale et d'inclinaison vers l'arrière. L'expiration s'exécute en relâchant, refermant le corps, par mouvements vers le bas, torsion du bas du dos, abaissement des jambes ou des bras, en se penchant vers l'avant ou latéralement. Ce sont là des principes généraux, à vous d'expérimenter de manière à ressentir ce qui convient le mieux à votre corps. Essayez par exemple d'exécuter des postures basées sur l'expiration. Plus vous procéderez avec lenteur, plus il vous sera aisé d'atteindre la conscience. Dans les postures fluides, comme celle du chat (*voir* page 37), procédez en inspirant trois à cinq fois par mouvement. Peu importe que vous parveniez à toucher vos orteils. Dès lors que vous pouvez respirer, vous êtes apte à la pratique du yoga.

> *L'esprit est le maître des sens, et le souffle vital est le maître de l'esprit.*
>
> HATHA YOGA PRADIPIKA IV.29

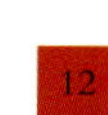

Être présent

Être présent mentalement dans une posture permet d'approfondir la conscience. Il existe deux sortes d'*asanas*, conscients et inconscients. Lors d'une posture consciente, de physique, la nature de l'*asana* devient psycho-spirituelle. Pendant que vous êtes absorbé dans les sensations subtiles de votre corps, votre esprit n'a pas loisir de vagabonder. Laissez l'éveil intérieur s'installer. Votre esprit ira naturellement rejoindre la partie de votre corps où les sensations sont le plus intenses, mais efforcez-vous d'étendre votre conscience de manière égale et simultanée à l'ensemble de votre corps. Penché vers l'avant, observez d'abord le creux de votre genou puis élargissez votre conscience à votre jambe tout entière et persistez jusqu'à prendre conscience de votre corps dans sa globalité.

Au cours de l'exercice se crée un espace qui favorise la conversation avec soi-même. N'hésitez pas alors à vous interroger et à attendre une réponse. Ou bien, ne demandez rien. Contentez-vous d'être à l'écoute, réceptif dans votre posture. Quand vous en sortez, ouvrez-vous à ce que votre corps cherche à vous communiquer ce jour-là.

Votre corps est votre terrain de jeu, votre salle de cours, votre outil d'apprentissage. Durant la minute que vous tiendrez votre posture, observez, ressentez et purifiez-vous. Approfondissez votre connaissance de vous-même. Recherchez le point de paix, l'épicentre de votre conscience. Au fil de la séance, ces minutes se réuniront pour créer une unité de temps au cours de laquelle vous aurez été présent. Cette période est apaisante et rafraîchissante. Elle nous procure une nouvelle façon d'être, nous libère momentanément de nos problèmes. Au bout du compte, ces niches de moments présents pourront s'étendre à votre vie quotidienne.

Faire et défaire

La sollicitation d'un muscle appelle le mental en cette région du corps. La conscience du corps dans sa totalité facilite la concentration et la présence dans le moment. Lorsque tous les muscles sont sollicités, l'esprit est alors pleinement concentré dans la posture. C'est là la raison du pouvoir de transformation des *asanas*.

D'après le *Yoga sutra*, toute posture se doit d'être stable et confortable. L'étirement est développement, jamais effort. L'effort s'oppose à votre aptitude à écouter les messages du corps. Prolongez-vous autant que vous le pouvez, chaque fois un peu plus. L'absence de souffrance est l'un des préceptes-clés du yoga. Faire travailler son corps à l'excès équivaut à le négliger et constitue une forme d'abus. En matière de yoga comme dans la vie, l'essentiel est de ne pas outrepasser ses limites. Vivez pleinement en toute connaissance du potentiel de votre corps. Sachez vaincre, mais sans jamais forcer. Froncer les sourcils, serrer les dents, retenir sa respiration sont autant de signes de faiblesse. La victoire appartient à ceux qui savent sourire.

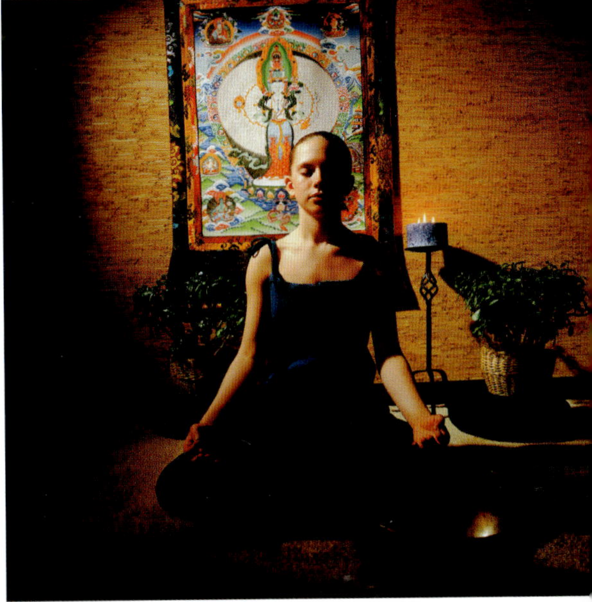

Ci-dessus : trouver la paix qui siège tout au fond de vous aura un effet apaisant, relaxant et stimulant.

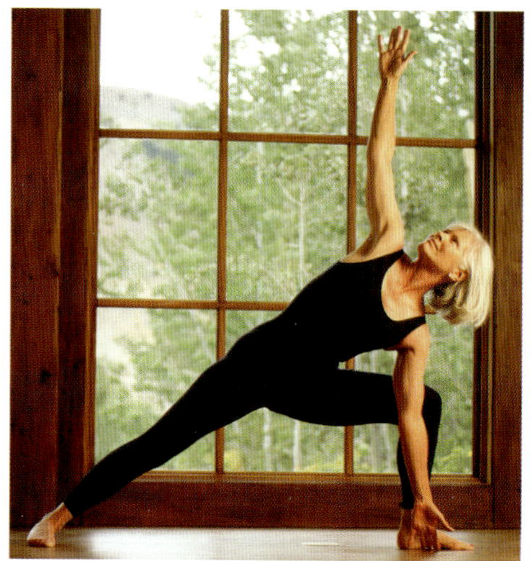

Certains jours, il peut vous paraître insurmontable de vous arracher au confort de votre fauteuil. Le lendemain, vous vous lèverez sans le moindre effort. Le fait d'engager l'esprit dans une posture renforce cette posture. Avec la force, vient un sentiment de légèreté. C'est comme changer sa vieille voiture pour une berline luxueuse. Une fois l'énergie, la force et la légèreté acquises, bouger son corps devient plus agréable.

Lors de la première confrontation à une posture donnée, vous pouvez avoir besoin de recourir à 100 % à vos capacités. Difficile dans ce cas d'imaginer que cette posture puisse vous procurer du bien-être. Cependant, la pratique et l'appréhension s'estompant, les efforts requis diminueront. Avec du temps, la proportion de « faire » se déplacera vers le « défaire ». L'*asana* se révélera plus facile, plus gratifiant aussi. La liberté émergera de la posture.

Dans notre culture, l'effort s'impose comme le média suprême. Laisser faire pour obtenir quelque chose peut alors sembler une théorie quelque peu loufoque. Résistez à la pression de faire en privilégiant le défaire. Faites plus en faisant moins. Laissez ainsi la terre absorber votre poids. Debout, laissez votre corps peser, votre poids s'écouler par la plante des pieds. Assis, affaissez-vous sur votre siège muscle après muscle, os après os. En équilibre sur les mains, relâchez vos paumes et laissez votre énergie s'écouler vers le bas. Cette énergie vers le bas va rebondir vers le haut pour s'impliquer dans la réalisation de la posture. Si le relâchement ne débouche pas sur une posture, un lent mouvement rythmique permet de résoudre le problème. Entrez et sortez de la posture plusieurs fois avant de la stabiliser. Libérez l'air de vos poumons pour vider votre corps de sa tension. Ne forcez pas, fléchissez légèrement à chaque expiration pour mieux vous étirer. Laissez la tension s'écouler de votre corps et se dissiper.

Notre existence se nourrit d'expériences, que les cellules de notre corps gardent en mémoire. La pratique des *asanas* offre l'opportunité d'explorer cette charge inconsciente. Libérez le fardeau émotionnel qui vous brime. Retrouvez les sensations de liberté et de paix en redécouvrant votre vraie nature.

Ancrer et se déployer

Dans le yoga comme dans la vie, nous avons besoin d'une base pour évoluer. Un fois bien ancré, on pourra se concentrer sur des mouvements directionnels. Une partie de votre corps étant bien stabilisée, une autre peut s'élever. L'exercice représente alors un vrai défi. Souvent, les personnes les moins souples ont une meilleure pratique du yoga car elles ont une connaissance intuitive de leurs points d'ancrage et savent travailler en conséquence. Les individus souples doivent quant à eux apprendre comment s'ancrer. Trouver un point à partir duquel on pourra s'étirer revient au même que faire des exercices d'haltères. Lorsque vous mettez vos muscles en action, le travail s'accomplit à partir d'un point donné.

Ressentez votre point d'ancrage à chaque posture. Le sol agit comme votre base en position verticale, les deux pieds bien à plat. Levez les bras au-dessus de votre tête, étirez-vous et tendezvous vers le haut depuis le sol jusqu'au bout des doigts. En position assise pour vous pencher vers l'avant, ancrez-vous au préalable en reposant bien sur vos lombaires. Allongé pour vous tendre vers l'avant, reposez sur l'os pubien et étirez-vous à partir de l'abdomen. Assis pour accomplir une torsion vers la droite, ancrez bien au sol la fesse gauche. Dans la posture de la chandelle, faites reposer coudes et épaules au sol de manière à laisser le reste du corps flotter vers le haut. Bras à l'horizontale tendus et bien écartés, faites circuler votre énergie le long de vos bras et tirez vers l'extérieur. Ce n'est pas uniquement votre puissance musculaire qui est ici impliquée, mais votre énergie mentale qui se développe.

Notre centre de gravité siège à 5 centimètres au-dessous du nombril. C'est le noyau depuis lequel se déploie l'énergie. Le mouvement partant du centre jusqu'aux extrémités du corps est pleinement ressenti et des vagues d'énergie s'écoulent dans ces directions. Pratiquez les étirements sans vous perdre. La terre certes nous supporte, nous abrite et nous nourrit, mais il nous arrive de perdre toute sensation de connexion avec elle. Recentrez-vous et étirez-vous jusqu'à votre limite sans jamais perdre conscience de ce qui vous supporte.

Bandhas

Un *bandha*, comme le *mudra* (*voir* page 138), implique la contraction de certains muscles qui permet de déverrouiller le *prana*, ou énergie vitale, alors dirigé vers le haut. Associés au *pranayama* ou à la pratique des *asanas*, les *bandhas* stimulent et préservent la circulation de l'énergie vitale.

Les *bandhas* ont un rôle majeur dans l'exercice des postures. Parce qu'elles font appel aux organes, aux systèmes nerveux et endocrinien, les contractions pourront contribuer au mieux-être du système reproducteur et urinaire, apaiser les troubles de la sexualité, atténuer les problèmes de dos et participer à remédier aux dysfonctionnements des suites d'un accouchement.

> *Ainsi le sage connaît sans avoir besoin de bouger, comprend sans avoir besoin de regarder, accomplit sans avoir besoin d'agir.*
> LAO-TSEU

Le *mulabandha* se situe au niveau du périnée, soit entre l'anus et l'appareil génital, à 2,5 cm du centre de notre corps. Chez les femmes, il est lié au col de l'utérus. L'*uddhyanabandha* se trouve au cœur de notre centre de gravité, sous le nombril.

Mulabandha et *uddhyanabandha* se pratiquent assis, dos droit. À l'inspiration, rentrez le ventre, la zone au-dessus de l'os pubien, sous le nombril. En faisant cela, le périnée se relève légèrement, ce qui permet d'activer le *mulabandha*. En inspirant, étirez-vous en rentrant le ventre, à l'expiration, relâchez-vous puis recommencez. Vous aurez bientôt l'impression d'une légère sensation d'élévation du bassin.

Chez les non initiés au point *mulabandha*, on remarque une tendance à contracter par solidarité tous les muscles voisins. On sent alors ses fesses, ses cuisses et même son anus se contracter et certains retiennent même inconsciemment leur respiration. Avec la pratique, vous serez pourtant en mesure de tirer le périnée vers le haut sans contracter les autres muscles.

Les *bandhas* correspondent avec le souffle. Contracter le ventre est plus aisé à l'inspiration, mais tirer le périnée vers le haut semble plus facile à l'expiration. Procédez assis, puis intégrez l'exercice dans des flexions avant et arrière et des postures assises, et à terme à d'autres postures encore.

Inconfort et douleur

Les séances sont l'occasion de sensations intenses. Les sensations obtenues lors d'un fort étirement ne sont pas forcément à bannir. Vous pourrez ressentir un certain inconfort, qui est un « bon mal », ou de la douleur, un mal négatif. L'inconfort est l'expression d'une résistance du corps ou de l'esprit. La découverte de nouveaux territoires soulève inévitablement un inconfort mental et physique.

La douleur est plus aiguë que l'inconfort, qui, provoqué par un travail intense, demeure une sensation positive. En revanche, il n'y a rien de positif dans la douleur. Souffrir lors d'une posture indique que vous avez outrepassé vos limites ou qu'il y a mauvais alignement de la colonne vertébrale. La douleur est stérile puisqu'elle engendre la frustration. Une douleur musculaire ou articulaire peut conduire à une blessure, il convient donc de ne pas la négliger. Renoncez à la posture et reconsidérez votre alignement ou demandez conseil.

Un effort intense influera sur votre concentration, mais l'absence d'effort est peu stimulante. L'effort optimal, sans jamais dépasser les limites, sollicite l'esprit. Lorsque votre corps est confronté à une tension saine, vous parvenez à un mouvement interne et êtes ouvert à un sentiment de paix. Le yoga soulage douleurs et souffrances, en aucun cas il ne les alimente. La pratique du yoga est source de joie, pas de blessure.

Votre limite

Votre limite correspond à ce point de la posture où se révèle un nouveau défi, celui qui vous dit que vous avez atteint une nouvelle frontière. La pratique des *asanas* consiste à repousser cette limite, sans hâte et avec respect. Soyez à l'écoute de votre corps les jours suivants. Chaque posture présente plusieurs limites et chaque limite est apprentissage, opportunité d'évoluer. À l'approche d'une limite, restez en position avec une respiration régulière. Concentrez-vous. L'expiration vous aidera à apaiser le corps et à le préparer à aller au-delà. Attendez que votre corps vous donne le signal. Laissez cette réponse intérieure advenir, procédez avec respect, avec conscience. Il faut se montrer aventureux, sans pour autant agir avec agressivité.

Votre corps réagit en permanence face aux circonstances. Votre limite varie d'une respiration à l'autre, d'une posture à l'autre, du jour au lendemain. Redécouvrez cette limite chaque fois. N'imaginez jamais pouvoir procéder demain au même étirement qu'aujourd'hui. Ne croyez pas être incapable de faire, simplement parce qu'il en a été ainsi auparavant.

Il importe peu de savoir où se trouve votre limite dans un *asana*. Peu importe que vous parveniez à toucher vos genoux avec le bout de vos doigts ou à attraper vos pieds lorsque vous vous pliez vers l'avant. Oubliez vos préjugés sur le « bon » ou le

« vrai » yoga. Cherchez plutôt à trouver en vous cette limite qui vous permettra de mieux vous connaître et de vous grandir.

Votre limite psychologique ne correspond pas forcément à votre limite physique. Respectez les deux. Le yoga participe à rendre la vie plus agréable, pas à en entraver le processus. Et les *asanas* représentent un moyen de vous exposer à une situation difficile sans risque. Ils sont l'occasion de vous lancer un défi, d'apprendre à contrôler vos réactions en condition de stress. Si, lors d'une posture, vous ressentez un inconfort mental, absorbez-vous dans la respiration. La position dans laquelle vous êtes vous fait mal ? Changez-en. Votre corps ou votre esprit vous disent « non » ? Écoutez-les. Comme vous le faites dans la vie, adaptez-vous. Encouragez-vous avec douceur, en utilisant votre souffle, mais sans jamais le forcer. Forcer reviendrait à ouvrir la voie à la peur. Le yoga apprend la compassion envers tout être vivant, y compris soi-même.

Votre quête

Réfléchissez sur le but que vous souhaitez atteindre à travers le yoga. Il se peut que vous cherchiez à accroître votre force ou à développer votre souplesse, à soigner une affection, à acquérir une meilleure conscience de votre corps, à en finir avec le stress, à trouver la paix intérieure, à développer votre sensibilité ou à explorer votre spiritualité. Tentez de bien cerner votre quête pour bâtir votre pratique en fonction de celle-ci. Prévoyez aussi combien de temps vous comptez y consacrer.

Le yoga n'est pas une religion. Et si l'hindouisme et le yoga sont issus tous deux de terre indienne, il n'est rien dans les textes fondateurs du yoga qui ne se réfère à l'hindouisme. Les fondements du yoga évoquent néanmoins un principe divin, l'énergie universelle. Ce principe n'est toutefois pas incompatible avec une tradition religieuse. Réfléchissez à vos

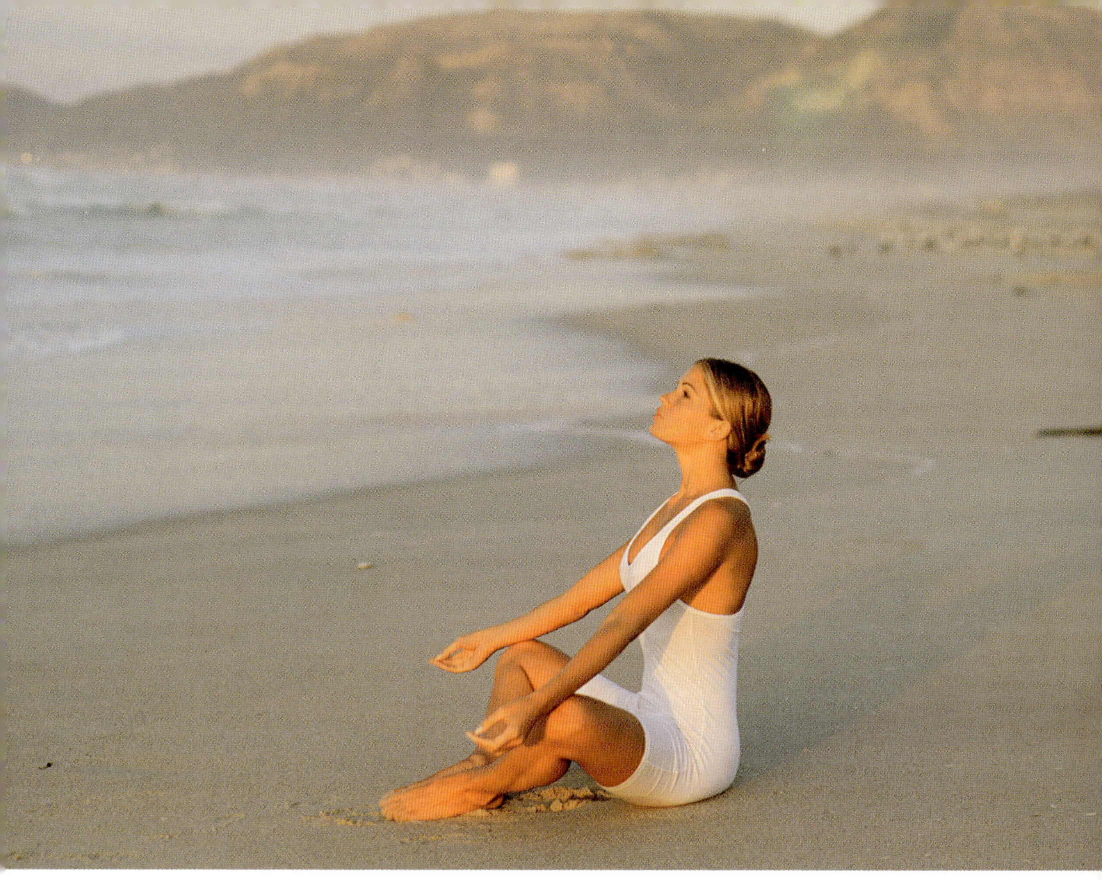

objectifs suprêmes ou aux idéaux qui vous inspirent et que vous aimeriez concrétiser. Rester à l'écoute d'une énergie divine stimule notre capacité à harmoniser notre moi supérieur. Communier avec le divin nous lave de nos basses préoccupations. Nous apprenons que nous ne sommes pas des îles isolées. Nous acquérons un sentiment d'appartenance à quelque chose de plus sage que nous-mêmes.

Au début, vous serez peut-être tenté d'allumer une bougie ou un bâton d'encens, de chanter ou de prier, ou encore de formuler un énoncé positif. Vous pourrez avoir envie de contempler une image religieuse ou la photographie d'un être dont les qualités font votre admiration. Prenez un peu de temps pour vous asseoir ou vous allonger au calme et laissez-vous pénétrer par la paix. Cernez votre quête mais entamez chaque exercice l'esprit ouvert. Parce qu'il apaise les tourbillons de l'esprit, le yoga est une fin en soi, mais votre pratique constitue une partie de votre cheminement et une récompense à elle seule.

Le temps du yoga est un temps dévolu à vous seul. Fermez les portes et débranchez votre téléphone. Votre entourage doit savoir qu'il ne faut en aucun cas vous distraire. Votre pratique est un reflet de votre vie. Sachez vous y adonner avec joie.

Si une posture vous semble malaisée et pénible, la pratique y perdra en plaisir. Insufflez une légèreté mentale à votre pratique des *asanas*. L'enthousiasme allège le fardeau. Ne perdez pas votre vivacité mentale. Interrogez-vous constamment. Contre la paresse, renouvelez votre effort. Si vous êtes un bourreau de travail, apprenez à vous détendre quand votre corps vous le demande. Pratiquez avec honnêteté, intégrité, curiosité et enthousiasme. Je pense souvent à ceux qui, engagés sur une voie spirituelle, ne semblent jamais rire. La joie conduit à de nouvelles découvertes. Montrez-vous joyeux.

Histoire et philosophie

L'*hatha yoga* comprend huit étapes

de pratique. Il ne s'agit pas de degrés

à travailler un à un, mais de branches qui

peuvent être explorées simultanément.

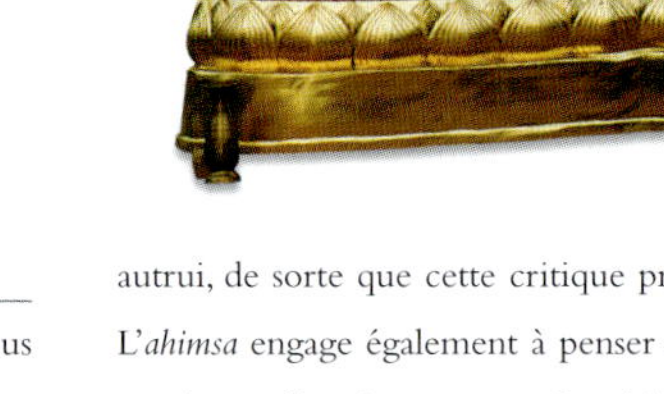

1 Les yamas

C'est la première branche, celle des réfrènements, qui va nous aider à instruire des règles de vie dans nos relations sociales, à travers nos actes, nos paroles et nos pensées. Le *Yoga sutra* énumère cinq règles :

Ahimsa – respect pour toute vie

L'*ahimsa*, souvent traduit par « non-violence », renvoie au concept de compassion. Nous ferons en sorte de nous abstenir d'infliger une souffrance inutile à autrui. Pour la plupart, le précepte se limite à se montrer clément envers les insectes ou à ne pas offenser son prochain. Le principe cependant recèle des commandements plus subtils comme de s'abstenir de tout bavardage et de contrôler de mauvaises pensées à l'égard d'autrui. Cela implique de résister à l'envie d'élever la voix et de porter sur soi-même un regard sans concession avant de critiquer autrui, de sorte que cette critique présente un aspect positif. L'*ahimsa* engage également à penser au bien-être d'autrui en protégeant l'environnement. Inspiré par l'*ahimsa*, vous développerez des qualités telles que la bienveillance, la patience et la tolérance, à l'égard des autres et de vous-même. Privilégiez les pensées positives et posez sur vos échecs un regard compatissant. La prochaine fois que vous critiquerez votre reflet en vous regardant dans une glace, remplacez ces pensées blessantes négatives par des pensées positives. Intégrez aussi l'*ahimsa* à votre mode d'alimentation.

Satya – être authentique

Il s'agit ici de vérité. Outre le fait de ne pas mentir, le *satya* engage à faire preuve d'honnêteté dans ses actes et ses pensées. Cela implique de se garder de toute tromperie comme du mensonge présomptueux. Cela implique aussi de s'abstenir de promesses que l'on ne saurait tenir. Efforcez-vous d'être honnête envers vos motivations. Avez-vous le souhait de protéger l'autre, ou êtes-vous simplement incapable ou trop paresseux pour affronter une situation inconfortable ?

Le manque de confiance envers autrui ou soi-même ne peut bâtir qu'une relation bancale. En toute conscience, avouons qu'il est parfois difficile d'éviter de nous mentir à nous-même. Notre tâche consiste à mener notre existence avec intégrité et sincérité. Faites de votre mieux et croyez-en vous et en l'acquis futur de votre authenticité.

La vérité des actes présente un certain nombre de défis, dont celui d'être en accord avec ses convictions. Vivre selon la règle du *satya* n'est pas forcément synonyme de confort. Tous vos actes doivent être réfléchis. La chose à laquelle vous passez tant d'heures chaque semaine, votre travail, doit faire l'objet d'un choix circonspect. Partez en quête de votre *dharma*, de ce que vous pouvez offrir au monde, de ce que vous faites le mieux, et intégrez cet enseignement à votre quotidien.

Asteya – non-convoitise

L'*asteya* renvoie à des concepts plus profonds que ne le suggère sa traduction courante, « ne pas dérober ce qui appartient à autrui ». L'idée est de savoir résister au désir de posséder ce qui ne nous appartient pas. À moins de contenir ce genre d'envies, nous risquons de vivre dans un état de perpétuelle insatisfaction. Le yoga nous enseigne le détachement par rapport aux biens matériels. Jouissez des dons les plus humbles de la vie.

L'*asteya* nous dit de ne pas nous approprier ce qui ne nous est pas librement consenti, par exemple en ne volant pas le temps de quelqu'un en arrivant en retard ou en ne harcelant pas quelqu'un pour obtenir absolument quelque chose. C'est aussi ne pas chercher à bénéficier des allocations de chômage quand on a déjà un travail, ne pas mentir sur sa déclaration fiscale, priver un artiste de ses royalties en piratant son dernier CD, ou prendre le mari ou l'épouse d'un ou d'une autre. L'*asteya* nous engage à reconnaître le mérite là où il est et à ne pas s'approprier les idées d'un autre sans lui rendre justice.

Brahmacharya – modération dans nos actions

Le *brahmacharya* compte plusieurs niveaux d'interprétation, notamment le célibat. Nombre de traditions spirituelles prêchent le célibat, non parce qu'elles jugent le sexe mauvais en soi, mais parce qu'une telle énergie préservée peut s'accomplir ailleurs, servant ainsi à élever le soi universel.

Le célibat comme découverte de soi peut se révéler être une expérience joyeuse, enrichissante et instructive. Si le célibat est abordé avec une détermination dénuée de joie et de vérité, les émotions se trouveront refoulées, suscitant amertume et souffrance. Pour un Occidental, la juste interprétation du *brahmacharya* consistera à privilégier la modération des actes comme des pensées et à ne pas accorder une place souveraine à la sensualité. Canaliser votre sexualité avec réflexion et légèreté vous permettra de la considérer avec un nouveau regard. Vous vous éveillerez alors à une sexualité empreinte d'amour et libérée de tout contexte négatif. Cela signifie faire la distinction entre sexe et amour, et s'abstenir de comportements tels que le flirt ou les relations superficielles. Insufflez à la chasteté une vraie dimension. Faites de votre chasteté non pas une seule continence d'actes, mais aussi de paroles et de pensées.

La puissance réunifiante du sexe accompagné d'amour est comparable à l'harmonie attachée à toute foi. Le *brahmacharya* nous engage à cette harmonie avec le divin. Au même titre que pour un prêtre, le *brahmacharya* prône un don de soi au divin qui ressemble au plus étroit et au plus uni des mariages.

Aparigraha – non-désir de possession

L'*aparigraha* vous incite à étudier vos vrais besoins. Vous devez d'abord tenter d'analyser à quoi correspond un vrai besoin, ce que signifie désirer ou vouloir. Le postulat est enfantin : moins vous avez de besoins, plus vous avez de chance d'être heureux. À trop être attaché à certaines choses, nous en devenons les esclaves, et leur perte nous plonge dans le désespoir. Débarrassez-vous de la frénésie de thésauriser. Ne confondez pas possession et réussite. Optez pour la simplicité en réduisant vos biens à l'essentiel.

L'*aparigraha* nous apprend à réfréner nos désirs insatiables et à ne vouloir que l'essentiel. En désirant moins souvent, vous commencerez à vous détacher de la spirale infernale de l'envie pour apprécier ce que vous possédez déjà. Plutôt que d'élaborer des plans pour satisfaire votre frénésie, pourquoi ne pas utiliser tant d'énergie au bienfait d'autrui ? Le dénuement n'est en aucun cas incompatible avec une existence riche et épanouie. Ne bâtissez pas votre bonheur sur l'amoncellement de biens matériels. Sachez appréciez les choses simples et jouissez pleinement du soleil, d'une nourriture saine, d'un air pur, de votre bien-être, d'une conversation enrichissante, de la compagnie d'un ami.

2 Les niyamas

La deuxième branche, *niyama*, concerne les attitudes envers soi-même. Le *Yoga sutra* prône l'observance de cinq principes :

Saucha – pureté

Le *saucha* est la pureté interne et externe. L'esprit et le corps s'influençant mutuellement, un régime alimentaire sain contribue à la purification de l'esprit. Dans notre environnement, la pureté consiste à ne pas encombrer notre espace vital de possessions matérielles. Le concept d'existence purifiée passe par nos paroles, nos lectures, nos programmes télé ainsi que les personnes que nous fréquentons. Le yoga lave notre corps par la pratique des postures et des exercices respiratoires. La clarté de la pensée s'atteint par l'effort de propreté du mental, à travers l'observance des canons des *yamas* et des *niyamas*, et le travail de purification de l'esprit à travers des pratiques telles que la méditation.

Santosha – contentement

Le *santosha* est l'aptitude à savoir se montrer heureux de ce que l'on a. Exercez-vous à vous satisfaire du présent : vos besoins essentiels (de bons souvenirs, des amis chers, une santé resplendissante) ne sont-ils pas comblés ? Savoir apprécier les dons simples de l'existence reste une source intarissable de bonheur. Le *santosha* nous enseigne l'adoption d'une attitude désintéressée, joyeuse et apaisée envers ce que nous ne possédons pas.

Vous êtes confronté à une situation complexe ? Faites en sorte de l'affronter le mieux possible. Il ne s'agit pas de se contenter de ce que l'on a parce que l'on est trop nonchalant pour accomplir l'effort qui changerait la donne. Plutôt que d'opter pour la passivité face à une situation parce que l'immobilisme vous semble plus confortable, plutôt que de fuir vos responsabilités, appliquez-vous à cultiver votre éveil intérieur. Et si vous décidez de faire évoluer un contexte problématique, agissez avec patience, confiance et espoir en l'avenir. Accepter son sort avec confiance et conscience favorise l'état de contentement.

Tapas – enthousiasme ardent

Tap signifie « chauffer ». Le *tapas* nous dit de chauffer les ingrédients crus dont nous sommes composés pour en faire un plat subtil. Le concept implique le contrôle de soi afin de vivre dans la vérité. Les habitudes de vie positives portent tant sur le plan du travail, de l'alimentation ou de la boisson que sur celui de la spiritualité, des pensées et des désirs. Pour certains, le principe des *tapas* inclut des pratiques purificatoires comme les périodes de jeûne ou l'observation régulière du silence.

Tapas signifie également « feu ». Inspirées par une forte détermination, nos énergies nous donnent le dynamisme nécessaire pour faire ce qui doit être fait. Insufflez de la flamme à votre pratique comme à votre existence, y compris dans les aspects les plus banals de votre vie. Le *tapas* nous incite à l'autodiscipline, qui nous permet de rester concentré sur notre voie spirituelle. Rester concentré sur ses objectifs, c'est déjà s'en approcher. Soyez tenace et ne cédez pas à la tentation de renoncer.

Swadhyaya – étude de soi

La découverte de soi demande de tourner son attention vers l'intérieur. Analysez vos réactions avec vigilance et curiosité en toutes circonstances. Détendu ou stressé, heureux ou triste, rassasié ou affamé, surchargé ou désœuvré, procédez à votre examen de conscience. Pour certains, tenir un journal semblera le moyen idéal d'évaluer les progrès. Sur la voie de la découverte de soi, d'autres opteront pour une analyse, assisteront à des cours, se rendront à des ateliers ou se plongeront dans des lectures spirituelles. Lisez de grands classiques et autres livres traitant de yoga. Commencez par des œuvres modernes, d'un accès plus aisé. Dans la catégorie des textes fondateurs, choisissez le *Yoga sutra* et le *Hatha yoga pradipika*. D'autres ne jurent que par le *Bhagavad-gita*, un classique hindou. Explorez le monde qui vous entoure. Ouvrez votre esprit aux disciplines qui vous aideront à comprendre le monde dans lequel vous vivez.

Ishvarapranidhana – reddition au divin

Ce concept invite à l'acceptation de l'existence d'une intelligence supérieure. En nous abandonnant à cette foi en un principe divin, notre ego peut s'en remettre à une volonté toute puissante. C'est en renonçant à notre volonté au profit d'un ordre cosmique que nous pourrons trouver le soutien nécessaire à l'accomplissement de notre destin. Gardez à l'esprit qu'il n'existe aucune séparation entre vous et cette puissance omniprésente, qui est fusion. La pratique de rituels donnera du sens à votre vie. Ils sont l'écho du divin. Si vous ne croyez en aucun dieu, interprétez l'*ishvarapranidhana* dans le sens d'idéal.

3 Asana – postures

L'*asana*, troisième branche du yoga, recourt aux postures physiques comme méthode d'étude et d'exploration de soi. L'*asana* prépare le corps et l'esprit à la méditation (reportez-vous au chapitre sur la pratique).

4 Pranayama – contrôle du prana

Si la respiration demeure un réflexe inconscient, le *pranayama* est l'ensemble des techniques permettant le contrôle conscient et volontaire de notre souffle et du *prana*, l'énergie vitale (reportez-vous au chapitre sur le *pranayama*).

5 Pratyahara – retrait des sens

Un bon exemple du *pratyahara* : lorsque vous n'entendez pas un robinet qui fuit parce que vous êtes trop absorbé dans votre lecture. Les sens constituent un outil merveilleux de connexion au monde. S'ils sont le vecteur d'expériences intenses, ils nous distraient en revanche de notre richesse intérieure. L'étude de soi exige de tourner notre attention vers l'intérieur. Nous sommes trop souvent le jouet de nos sens. L'esprit ne les contrôle en rien. Le *pratyahara* nous engage à nous libérer de la domination de nos sens. En limitant les stimulations extérieures, nous nous mettons en retrait pour explorer notre monde intérieur.

Pratiquez le *pratyahara* en écoutant moins la radio, en regardant moins la télévision. Procédez à des exercices de relaxation et de méditation. Commencez par des séances de *pratyahara* relativement courtes afin d'habituer progressivement votre esprit à se désintéresser des prétentions de vos sens. Le *pratyahara* adviendra bientôt naturellement.

6 Dharana – concentration

Garder l'esprit paisible et concentré nécessite de l'expérience. Comme tout accomplissement, l'idée de concentration mentale absolue peut sembler intimidante. Commencez avec humilité. Organisez votre pratique du *dharana* en courtes séquences : 30 secondes au début, en profitant d'une posture et en ayant l'esprit concentré pleinement sur le corps. Dans le *pranayama*, l'esprit se concentre sur le souffle. Comme dans tout exercice physique, cet entraînement mental vous permettra d'accéder finalement à la pleine concentration.

7 Dhyana – méditation

Le *dhyana* consiste à maintenir son attention sur un seul point (reportez-vous au chapitre sur la méditation).

8 Samadhi – extase

Il s'agit du niveau suprême et du but ultime du yoga, sorte d'état extatique donnant lieu à un sentiment d'unité, de fusion avec l'absolu. Le yogi rejoint sa vérité première sans rien perdre de son identité. Cet état est l'expérience pleine de l'unité avec le divin, l'illumination, la libération.

La pratique

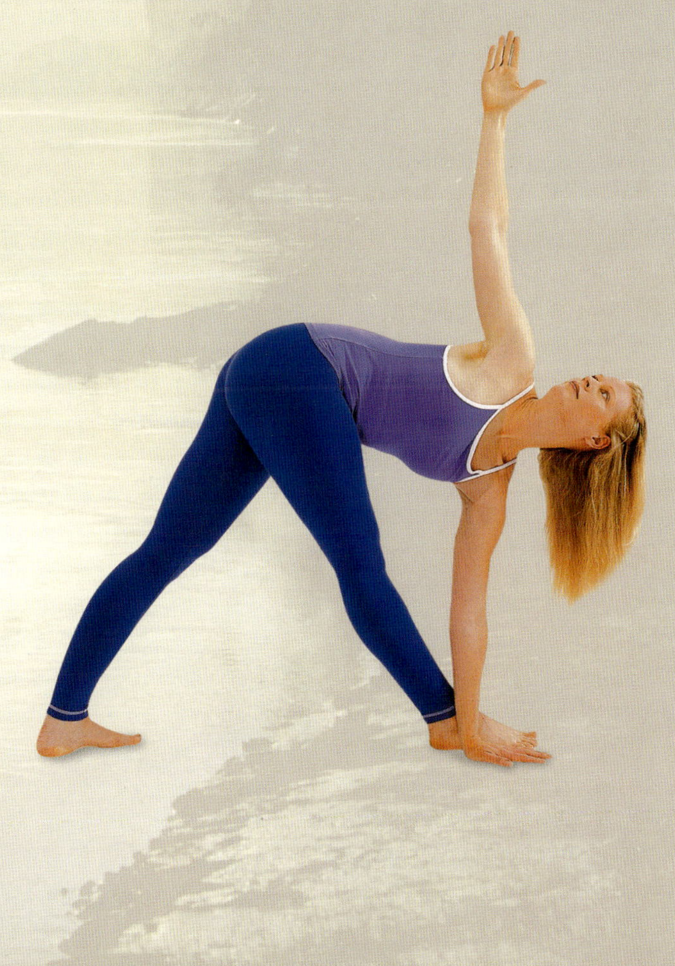

Le début
du voyage

Puissent ces quelques conseils vous aider à tirer le meilleur parti de votre pratique.

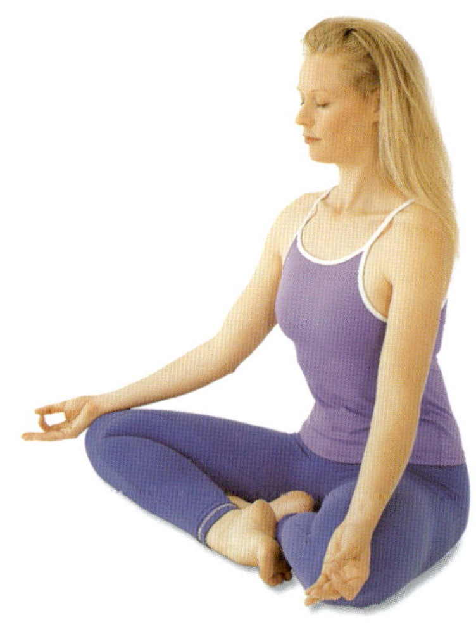

Réserver un espace à la pratique du yoga équivaut à affirmer vos vœux d'engagement. Quelques mètres carrés suffisent, à condition toutefois que le lieu soit chauffé, propre et ordonné. Choisissez une tenue ample dans laquelle vous vous sentirez à l'aise. Superposez les vêtements de manière à pouvoir adapter votre tenue en cours d'exercice. Restez pieds nus, ne portez des chaussettes que si vous avez froid aux pieds. Pratiquer en plein soleil peut se révéler fatigant ; en revanche, la chaleur du soleil aura un effet relaxant en fin d'exercice. La pratique en extérieur incite à une véritable communion avec la nature, mais l'environnement peut être facteur de distraction. N'hésitez pas à investir dans un tapis de sol. Outre qu'il fournit une surface rembourrée et antidérapante, l'accessoire renforcera votre engagement dans une pratique régulière. Bientôt, vous pourrez créer votre espace yoga simplement en déroulant le tapis.

Le yoga implique le *prana*, l'énergie vitale. Les *asanas* et le *pranayama* permettent de faire circuler cette énergie pour nourrir nos cellules, éventuellement améliorer leur fonctionnement et peut-être les guérir. Lorsque vous mangez, vos énergies choisissent de se concentrer sur le système digestif plutôt que sur un autre système. Avant de commencer vos exercice, attendez une heure après un fruit ou un jus de fruits, et trois ou quatre heures après un bon repas. Hydratez-vous avant la séance afin de ne pas devoir vous interrompre.

En ce qui concerne le temps que vous aimeriez ou que vous serez en mesure de consacrer aux exercices, soyez lucide. Votre démarche doit s'accompagner d'un réel engagement mental. Faites en sorte de vous y tenir, sans pour autant culpabiliser si vous deviez remettre une séance. Votre tapis de yoga ne vous tiendra pas rigueur d'être un temps mis au placard ! Travaillez à votre rythme. Si vous ne disposez guère de temps, préférez quelques postures pleinement accomplies à une longue série bâclée. Consultez régulièrement votre livre afin de faire le point sur les exercices que vous auriez pu écarter et intégrez-les à votre pratique.

Vous n'avez pas besoin de longues séances de trois heures entièrement dédiées aux *asanas* les plus compliqués pour pratiquer le « vrai » yoga. Parfois, un seul instant ou une simple respiration suffit pour vous reconnecter avec vous-même. La pratique du yoga va bien au-delà des mouvements accomplis sur le tapis de sol, elle s'étend à votre manière de vivre.

Il existe des milliers de variantes issues de centaines de postures, mais que cela ne vous rebute pas. Même si vous vous sentez très raide, la pratique régulière de seulement vingt postures vous apportera beaucoup. C'est comme cultiver son jardin. Négligé, le sol s'asséchera et les végétaux s'étioleront. Si votre jardin est parvenu à un certain stade d'abandon, il ne servira à rien de vous précipiter avec arrosoirs et tuyaux. Votre sol ne pourra absorber de trop grandes quantités d'eau et se portera mieux d'un arrosage plus léger, mais régulier. Si vous avez négligé votre jardin intérieur trop longtemps, vous devez envisager de pratiquer par de courtes séances régulières pour l'aider à s'épanouir.

Plutôt que de vous focaliser sur la perfection d'une posture, prenez plaisir à vous découvrir. Le yoga, c'est la vie. Un voyage. Aucune séance ne se ressemble. Vous réagissez en effet à des stimuli, intérieurs et extérieurs. Vos pensées varient en une fraction de seconde. Votre respiration aussi. Et l'ampleur de votre étirement ou la stabilité d'une pose sont tout aussi inconstantes.

Faites le vide dans votre esprit de manière à vous imprégner des leçons du yoga. Impossible de savoir ce qu'elles vous réservent. Si vous êtes déjà initié, n'imaginez pas tout connaître d'une posture même si vous l'avez réalisée cent fois. Restez réceptif et ouvert. Sachez pratiquer avec patience.

Ci-contre : évitez de pratiquer le ventre plein. Attendez plusieurs heures après un bon repas.

Ne vous surestimez pas. Surmener son corps réduit la vivacité du mental. Certains jours, il est possible que vous rechigniez à pratiquer des exercices. À la place, plongez-vous dans la lecture de textes spirituels.

En période d'ovulation, prenez les choses avec calme. Faites en sorte de privilégier la circulation intérieure de vos énergies. Laissez tomber les mouvements trop intenses. Les postures inversées forcent le flux de l'énergie à lutter contre la gravité, évitez-les. Les femmes possèdent une horloge naturelle interne qui les rappelle à l'ordre et les incite à une pratique en douceur et régulière. Personnellement, j'ai toujours invité mes élèves masculins à s'autoriser eux aussi une certaine période « d'ovulation » ! Pour plus d'information, reportez-vous aux pages 110 et 154.

Si le yoga est d'un grand réconfort pour de nombreuses femmes enceintes ou à l'accouchement, il reste un risque pendant les trois premiers mois de la grossesse. Certaines postures doivent être modifiées et, durant les deux derniers trimestres, il est préférable de s'inscrire à des cours particuliers.

Si vous souffrez d'une maladie ou êtes blessé, rapprochez-vous d'un professeur de yoga expérimenté ou d'un yoga-thérapeute. En cas de fièvre, ne pratiquez ni d'*asanas* ni le *pranayama*.

Fréquentez plusieurs cours. Le yoga est une discipline si personnelle que chaque professeur aura quelque chose à vous apporter. Vous trouverez auprès d'eux de précieux conseils pour aborder dans les meilleures conditions votre pratique et travailler sans risque votre alignement. Consultez des professeurs issus de traditions différentes afin de sélectionner celui qui vous paraît le mieux vous convenir.

Yoga et relaxation

La relaxation permet de se recentrer avant les exercices ; après les *asanas*, elle permet à votre corps d'intégrer et d'affermir les apports des différentes postures exécutées.

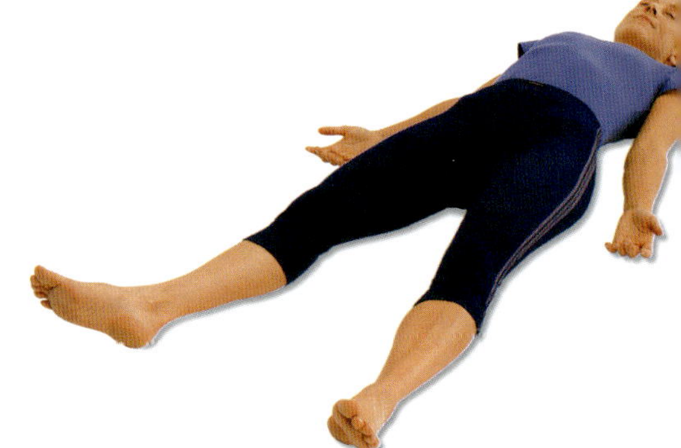

Imaginez-vous conduisant votre voiture sur l'autoroute à 110 km/h pendant des semaines. Qu'adviendra-t-il si vous ne vous arrêtez que brièvement pour vérifier le niveau d'huile et d'eau, et remplir votre réservoir ? Combien de temps votre véhicule survivra-t-il à ce régime ? À présent, imaginez que vous conduisez votre corps. Il roulera bien mieux si vous l'alimentez de carburant et le faites régulièrement nettoyer. Il fonctionnera mieux encore si vous lui accordez de régulières périodes de repos.

Les *asanas* stimulent les énergies subtiles (*prana*) du corps et la relaxation permet au *prana* d'être dirigé pour apaiser le système. Sachez que la relaxation en fin de pratique est extrêmement importante. En la négligeant, vous risqueriez de perdre un *prana* précieux. La relaxation débouche sur une purification et rééquilibre votre corps, votre esprit et votre mental. Irremplaçable après une longue journée de stress ou en période de convalescence. S'accorder 20 minutes de repos conscient se révèle efficace si vous vous sentez fatigué mais ne pouvez interrompre votre travail.

Nombre d'élèves s'exclament « dormir ! » lorsque sonne le moment de la relaxation, *yoga nidra*. Et en effet, *yoga nidra* peut se traduire par « sommeil yogique », mais rappelez-vous qu'il s'agit avant tout de relaxation méditative, de repos conscient, qui nécessite une discipline. Vous demeurez éveillé, mais libre de toute tension physique. Après une séance intense au cours de laquelle vous aurez exploré vos frontières, cet abandon actif sera plus aisé. Allongez-vous, immobile, l'esprit en éveil. Alors que vos muscles, os, organes et même cerveau se vident de toute tension, vous vous éveillez à des sensations intérieures. Où que vos pensées aillent, ramenez-les à vous. Vos sens s'apaisent et votre attention se tourne vers l'intérieur. Une conscience supérieure prend place. Le corps et l'esprit apaisés, les sens attentifs au soi et l'état de paix intérieure, autant d'étapes qui jalonnent la voie menant à la méditation.

Rester allongé et calme peut paraître facile. Néanmoins, si vous avez tendance à mener votre existence au pas de charge, à toujours courir après quelque chose sans jamais faire de break, vous abandonner à un état de sérénité vous paraîtra insurmontable. La relaxation consciente requiert un effort de soumission. Or, pour la plupart, nous avons le plus grand mal à nous détacher du monde matériel, d'autrui ou de nos habitudes. Le principe de détachement a une valeur primordiale dans les philosophies orientales. Si vous éprouvez un attachement viscéral aux choses qui vous entourent, leur perte vous causera une réelle souffrance. Si vous avez tendance à vous raccrocher aux objets de ce monde et à accumuler des biens, la relaxation par le yoga vous apprendra le détachement. Autorisez-vous à vous défaire de ces faux besoins et contentez-vous d'être vous, rien d'autre, là, allongé par terre. Au fur et à mesure que vous procédez activement à ce détachement, vos défenses s'abaissent et vous acceptez le sentiment de vulnérabilité inhérent à l'abandon.

Essayez de serrer le poing 10 secondes, puis détendez-vous et comparez les sensations qui émanent de vos deux mains. Il est probable que vous ressentiez plus de choses au niveau de la main qui était serrée. Cherchant votre limite dans une posture, vous solliciterez à la fois muscles et mental. Une fois la tension relâchée, une conscience subsiste. Le même principe joue dans la relaxation. Lorsque vous étirerez votre corps jusqu'à sa limite, l'esprit étant impliqué dans l'effort, la conscience des sensations se renforcera. Il vous sera alors facile d'accéder à un état de vraie relaxation.

Si vous souffrez de dépression ou de phobies, ne pratiquez pas *shavasana* (*voir* page 30), mais recourez plutôt à des postures revitalisantes (*voir* page 110).

Ci-dessous : notez comment, alors que votre corps s'installe dans la relaxation, un sentiment de dilatation vous envahit.

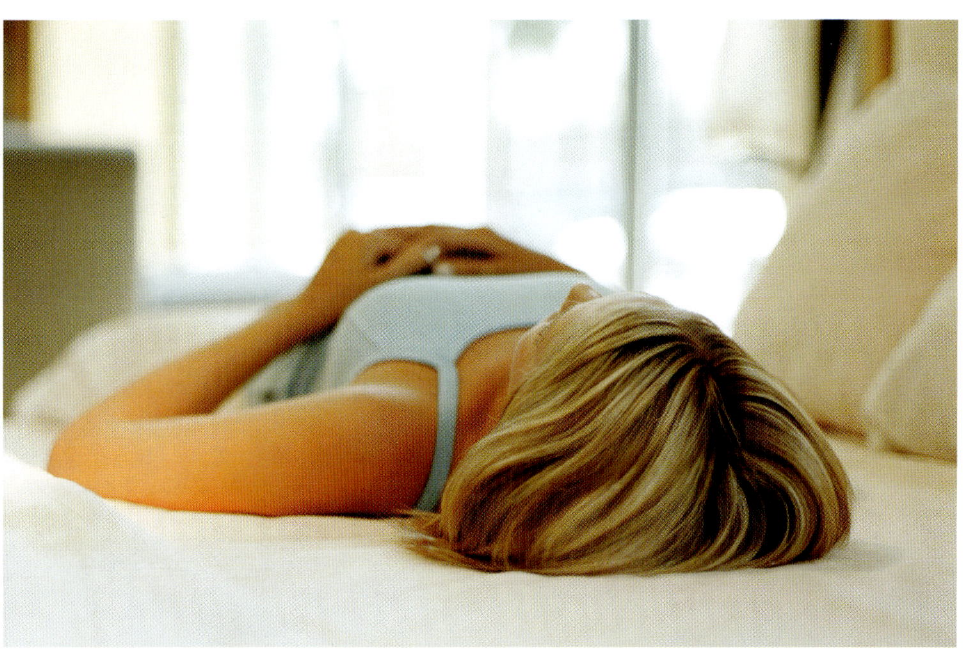

Savoir se relaxer

Participez aux conditions de votre relaxation afin d'en faire un moment de détente. Ces postures peuvent vous être d'un grand secours. Reportez-vous page 32 pour la réalisation d'un oreiller. La posture de l'enfant (*voir* page 29) sera bénéfique pour une relaxation en cours de pratique ou à n'importe quel moment, au même titre que *makrasana* (*voir* page 114), *viparita karani* (*voir* page 113) ou *supta konasana* (*voir* page 111).

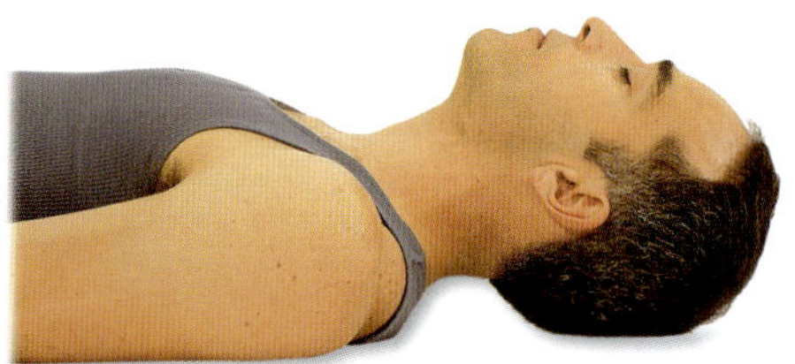

Utiliser un oreiller

Sous le regard bienveillant d'un ami, essayez de trouver la meilleure position pour votre tête pendant que vous vous allongez sur le dos. La position idéale veut que menton et front se trouvent à égale distance du sol. Si le menton est placé plus haut que le front, la nuque aura tendance à se contracter. Pour la majorité des pratiquants, une simple couverture repliée suffit à adoucir le contact du sol. Cependant, si votre menton pointe alors plus haut que votre front, formez un oreiller plus épais avec la couverture.

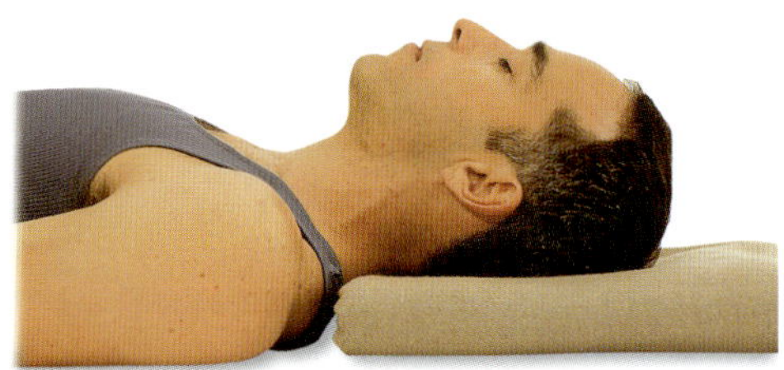

Si le front est placé trop haut, vous ressentirez une gêne au niveau de la gorge. Utilisez une couverture repliée en guise d'oreiller pour ramener le front et le menton au même niveau.

Réaliser un oreiller pour la nuque

Repliez une couverture en trois et enroulez-la sur la moitié de sa longueur. Calez cet oreiller sous votre nuque de façon à la placer exactement au-dessus des épaules. Enroulez ou déroulez la couverture jusqu'à trouver la bonne hauteur. La nuque doit reposer sans tension sur l'oreiller, qui épouse sa courbure naturelle. Souvent, le menton se trouve légèrement relevé ; dans ce cas, pliez la longueur de couverture restante de façon à rehausser l'arrière de la tête.

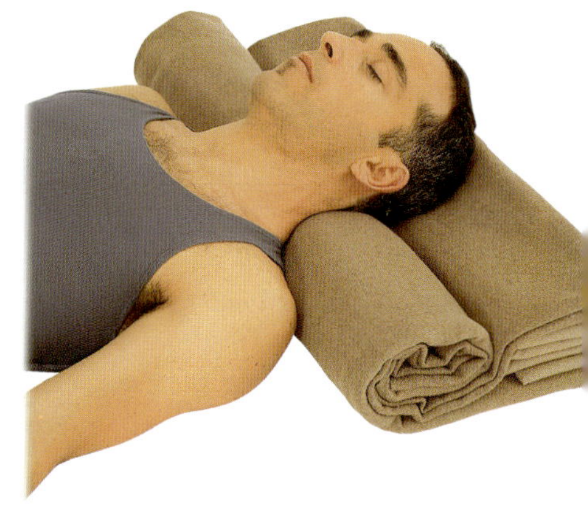

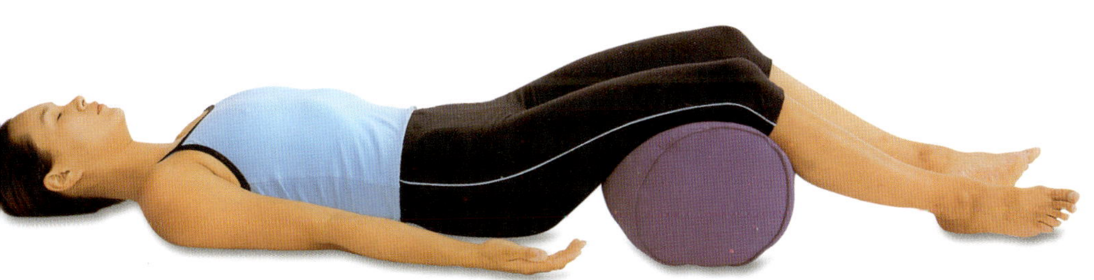

Supporter les lombaires

Ce support, idéal pour les personnes souffrant de lombalgies, permet de reposer tout le bas du dos au sol, sans effort. Calez un gros oreiller ou un traversin sous les genoux et inclinez légèrement le bassin de façon à abaisser la région lombaire vers le sol. Une cambrure creusera encore les lombaires, mais en vous allongeant et en vous détendant, vous parviendrez facilement à libérer cette tension. En l'absence d'oreiller ou autre accessoire, fléchissez les genoux, ouvrez légèrement les jambes en écartant les pieds puis rapprochez les genoux.

Balasana – *posture de l'enfant*

Asseyez-vous sur les talons, genoux joints. Penchez-vous vers l'avant et posez la poitrine sur les cuisses. Posez le front au sol et ramenez les bras vers l'arrière, le long du corps. Fermez les yeux et détendez-vous. Sachez apprécier le massage du ventre qui se plaque contre les cuisses à chaque inspiration. En cas d'augmentation de votre tension artérielle, si votre fessier se retrouve trop haut placé ou si avez l'impression d'être en apnée, faites reposer le front sur un coussin ou une couverture repliée. Placez un poing sur l'autre devant vous pour soutenir votre front.

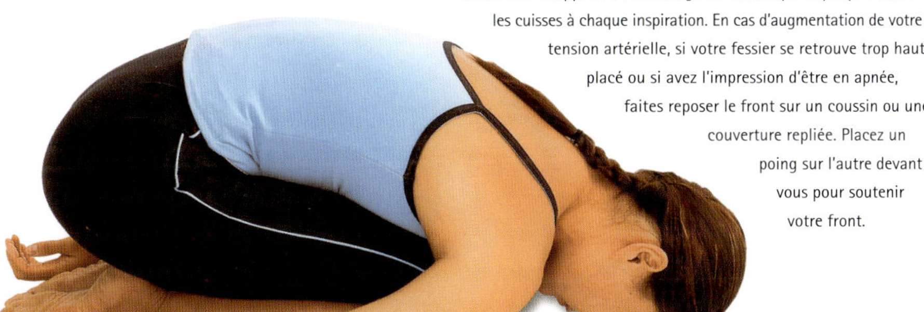

COUVREZ-VOUS

Lorsque vous êtes en relaxation profonde, la température de votre corps chute. Or il vous sera impossible de vous laisser aller complètement si vous avez froid. Couvrez-vous d'un châle ou d'une couverture.

Relaxation avec *shavasana* – *posture du cadavre*

Cette posture, à priori la plus simple, s'impose néanmoins comme l'une des plus difficiles à maîtriser. Si le corps s'abandonne, l'esprit doit rester vigilant et veiller au processus menant à la relaxation, avant de s'abandonner à son tour. La relaxation ultime permet au corps de s'apaiser et aux effets de votre pratique de l'*hatha yoga* de s'affirmer. Consacrez 5 minutes à travailler votre corps en tendant vos muscles au maximum, les uns après les autres. Ayant ainsi élevé votre niveau de conscience, votre relaxation pourra se faire en profondeur. Un bon moyen de pratiquer *shavasana* consiste à enregistrer ces instructions sur CD, avec plusieurs pauses, ou bien d'en confier la lecture à un ami.

1 Allongez-vous dans la posture du cadavre. Relâchez vos jambes en tournant vos pieds vers l'extérieur. Écartez légèrement les bras, paumes tournées vers le haut, doigts à peine repliés. Fermez les yeux et concentrez-vous sur votre monde intérieur.

2 Serrez les orteils et fléchissez les pieds. Détendez les orteils et étirez les pieds. Relâchez les pieds.

3 Soulevez la jambe droite à 5 centimètres du sol. Contractez brièvement tous les muscles puis libérez toute tension en laissant doucement retomber la jambe au sol. Procédez de même avec la jambe gauche.

4 Serrez les fesses quelques secondes de façon à relever légèrement les hanches. Relâchez. Sentez le poids du corps se concentrer au niveau des lombaires.

5 Contractez les muscles le long de la colonne vertébrale et plaquez les omoplates au sol. Gonflez la poitrine et contractez les muscles abdominaux. Expirez et relâchez tous les muscles afin de détendre la poitrine et de libérer toutes les tensions du corps.

6 Soulevez un bras à 5 centimètres du sol. Contractez tous les muscles, serrez le poing puis relâchez les doigts. Expirez et libérez toute tension en laissant doucement retomber le bras au sol. Procédez de même avec l'autre bras.

7 Haussez les épaules au niveau des oreilles puis relâchez en ramenant les épaules vers les hanches.

CONSEILS

En règle générale, chaque séance de yoga doit être suivie, au bout de 30 minutes, de shavasana (5 minutes minimum). Pour une séance de 90 minutes, comptez 15 minutes de relaxation. Inutile d'enchaîner les postures pour apprécier shavasana. Pratiquez la relaxation dès que vous sentez un état de fatigue et, au lieu d'une sieste, préférez 20 minutes de shavasana.

8 Contractez tous les muscles faciaux. Oubliez vos inhibitions, personne ne vous observe ! Serrez les mâchoires, fermez bien les yeux et froncez les sourcils. Décrispez le visage et laissez-vous aller. Ouvrez doucement les yeux, roulez-les vers l'arrière, ouvrez la bouche et tirez le plus possible la langue vers le menton. Expirez profondément et détendez votre visage jusqu'à sentir la peau se décontracter et les rides s'estomper.

9 Cette fois sans tension aucune, inclinez la tête côté droit vers le sol. Prenez quelques respirations profondes et reportez votre attention sur la tension qui s'exerce côté gauche de la nuque. Ramenez la tête au centre avant de l'incliner côté gauche vers le sol. Prenez quelques respirations profondes et ramenez la tête au centre.

10 Rentrez le menton de façon à étirer la nuque ; relâchez la tension en décontractant tous les muscles du cou. Si vous parvenez à rester 10 minutes parfaitement immobile, vérifiez mentalement l'alignement du corps et ajustez la posture si nécessaire. Comme dans la méditation, aucun événement extérieur ne doit vous distraire de votre monde intérieur.

11 Prenez conscience du poids de votre corps et relaxez-vous. La posture doit être confortable et le corps naturellement au repos. Les os vous semblent lourds, les muscles sont relâchés. Aucune tension ne perturbe les organes, la respiration est légère et plus délicate. Toutes les souffrances sont annihilées et l'esprit, serein, goûte ce moment de paix et de plénitude. Libérez vos émotions. Alors que le corps se repose, l'esprit reste en éveil. Cessez de vouloir et laissez vous aller sans effort.

12 Vous sentirez intuitivement le moment venu de sortir de cet état de relaxation. Commencez par bouger les doigts et les orteils tout en revenant au monde extérieur. Ramenez vos bras au-dessus de la tête et étirez tout le corps en ranimant chaque muscle, du bout des doigts aux orteils. Une fois prêt, roulez sur le côté et laissez progressivement vos yeux s'ouvrir.

CONSEILS

Votre langue est un muscle épais. Lorsque vous la tirez, les deux tiers restent invisibles. Elle repose sur la voûte du palais. Ici, faites en sorte de la relâcher pour qu'elle flotte au centre de la bouche et détendez ainsi la bouche mais aussi la gorge et le visage. Essayez de voir si l'exercice ne détend pas également d'autres régions de votre corps plus distantes.

Relaxation revitalisante

Repliez une ou deux couvertures pour former un coussin de 20 centimètres d'épaisseur, de la longueur de votre torse. Allongez-vous sur le coussin, fesses calées au sol, jambes légèrement ouvertes. Plus vous utiliserez de couvertures, plus vous « ouvrirez » la poitrine : à vous de décider ! Installez une autre couverture en guise d'oreiller afin de placer la tête plus haut que la poitrine. Laissez aller vos jambes et écartez légèrement les bras.

Allongez-vous sur le dos, relevez la tête un moment pour vérifier l'alignement et la symétrie du corps. Assurez-vous d'être bien installé et commencez à respirer profondément et régulièrement. À chaque inspiration, visualisez l'énergie vitale du *prana* qui pénètre les narines et chemine jusqu'au plexus solaire. En expirant, le *prana* tourbillonne autour du centre. À chaque inspiration, tirez cette énergie vers le plexus solaire de façon à ce que le *prana* circule et emplisse tout le torse. Plus l'inspiration sera profonde, plus le souffle vital pénétrant le corps sera puissant. Plein de cette énergie subtile et vibrante, pensez à retenir ce souffle en expirant lentement et calmement. Une longue expiration vide les poumons et prépare l'inspiration lente et profonde de cette énergie revitalisante.

Du centre du torse, la spirale du *prana* grandit et s'étend au corps tout entier, circulant tout autour de la tête, des doigts et des orteils. Vous devenez vous-même ce souffle. Cette énergie positive dynamise votre vie et vos occupations. Vous disposez alors de toute la vitalité nécessaire pour accomplir chaque chose. Maintenez cet état aussi longtemps que nécessaire.

Au moment de vous éveiller, commencez à bouger le corps et à vous étirer légèrement. Les yeux jusqu'alors fermés s'ouvrent d'eux-mêmes sous l'effet de cette énergie puissante et revitalisante qui vous habite.

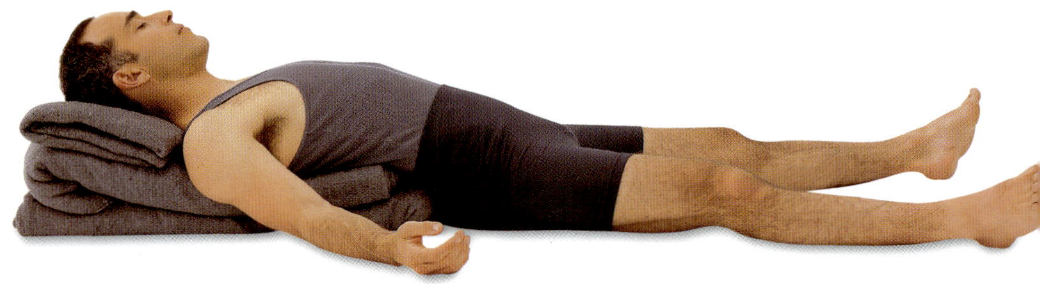

LUMIÈRE BLANCHE

Pour rester vrai envers vous-même et vous protéger de toute douleur ou agression, visualisez-vous auréolé d'une lumière blanche éclatante.

Visualisation apaisante

La chromothérapie s'est imposée comme thérapie à part entière. Une lumière blanche stimule l'esprit et apporte impression de clarté et réconfort. Le noir (absence de lumière), renvoie à une impression de force, de puissance, d'évolution et de transition. Couleur de l'intelligence, le jaune est joie et stimulation. Le rouge incite au courage, active la chaleur et l'assurance. L'orange est créativité, optimisme et tolérance. Le bleu est synonyme de sincérité, de paix et d'honnêteté. L'indigo favorise l'apaisement du mental et incite au détachement du matériel. Le violet encourage l'estime de soi et la confiance. Tonifiant, le vert émeraude incite à l'harmonie. Chaque *chakra* (*voir* page 147) dispose de sa couleur propre.

Choisissez une couleur par laquelle vous vous sentez attiré. Allongé dans la posture du cadavre, appelez cette couleur en vous, dans les endroits de votre corps les plus fragiles. À chaque inspiration, la couleur devient plus lumineuse. De noyau dense, elle commence à se répandre. Visualisez-la. Elle se propage dans votre corps. Vous la voyez emplir votre cœur, centre d'apaisement et d'amour qui ne cesse de s'élargir. Laissez s'écouler quelques minutes, la couleur envahit votre corps, chemine le long de vos jambes jusqu'aux orteils, s'écoule le long de vos bras et jusqu'au bout de vos doigts. Aspirez cette couleur dans votre tête. Elle emplit votre cerveau, s'écoule derrière vos yeux, comble le moindre interstice de votre être. Vous accueillez dans la joie l'énergie offerte par cette couleur unique. Avant d'achever l'exercice, conservez mentalement votre couleur et ses pouvoirs dans votre corps, comme votre plus cher trésor.

Un sanctuaire

Pensez à un lieu dans lequel vous savez pouvoir vous sentir bien. Il peut s'agir d'un endroit réel que vous avez visité ou d'un paradis rêvé, sanctuaire synonyme pour vous de sécurité, de bien-être, d'abondance. Ce lieu peut nicher près d'un lac profond et paisible, au bord de l'océan, dans une forêt luxuriante ou au pied du feu, devant la cheminée d'une maison chaleureuse. Allongé sur le dos, en *shavasana*, visualisez-vous d'en haut. Allongé sur le sol, voyez votre corps se lever et se mettre en marche vers votre lieu privilégié. Sentez le soleil réchauffer votre peau et le vent jouer avec vos cheveux. Écoutez le chant des oiseaux et autres sons alentours, le bruissement des feuilles par exemple ou le tintement d'un ruisseau. Bientôt, vous pénétrez dans votre endroit fétiche et vous vous asseyez dans une posture favorisant la méditation. Observez-vous assis ainsi, les yeux clos, l'esprit serein. Vous vous ressourcez et vous relaxez. Continuez de vous visualiser dans cette position, paisiblement assis. Votre sanctuaire est toujours là pour vous accueillir si vous en éprouvez le besoin. Il suffit juste de prendre le temps d'y accéder.

Lorsque l'heure du retour sonne, quittez la position assise, levez-vous et refaites le chemin en sens inverse, vers là où vous êtes allongé en *shavasana*, jusqu'à ce que vous puissiez de nouveau vous visualiser sur le sol. Remettez-vous au diapason avec les bruits qui vous entourent. Ressentez le contact des vêtements sur votre peau puis roulez sur le côté et asseyez-vous lentement.

CONSEILS

L'anxiété vient souvent se greffer aux problèmes de santé. Tension et douleur s'accroissent alors. La pratique du yoga génère au niveau de la région malade pensées sereines et positives. Même pour un bref moment, rompez avec vos habitudes envers ce défi. Videz-vous de votre angoisse. Dirigez votre souffle sur ce point d'affection afin de l'apaiser, de le détendre.

La conscience de soi

Ces exercices vous aideront à vous recentrer et à reprendre contact avec vous-même avant une séance.

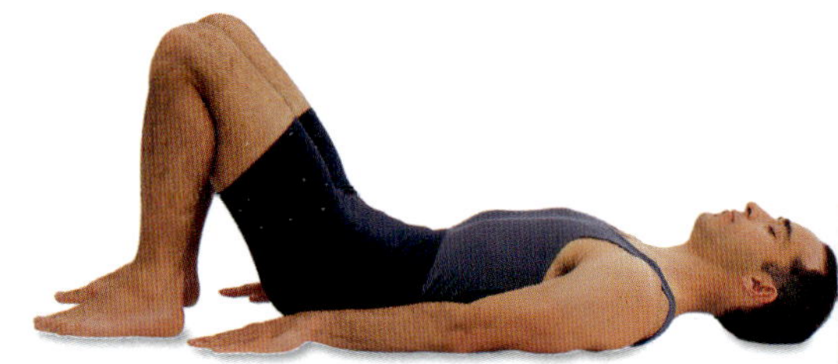

Absorbez-vous dans votre respiration

Les pressions exercées par le quotidien finissent par étouffer notre souffle premier sous une succession de souffles négatifs. Cet exercice a pour but de rétablir le contact avec votre souffle naturel. Pas de panique, vous ne devez aller nulle part, vous n'avez même rien à « faire ». Ce n'est pas une nouvelle technique, mais simplement une méthode du « défaire ». Ici, nul besoin d'effort ou de volonté. Il ne s'agit pas de partir en quête du souffle « parfait », mais plutôt de laisser ce souffle retenu se dénouer. Si nous sommes le plus souvent guidé par notre intelligence, le mot d'ordre est ici de permettre à notre intelligence physique, à notre instinct, de prendre le pouvoir. C'est notre corps qui respire, pas notre esprit. Ce dernier, se résignant à tout contrôle, apprend à rester en retrait pour devenir observateur. Reprenez souvent cet exercice en y consacrant au moins 20 minutes.

Allongez-vous sur le dos, jambes fléchies, pieds à plat. Faites pivoter les pieds, les gros orteils rapprochés par rapport aux talons, afin de rejoindre sans aucun effort vos genoux. Bras tendus le long du corps, paumes vers le bas, fermez les yeux. Concentrez-vous sur votre respiration. Parvenez-vous à sentir d'où provient votre souffle ? Repérez la partie de votre corps qui se met la première en mouvement à l'inspiration. Observez l'enchaînement de vos mouvements, ressentez ce qu'il advient au niveau du ventre, du plexus. Quelles réactions pour la cage thoracique et le sternum ? Sentez-vous quelque chose se produire au niveau du dos ? Quels mouvements pour les épaules, la gorge, le visage, les narines ? Quelque chose d'inattendu se produit-il dans la région du bassin ?

Absorbez-vous dans votre respiration. Vous êtes votre respiration, et votre respiration est vous. Comment ressentez-vous l'ampleur du souffle en vous ? Sa pénétration ? Concentrez-vous à présent sur ce souffle que vous relâchez. D'où provient-il ? Quel endroit de votre corps marque le début du processus ? En quel point se termine l'expiration ? L'activité de votre poitrine est-elle aussi nettement marquée que dans l'inspiration ? Ressentez-vous un renforcement de votre énergie ? Reposez avec confiance et abandon sur le sol. Ne vous affaissez pas, laissez votre corps pénétrer son support.

Évaluez la durée de vos inspirations et expirations. Quel processus dure le plus longtemps ? Prenez conscience des particularités de votre respiration. Est-elle superficielle, ou au contraire profonde ? Quel est son rythme ? Vous semble-t-elle douce ou rugueuse, subtile ou ronde ? Est-elle apaisante ?

Nous n'expirons complètement que rarement, nous hâtant au contraire vers l'inspiration prochaine avec avidité. Prenez le temps d'aller jusqu'au bout de votre expiration. Retenez calmement votre souffle. Patientez puis expirez jusqu'au bout. Il faut un certain temps pour évacuer tout l'air contenu dans les poumons. Inutile de contracter un quelconque muscle pour exprimer l'ultime souffle. Soyez patient et laissez-le s'écouler librement. Si vous venez à éprouver une sensation de malaise, relâchez votre effort.

Concentrez-vous maintenant sur ce laps de temps compris entre l'expiration ultime et la prochaine inspiration, de ce moment qui précède l'appel d'air de vos poumons. Ne vous précipitez pas sur le prochain souffle mais laissez-vous couler dans cette pause naturelle du processus. Instant de sérénité, de profondeur, dans lequel sombre l'expiration, avant que cet état de paix ne génère une nouvelle inspiration. Observez cet espace de pure sérénité. Peut-être cette pause, tout naturellement, se prolongera-t-elle.

> *Confiez la lecture des instructions à un ami afin de pouvoir aller plus loin.*

À présent, mettez-vous au diapason de ce qu'il advient au point culminant de l'inspiration, avant de vous laisser aller au besoin d'expirer. Ici se niche une nouvelle pause, autre moment précieux. Silence absolu dans lequel vous vous relaxez. Ce moment dans lequel vous vous fondez va se dilater.

Ces pauses donnent naissance à une respiration à quatre temps : expiration/libération ; pause/paix ; don d'une nouvelle inspiration ; pause. Absorbez-vous dans la méditation à chacune de ces phases. Aucune respiration ne se ressemble. Apprenez à apprivoiser votre souffle et à en connaître toutes les phases, intimement.

Avant de quitter la posture et de vous asseoir, prenez le temps d'observer les effets de cet exercice sur votre esprit. Vous venez d'accéder à un nouvel art d'apaiser votre mental. Vous avez su développer une conscience du soi et vous absorber dans le moment présent.

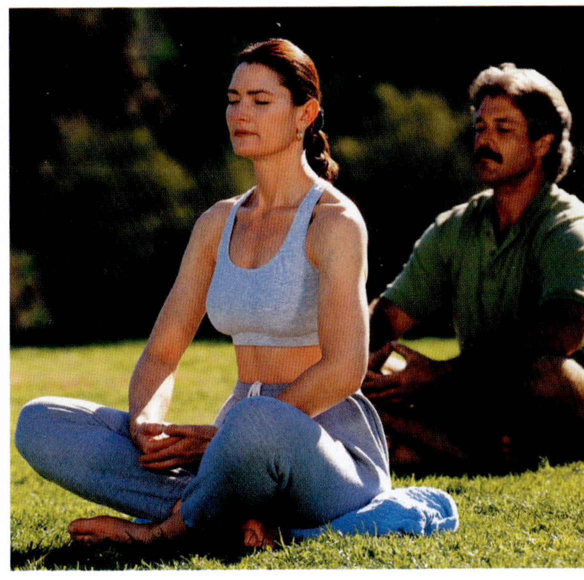

Ci-contre : alternez cet exercice respiratoire avec les *asanas* les plus énergiques.

Exercice de respiration profonde – *conscience du souffle*

Synchroniser la respiration et le mouvement participe au maintien d'un souffle régulier.

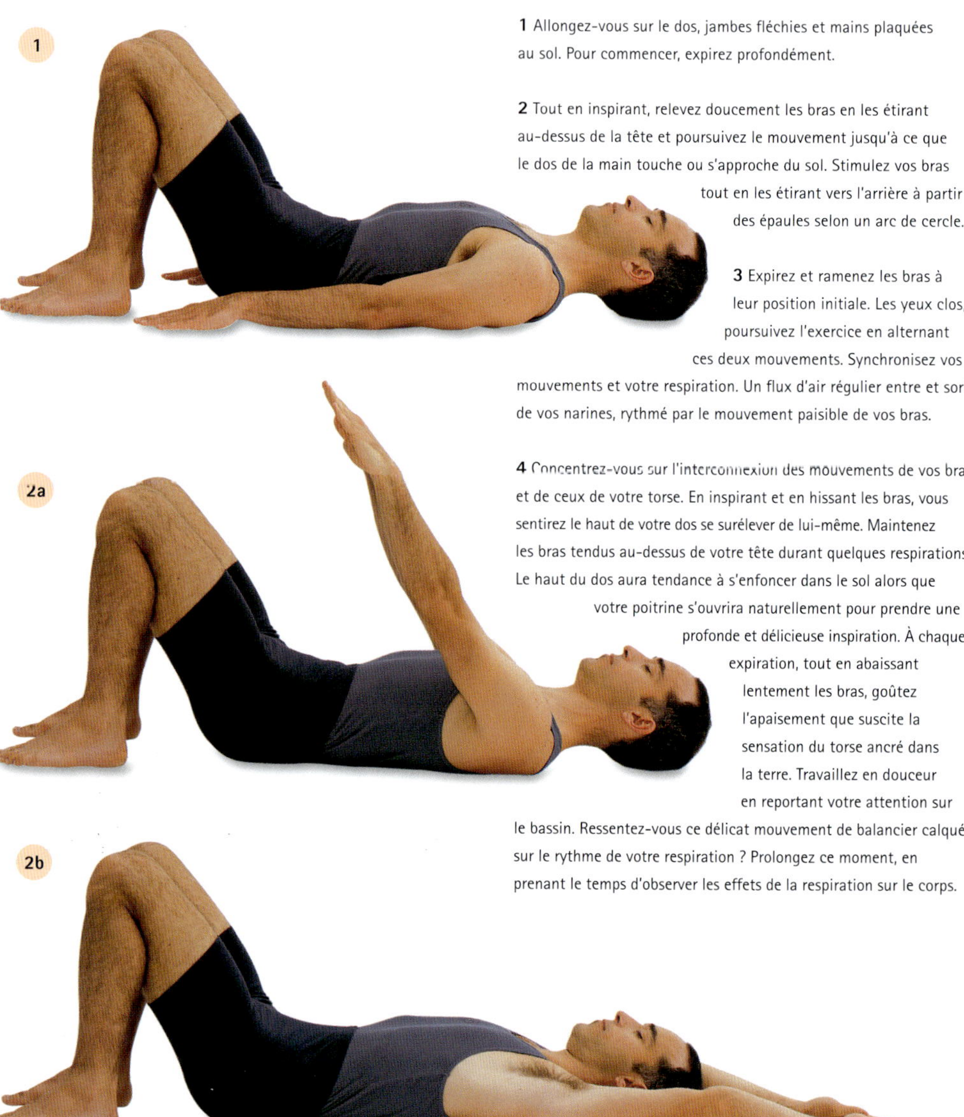

1 Allongez-vous sur le dos, jambes fléchies et mains plaquées au sol. Pour commencer, expirez profondément.

2 Tout en inspirant, relevez doucement les bras en les étirant au-dessus de la tête et poursuivez le mouvement jusqu'à ce que le dos de la main touche ou s'approche du sol. Stimulez vos bras tout en les étirant vers l'arrière à partir des épaules selon un arc de cercle.

3 Expirez et ramenez les bras à leur position initiale. Les yeux clos, poursuivez l'exercice en alternant ces deux mouvements. Synchronisez vos mouvements et votre respiration. Un flux d'air régulier entre et sort de vos narines, rythmé par le mouvement paisible de vos bras.

4 Concentrez-vous sur l'interconnexion des mouvements de vos bras et de ceux de votre torse. En inspirant et en hissant les bras, vous sentirez le haut de votre dos se surélever de lui-même. Maintenez les bras tendus au-dessus de votre tête durant quelques respirations. Le haut du dos aura tendance à s'enfoncer dans le sol alors que votre poitrine s'ouvrira naturellement pour prendre une profonde et délicieuse inspiration. À chaque expiration, tout en abaissant lentement les bras, goûtez l'apaisement que suscite la sensation du torse ancré dans la terre. Travaillez en douceur en reportant votre attention sur le bassin. Ressentez-vous ce délicat mouvement de balancier calqué sur le rythme de votre respiration ? Prolongez ce moment, en prenant le temps d'observer les effets de la respiration sur le corps.

Biralasana – *posture du chat*

Cet exercice favorise la conscience et améliore la souplesse de la colonne vertébrale.

Un mouvement lent permettra une conscience plus affûtée. Procédez avec patience.

1 Mettez-vous à quatre pattes. Alignez les genoux à la verticale des hanches et placez vos mains légèrement en avant des épaules.

2 Inspirez en cambrant le dos. Rehaussez le sternum et le coccyx. Étirez la nuque tout en tendant le visage et en regardant vers le haut. Exercez une pression régulière sur les paumes des mains et évitez de rentrer la tête dans les épaules.

3 Expirez en arrondissant le dos. Le haut du dos aura tendance à se courber naturellement ; reportez votre attention sur la région lombaire qui doit s'arrondir et prolonger la courbe du dos alors que vous rentrez le bassin. Vos omoplates s'écartent l'une de l'autre en même temps que la peau se tend. En fin d'expiration, rapprochez le menton de la poitrine.

4 Répétez dix fois la séquence en cambrant et en arrondissant le dos au rythme de votre respiration. Accentuez la courbure du dos un peu plus à chaque fois.

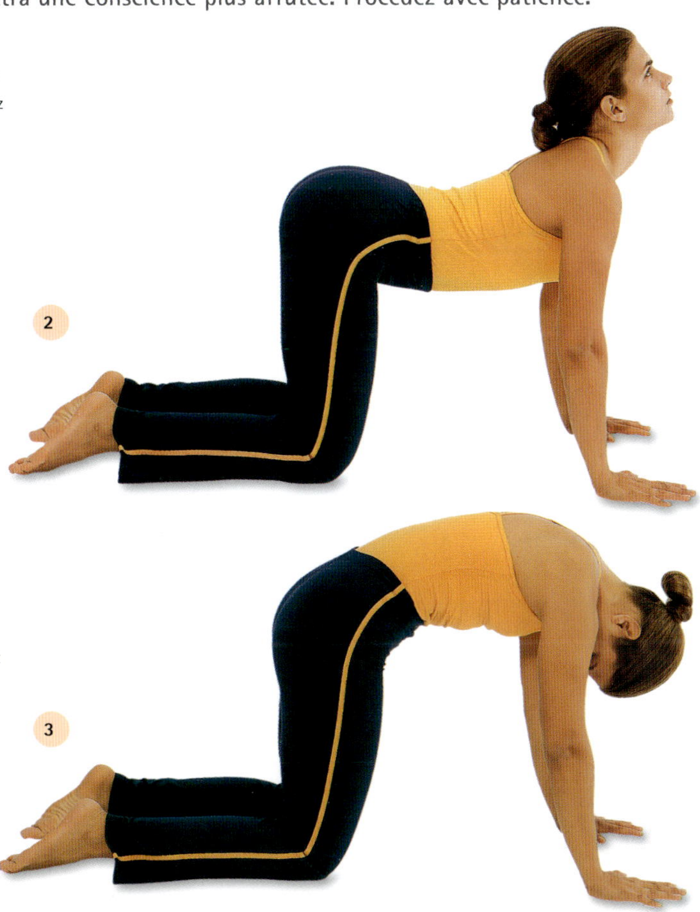

CONSEILS

La colonne se compose de trente-trois vertèbres. Neuf d'entre elles (les lombaires) sont soudées. Concentrez-vous sur le travail d'une vertèbre puis de l'autre. Observez l'étendue de leurs mouvements propres. Commencez l'exercice au niveau du coccyx et creusez le dos, en bougeant vertèbre après vertèbre tout le long de la colonne, et en respirant bien.

Debout roulé

Voici une suite de mouvements qui vous permettront d'apprendre comment tirer
le meilleur parti d'une posture par « défaire » plutôt que par « faire ».

1 Debout en *tadasana* (*voir* page 43), pieds écartés à la verticale
des hanches, inspirez à plusieurs reprises puis penchez-vous
vers l'avant en enroulant le dos.

2 Tout en expirant, laissez pendre la tête. Vos épaules veulent suivre
le mouvement, sentez-les. Fléchissez légèrement les jambes. À la
prochaine expiration, laissez retomber les épaules ; le dos s'arrondit
un peu plus. Les bras ballants
oscillent librement au niveau
de l'articulation. Prolongez
l'expiration et arrondissez le
dos progressivement, tête incli-
née vers le bas. Plus vous arrondirez le dos, plus vos jambes fléchiront.
Respirez, autant de fois que nécessaire.

3 Vos jambes produisent un effort. En revanche, le haut du corps
balance, retenu au niveau des hanches. Le haut de votre corps devient
aussi malléable qu'une poupée de chiffon. Déplacez votre conscience
vers vos épaules et détendez-les pleinement, les bras doivent pendre
librement. Relâchez la nuque de manière à ce que le sommet
de votre crâne soit la partie de la tête la plus proche du sol.

4 Exécutez plusieurs cycles respiratoires en observant les mouvements
induits par le souffle. L'inspiration génère une énergie stimulante.
Jambes assez fléchies, un léger rallongement marquera la zone
entre l'os pubien et la gorge. À l'expiration, votre cage thoracique
se rapprochera de vos cuisses.

5 Au moment de vous déplier,
gardez les jambes fléchies puis,
après quelques respirations,
déroulez-vous lentement,
comme si vous
empiliez une vertèbre
sur l'autre. Expirez,
relâchez les bras
le long du corps.

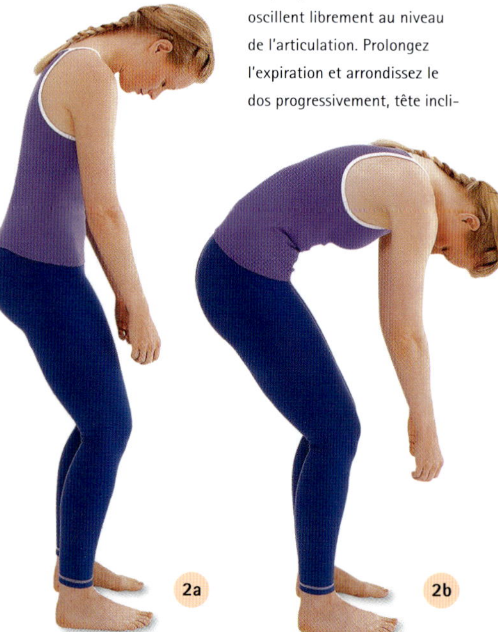

CONSEILS

*Procédez selon le même
processus mais cette fois
d'un côté puis de l'autre.
Pratiquez en douceur.*

Sukhasana – *posture en tailleur penchée vers l'avant*

Sukha signifie confortable, heureux. Avant chaque séance, consacrez quelques minutes à cette posture qui favorise l'harmonie du soi et la concentration.

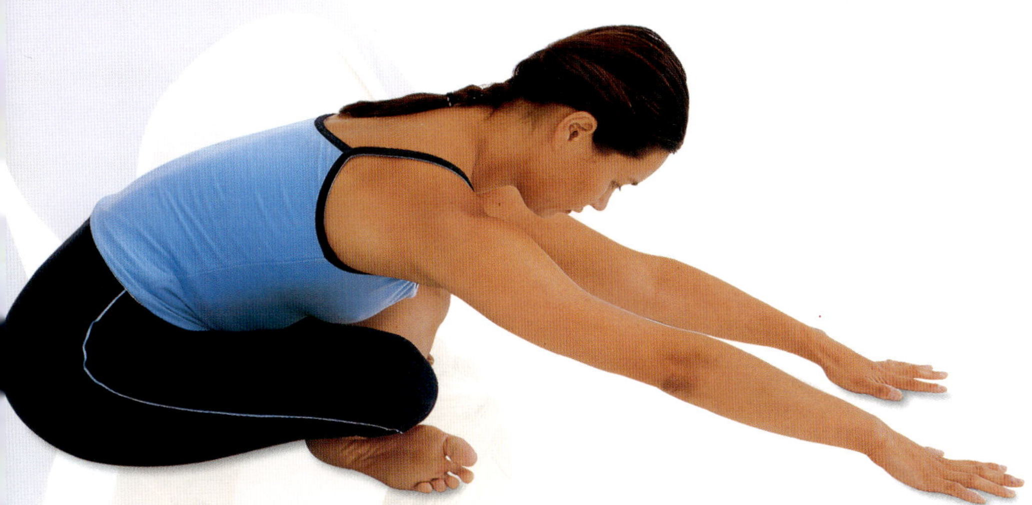

1 Asseyez-vous simplement, jambes croisées. Afin de mieux faire travailler les hanches, glissez vos pieds, plantes tournées vers le haut, sous les genoux, puis avancez les pieds de façon à aligner les tibias à l'horizontale.

2 Prenez conscience de votre assise, cette base qui fera office d'ancre lorsque vous vous étirerez. Posez les doigts au sol, juste devant les jambes. À présent, étirez le buste, des hanches jusqu'aux aisselles. Quelques cycles respiratoires doivent privilégier le relâchement. Lorsque vous vous sentez prêt, faites glisser les mains à plat vers l'avant. Concentrez-vous sur votre respiration 1 ou 2 minutes avant de pousser vos mains plus loin, par étapes. Ne laissez basculer votre front vers le sol que lorsque les premières côtes viendront reposer sur vos jambes. Répétez l'exercice, jambes croisées dans l'autre sens.

CONSEILS

Ne vous laissez pas aller à la paresse mentale. Restez en éveil. Si vous exécutez la posture automatiquement, vous n'évoluerez guère. En revanche, en procédant par étapes, en prenant le temps de retenir la posture, vous découvrirez que vous pouvez aller plus loin.

Postures debout

Inclinaisons latérales, flexions avant, torsions et équilibres composent le menu des postures dites debout qui, à elles seules et à l'exception des postures inversées, incarnent les bienfaits de tous les autres groupes de postures du yoga.

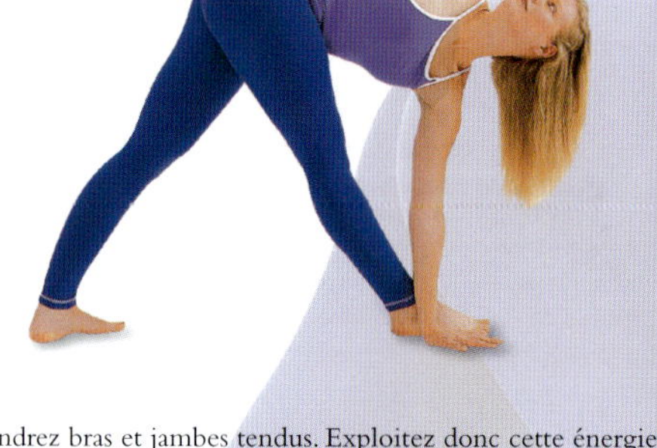

La pratique régulière des postures debout constitue un merveilleux tremplin pour tous les yogis. Ces postures développent également force et souplesse. Par l'étirement et l'implication du corps dans sa globalité, elles participent à corriger les déséquilibres de la colonne vertébrale. Elles insufflent grâce et assurance, améliorent l'endurance et la concentration, et stimulent l'énergie et l'enthousiasme.

Parce qu'elles font appel au corps tout entier, les postures debout représentent un excellent échauffement à l'exécution d'autres postures. Du fait de l'étirement et du déploiement générés, vous serez en mesure de mieux ressentir la circulation de l'énergie quand vous vous tiendrez bras et jambes tendus. Exploitez donc cette énergie pour insuffler une certaine légèreté à vos postures. Avec le temps, vous acquerrez une nouvelle élasticité.

Dans la vie, nous sommes parfois tenus de disposer d'une base pour atteindre un but. Les postures debout nous permettent de prolonger nos racines. À travers elles, nous pouvons comprendre comment nous tenons sur nos deux pieds et surtout comment bien nous y tenir. Elles participent à soutenir efficacement la partie supérieure de notre corps dans son déploiement. Par ces exercices, nous conjuguons stabilité et étirements et nous ouvrons vers l'extérieur, à partir de cette base.

> *La minceur du corps, un teint lumineux, une vision claire et une bonne santé indiquent l'imminence de la réussite dans hatha yoga.*
>
> HATHA YOGA PRADIPIKA II.78

À propos d'alignement : la bonne position

Veillez à aligner les pieds afin d'imprimer la bonne position au reste du corps. Mettez-vous debout, pieds écartés, légèrement en retrait par rapport à la largeur des hanches. N'hésitez pas à tâtonner pour trouver la juste largeur. Vous devez avoir le sentiment d'être centré.

De pied en cap

1 Observez vos pieds. Comment est leur cambrure ? Arrondie tel un petit arc-en-ciel, ou plutôt aplatie ? Et vos orteils ? Sont-ils tassés les uns contre les autres à force de porter des chaussures trop serrées ? Tout recroquevillés sur le sol, ne semblent-ils pas exsangues ? Desserrez vos orteils en les redressant et en les écartant ; étirez-les et placez-les ensuite bien à plat sur le sol.

2 Tenez-vous debout, bien droit, et sentez la pesanteur dans vos pieds. Où se concentre votre poids ? La plante du pied, le talon ? L'un de vos pieds supporte-t-il plus de poids que l'autre ? Balancez d'avant en arrière afin de trouver votre centre. Pieds bien à plat sur le sol, transférez votre sensation de poids de gauche à droite et inversement, plusieurs fois de suite afin de trouver votre base. Penchez-vous dans un sens et dans l'autre en dessinant un vaste cercle, puis réduisez progressivement le diamètre de ce cercle jusqu'à trouver votre centre.

3 Assouplissez mentalement vos plantes de pieds. Tirez la peau. Aspirez votre souffle jusque dans vos pieds. Ils vont s'épater et s'attendrir à chaque expiration. Visualisez vos racines croissant vers le bas. Les pieds bien ancrés, le reste du corps est désormais libre de se déployer et de s'étirer jusqu'au ciel.

MISE EN GARDE

Évitez les postures debout en crise aiguë d'asthme ou de colite comme en cas de troubles nerveux ou de problèmes cardiaques. Procédez en douceur lors de la grossesse, en période d'ovulation ou en cas de blessures.

Travail du bassin

1 Inclinaison avant Debout, mains sur les hanches, doigts parfaitement tendus avec l'index reposant sur le haut de l'os iliaque et pressé contre la taille. Inclinez votre bassin vers l'avant, un peu comme si vous cherchiez à le vider d'un excédent d'eau. Vos doigts vont pointer vers le bas et vos pouces se relever. Sentez la cambrure du bas de votre dos se creuser et votre poitrine se surélever légèrement. Dans ce mouvement, vos genoux vont se mettre en retrait.

Prochaines étapes page suivante

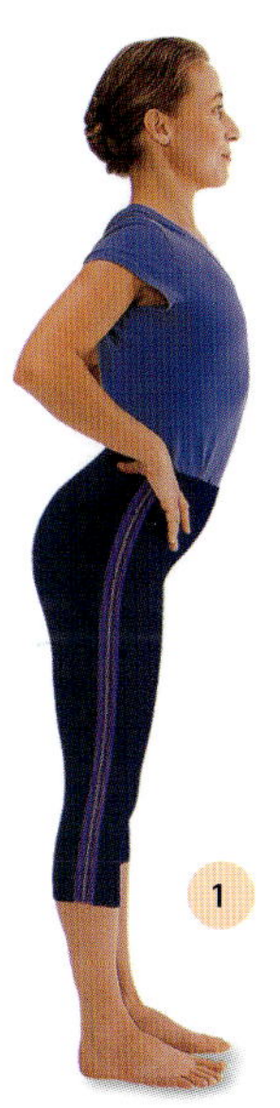

CONSEILS

Asseyez-vous sur le sol et massez délicatement vos pieds. Donnez de petits coups de « hachoir » sur les plantes puis martelez délicatement du poing. Frictionnez-les ensuite afin de les réchauffer. À présent, vous allez ressentir plus précisément le contact de la terre sous vos pieds.

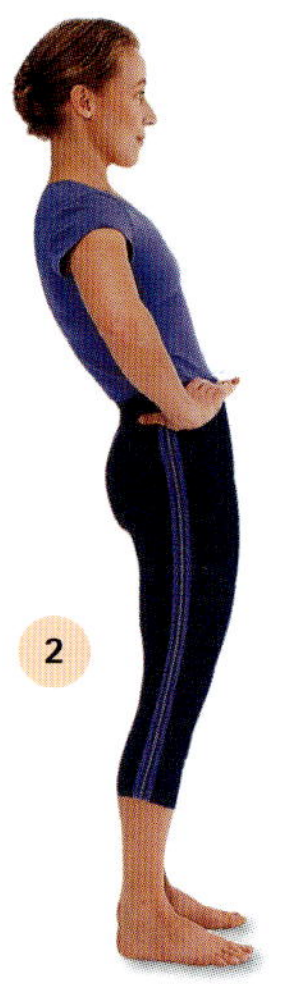

2 Inclinaison arrière Inclinez maintenant le bassin vers l'arrière, cette fois comme si vous deviez vider votre dos d'un excédent d'eau. Vos doigts vont pointer vers le haut, vos pouces s'abaisser. Prenez le temps d'observer votre position. Le creux du bas de votre dos s'est résorbé et vos genoux se sont avancés. Votre poitrine marque un net affaissement, votre abdomen se rétrécit et vos épaules roulent vers l'avant. La position agit également sur le cou. Au besoin, accentuez le mouvement pour vous aider à mieux appréhender la dynamique de l'exercice.

3 Revenez à votre centre. Votre bassin ne marque plus d'inclinaison avant ni arrière, mais reste centré. Prenez le temps d'observer son axe et de comparer ce dernier à celui qui accompagne votre position debout habituelle.

En procédant à des exercices répétés d'inclinaison du bassin avant et arrière, vous ressentirez bientôt les effets subtils de ces mouvements sur le reste du corps. Un bassin complètement centré ne saurait en réalité nous supporter correctement et confortablement, c'est pourquoi nous avons tendance à l'incliner inconsciemment d'un côté ou de l'autre. Une position inévitablement décentrée. Debout et immobile, corrigez la position de votre bassin en le recentrant donc au mieux. Prenez quelques minutes pour observer votre corps, en portant une attention particulière aux sensations que vous éprouvez par rapport à celles ressenties dans votre façon habituelle de vous tenir. Allez et venez dans la pièce dans cette position et explorez de nouveaux modes de mouvement et de maintien.

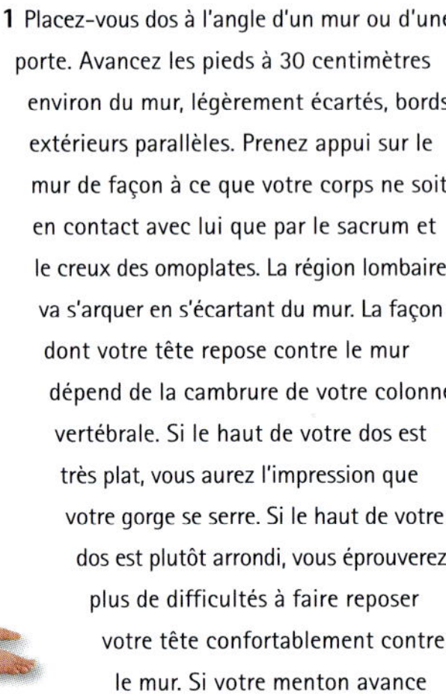

Étirement de la colonne vertébrale

1 Placez-vous dos à l'angle d'un mur ou d'une porte. Avancez les pieds à 30 centimètres environ du mur, légèrement écartés, bords extérieurs parallèles. Prenez appui sur le mur de façon à ce que votre corps ne soit en contact avec lui que par le sacrum et le creux des omoplates. La région lombaire va s'arquer en s'écartant du mur. La façon dont votre tête repose contre le mur dépend de la cambrure de votre colonne vertébrale. Si le haut de votre dos est très plat, vous aurez l'impression que votre gorge se serre. Si le haut de votre dos est plutôt arrondi, vous éprouverez plus de difficultés à faire reposer votre tête confortablement contre le mur. Si votre menton avance et si votre nuque se rétrécit, trouvez pour votre tête une position intermédiaire. Abaissez vos côtes flottantes de manière à ce qu'elles ne ressortent pas. Ne fléchissez pas les jambes. Ramenez légèrement en arrière le haut des cuisses de façon à ouvrir l'aine.

2 L'étirement de la colonne sera plus probant dans « défaire » que dans « faire ». Prenez le temps de vous détendre afin de permettre à la colonne de s'étirer vers le haut. Si vous faites travailler les muscles qui courent le long de votre colonne, ils se contracteront pour raccourcir en fin de compte votre colonne. De la même façon, inutile de surélever les épaules pour vous grandir. Relâchez-vous plutôt à chaque expiration. Laissez votre coccyx peser et tirer vers le bas. Maintenez votre poids ancré au sol à travers vos pieds. Tout en poursuivant votre étirement, prenez conscience des mouvements qui parcourent votre colonne au rythme de votre respiration. Un endroit de votre colonne vertébrale vous semble-t-il bloqué ? Concentrez-vous sur les endroits raides. Après vous être écarté du mur, marchez d'un pas lent dans la pièce en vous concentrant sur les effets de cet exercice.

CONSEILS

Tenez-vous debout dans votre position habituelle pendant assez de temps pour que vos sensations commencent à se renforcer. Examinez ensuite ces réactions et tentez d'analyser vos besoins pour un réalignement correct et prévenir la gêne liée à ces points sensibles. Procédez à cet examen assis dans votre position favorite.

Tadasana – *posture de la montagne*

Cette posture vous relie à la terre et au ciel. L'exercice favorise la concentration et constitue la base des postures debout. Commencez et terminez chaque posture debout par cette position du corps empreinte de force et d'équilibre. Recourez-y pour ressentir les réactions de votre corps après une posture. Mais attention, vous n'êtes pas aussi inébranlable qu'une montagne. Extérieurement, la montagne semble immobile, mais à l'intérieur, une énergie couve et s'écoule, une dynamique est en action, rythmée par votre respiration. *Tadasana* se pratique à tout moment de la journée.

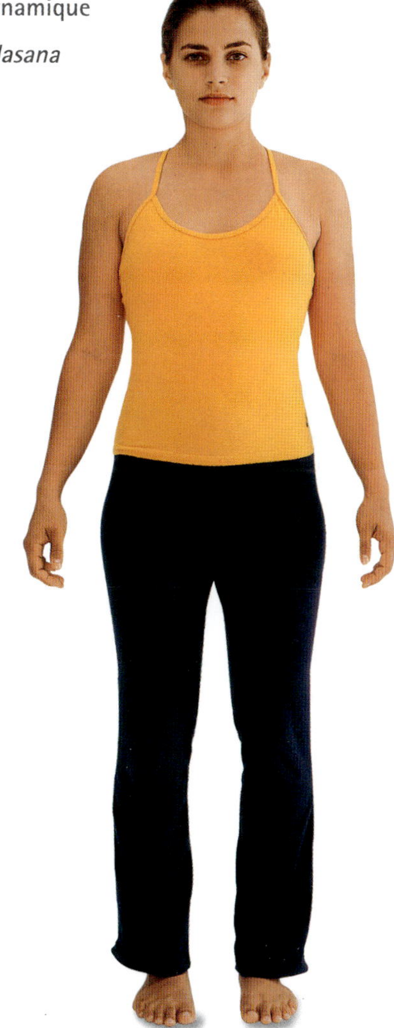

1 Debout pieds joints légèrement en retrait par rapport à la largeur des hanches, placez les bords extérieurs de vos pieds en parallèle. Assouplissez vos pieds selon les instructions de la page 41. Pieds ancrés au sol, déplacez votre conscience vers vos jambes et étirez-les vers le haut à partir des chevilles. Laissez votre bassin en position neutre (*voir* page précédente). Supportée par le bassin, la colonne vertébrale peut s'allonger vers le haut. Se tenir debout parfaitement droit, tout en se relaxant n'a rien d'incompatible. Expirez toute la tension accumulée dans votre colonne vertébrale qui, ainsi relâchée, pourra s'étirer. Prenez conscience du balancement de vos bras à partir des épaules. Laissez-les pendre, se dérouler pleinement. Vos épaules s'assouplissent et, émergeant de ces dernières, le cou et la tête se mettent à flotter. Relâchez votre bouche, votre langue et votre mâchoire. Ces mouvements ont-ils un effet relaxant sur d'autres parties de votre corps, plus distantes ? Imprimer une sensation d'apesanteur à votre tête. Imaginez-la comme un ballon gonflé d'hélium au bout d'un bâton. Passez mentalement en revue votre corps pour identifier les parties soumises à la pesanteur.

2 Synchronisez votre respiration. Relâchez le diaphragme, respirez lentement, en profondeur, par inspirations et expirations régulières. Prenez conscience de l'effet de vague généré par chaque respiration sur votre colonne vertébrale. Ressentez l'énergie revitalisante qui accompagne l'inspiration, énergie différente du mouvement vers le haut induit par la contraction musculaire. Votre corps possède sa propre intelligence. Soyez curieux. Accompagnez votre souffle et voyez votre corps s'ouvrir et se dilater sous son énergie. Découvrez les effets physiques de votre expiration.

Virabhadrasana II – *posture du guerrier II*

Tel l'archer tenant son arc bandé face à la cible, vous devez rester concentré sur votre medium. Des jambes robustes donnent un sentiment de confiance en soi et d'indépendance, un port de tête droit est facteur de force morale.

1 Placez-vous en *tadasana* puis écartez les pieds de sorte que, bras tendus, vos chevilles se trouvent à l'aplomb des coudes. En pivotant à partir du haut de la cuisse, tournez la jambe droite et le pied vers l'intérieur sur un angle de 15°. Tournez la jambe gauche et le pied vers l'extérieur sur 90°. La position de vos hanches a été modifiée. Placez les mains sur elles pour comparer. Si votre hanche droite est plus haute et plus avancée que la gauche, corrigez la position de manière à les aligner l'une sur l'autre.

2 Pliez la jambe gauche à angle droit, pas plus. Si votre genou est placé face à votre cheville, élargissez la position. Les orteils de votre pied gauche tournés vers l'extérieur, votre genou doit cacher l'ensemble du pied excepté le gros orteil. Vérifiez l'alignement.

3 Faites pivoter les bras vers l'extérieur, mains tournées vers le haut, puis élevez-les à l'horizontale, parallèles au sol. Faites pivoter vos avant-bras, mains tournées vers le bas – le creux des coudes reste orienté vers le haut. Laissez retomber les épaules. Concentrez-vous sur les deux flux d'énergie qui irradient de votre colonne vertébrale vers le bout de vos doigts. Laissez-vous porter par cette conscience pour maintenir les bras parallèles au sol. Faites pivoter votre tête pour regarder votre index gauche. Respirez dix fois, lentement et régulièrement, avant de répéter l'exercice de l'autre côté.

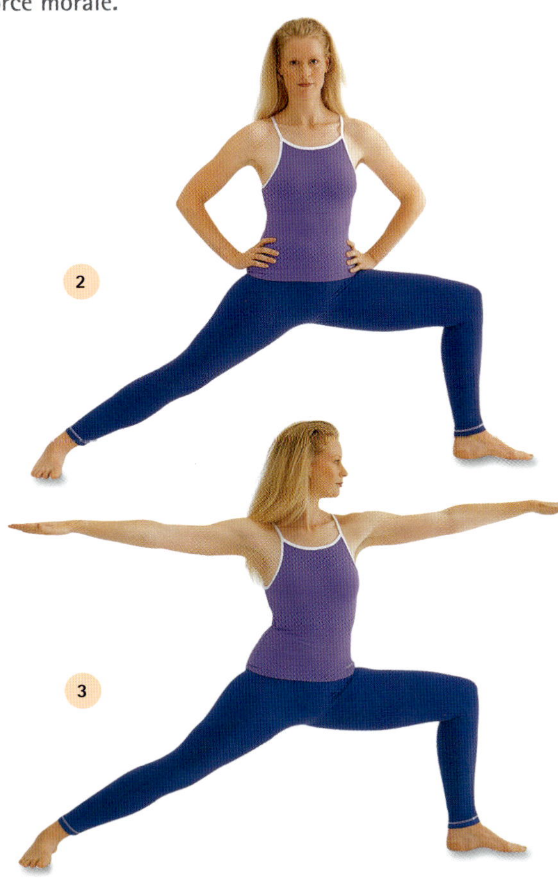

CONSEILS

Pour préserver vos genoux, orientez-les dans la même direction que les orteils du pied correspondant.

Parsvakonasana — *étirement latéral en angle*

À partir du support inébranlable que la position des jambes fournit, procédez
à un étirement latéral complet.

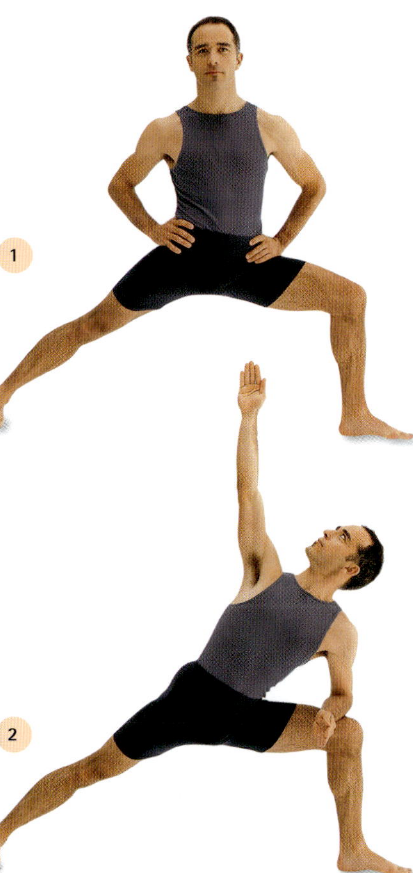

1 De *tadasana*, placez les jambes dans la même position qu'en *virabhadrasana II* (*voir* page précédente). La jambe avant devant ici supporter plus de poids, plaquez bien votre pied arrière au sol afin de répartir votre charge plus équitablement sur vos deux pieds. Étirez votre bras gauche latéralement. Le côté droit du buste va s'allonger naturellement, soyez donc vigilant et étirez votre hanche gauche afin de rallonger dans le même mouvement le côté latéral du buste.

2 Posez votre coude gauche sur votre cuisse. Servez-vous du coude pour repousser le genou vers l'arrière : votre cuisse interne gauche va s'étirer. Votre genou doit pointer dans la même direction que votre petit orteil, pas dans celle du gros orteil. La pression du coude accompagne la torsion du buste vers le haut.

Étirez le bras droit à la verticale, en tendant vos doigts aussi haut que possible. Respirez plusieurs fois avant de conclure l'*asana*. Si vous sentez en avoir suffisamment accompli pour aujourd'hui, maintenez cette posture durant 5 ou 6 respirations.

3 Posez la main gauche au sol, près du petit orteil. Bras droit à la verticale de la tête, tournez la main dans le sens où vous vous penchez et ramenez votre bras afin de former une ligne droite rejoignant pied droit et main droite. Peut-être devrez-vous élargir votre position ou fléchir un peu plus la jambe gauche pour abaisser vos hanches. Regardez en l'air, tête sous le bras. Maintenez la posture 10 respirations. Répétez l'exercice de l'autre côté.

CONSEILS

*Si regarder en l'air dans cette posture
vous gêne, fixez droit devant vous.
Si vous éprouvez quelques difficultés
à garder l'équilibre, regardez vers le sol.*

Utkatasana – *posture puissante*

Ne laissez pas votre souffle se crisper ou se dérégler lors de cette posture dans laquelle se renforcent volonté et détermination.

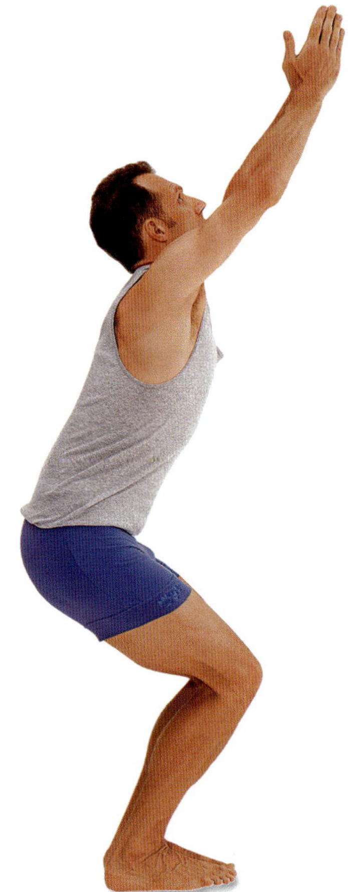

1 En *tadasana*, gros orteils et talons joints, hanches bien ancrées, fléchissez les jambes. Étirez ensuite les bras devant vous, paumes jointes, puis inspirez et élevez les bras au-dessus de votre tête, si possible coudes droits. Étirez-vous vers le haut (sauf les épaules) à partir des hanches. Tirez maintenant sur vos épaules et maintenez autant d'espace que possible entre le lobe des oreilles et vos bras.

2 Regardez en l'air. Amenez l'os pubien vers l'avant et vers le haut afin d'aplanir le bas du dos. Rentrez et élevez vos abdominaux pour compenser cette tension. Travaillez les muscles de votre colonne vertébrale qui ainsi gagnera en verticalité. Fléchissez les jambes pour amener vos hanches vers le bas et joignez l'intérieur de vos cuisses. Maintenez la posture pendant 5 respirations.

CONSEILS

Maintenez vos cuisses parallèles au sol durant 5 respirations. Votre tronc penchera vers l'avant. Donnez plus d'ampleur à cette posture en aspirant l'abdomen loin des jambes afin de résister à cette inclinaison et gardez le dos perpendiculaire au sol.

Virabhadrasana I – *position du guerrier I*

Cette posture globale fait travailler jambes et bras, tonifie le dos et libère le plexus.

1 Placez-vous debout en *tadasana*, jambes écartées à 1, 2 m environ. Tournez ensuite jambe et pied gauches à angle droit et faites pivoter le haut du corps dans l'alignement de votre jambe gauche. Ouvrez l'aine côté droit en faisant avancer votre hanche gauche pour l'aligner sur la droite. En cas de difficulté, ramenez jambe et pied arrière vers l'intérieur. Autre option, plus facile, placez vos pieds en parallèle et surélevez les talons (*voir* ci-dessous).

2 Pliez votre jambe gauche à 90°. Maintenez votre jambe arrière droite plaquée en repoussant le talon afin d'ouvrir l'arrière du genou.

3 Bras le long du corps, ouvrez les mains vers le haut puis levez les bras au-dessus de votre tête et joignez les mains. Regardez vos pouces et étirez-vous des hanches jusqu'au bout des doigts. Respirez et ressentez l'étirement de la peau de votre buste et de votre abdomen. Maintenez la posture durant 10 respirations et restez pleinement concentré au moment de la quitter pour la reprendre, cette fois côté droit.

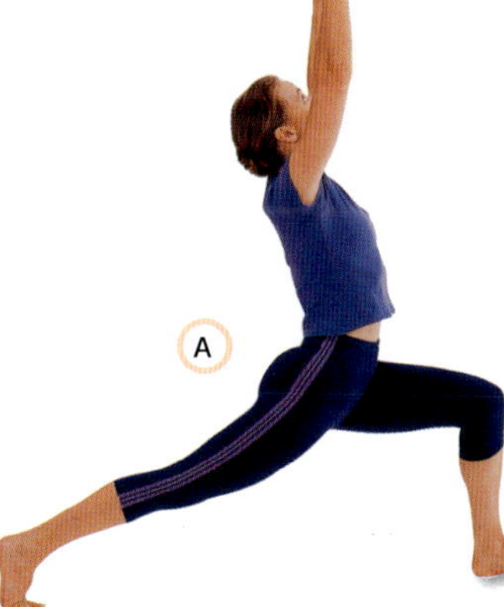

Variante (A) : talon relevé

Plus accessible aux débutants. Pieds parallèles, relevez les talons. En cas de problème d'équilibre, déplacez l'avant du pied légèrement sur le côté. Certaines personnes voûtent les épaules lorsqu'elles joignent les mains. Pour améliorer la souplesse de vos épaules, écartez les mains, tendez les bras parallèles et voyez si cette position les relâche. Si vous éprouvez encore une « mauvaise » impression de tension au niveau des épaules, abaissez les bras vers l'avant pour former un angle de 10° à 20°, en dégageant bien les omoplates.

CONSEILS

Dans ces postures en extension, alignez les pieds de sorte qu'une ligne imaginaire partant du talon du pied avant croise le centre du pied arrière. Dessinez cette ligne au centre de votre tapis.

Trikonasana — *posture du triangle*

Cette posture présente cinq rayons d'énergie : les deux bras tendus à l'horizontale, les deux jambes écartées et un cinquième flux courant du coccyx jusqu'au sommet du crâne.

1 Postez-vous en *tadasana* puis sautez ou faites un grand pas de façon à écarter les jambes de 1, 20 à 1, 40 m. En pivotant à partir des cuisses, tournez le pied droit à 15° vers l'intérieur et le pied gauche à 90° vers l'extérieur. Alignez les hanches. Si vos jambes ne participent pas à l'effort, vos genoux vont s'affaisser vers l'intérieur ; tendez donc les muscles des cuisses afin que les rotules viennent se mettre à l'aplomb de vos orteils. Posez ensuite votre main gauche près de votre genou. Étirement latéral intense, *trikonasana* exige de placer le corps sur un seul et même plan. Les os de vos hanches, de vos épaules et de vos mains doivent être alignés sur vos pieds. Pour ouvrir le buste et maintenir votre alignement, faites glisser votre bras derrière le dos afin de placer vos doigts sur l'intérieur de la cuisse (ou, plus facile, agrippez l'arrière de votre collant). Facilitez ce mouvement en fléchissant la jambe avant.

2 Abaissez l'os iliaque gauche vers votre talon droit intérieur afin de déplacer vos hanches sur la droite. Tout en procédant au mouvement, tendez votre jambe gauche et faites glisser votre main gauche au bas de votre jambe, ou mieux encore sur le sol (photo ci-dessous). Si vos épaules vous paraissent trop avancées par rapport à vos pieds, et vos fesses trop en retrait, rectifiez l'alignement en ramenant votre main gauche plus haut sur votre jambe. Faites rouler votre épaule droite en arrière et respirez plusieurs fois, le buste ainsi ouvert, avant de relâcher votre bras droit à la verticale. Étirez-vous de l'abdomen aux pieds, et des épaules jusqu'aux mains. Renforcez le flux d'énergie entre coccyx et sommet de la tête en faisant glisser vos omoplates loin des oreilles de façon à étirer la nuque. Rentrez légèrement le menton, tournez la tête pour regarder votre pouce droit. Maintenez la posture durant 5 à 10 respirations, puis répétez l'exercice de l'autre côté.

CONSEILS

Asseyez-vous sur le sol, jambes devant vous. Faites bouger vos rotules d'un côté et de l'autre. Activez les biceps fémoral afin de tendre les jambes puis levez les talons à quelques centimètres du sol. À présent, vous ne pouvez plus faire bouger les rotules. Faites travailler vos cuisses sur le même principe, sans contracter ni forcer, mais par une tension ferme et consciente, dans trikonasana.

Prasarita padottanasana – *flexion avant jambes écartées*

Dans les *asanas*, bras et jambes font office de levier lors du travail de la colonne vertébrale. Veillez à les impliquer dans la posture, à synchroniser leurs mouvements avec ceux du reste du corps et avec votre respiration.

1 En *tadasana*, écartez largement les pieds, orteils orientés droit devant vous, bords extérieurs des pieds parallèles. Placez les mains sur les hanches. Talons bien plantés dans le sol, laissez votre coccyx s'affaisser. Les lombaires ainsi espacées ne seront pas compressées. Tendez les muscles de vos cuisses, ouvrez l'aine et bombez le sternum, levez la tête puis regardez en l'air et vers l'arrière. Maintenez la posture durant plusieurs respirations.

2 En expirant, penchez-vous vers l'avant. Si possible, placez les mains à plat au sol, à l'aplomb des épaules. Bras parallèles, si vous manquez encore de souplesse dans les jarrets, pliez les jambes afin que vos doigts soient en contact avec le sol. Déroulez les épaules en faisant glisser les omoplates vers le haut en direction des hanches. Posez les mains à plat sur le sol et reculez-les, parallèles aux talons. Pour quitter la posture, ramenez les mains sur les hanches, tendez les muscles des cuisses et les abdominaux, puis tout en inspirant, redressez-vous.

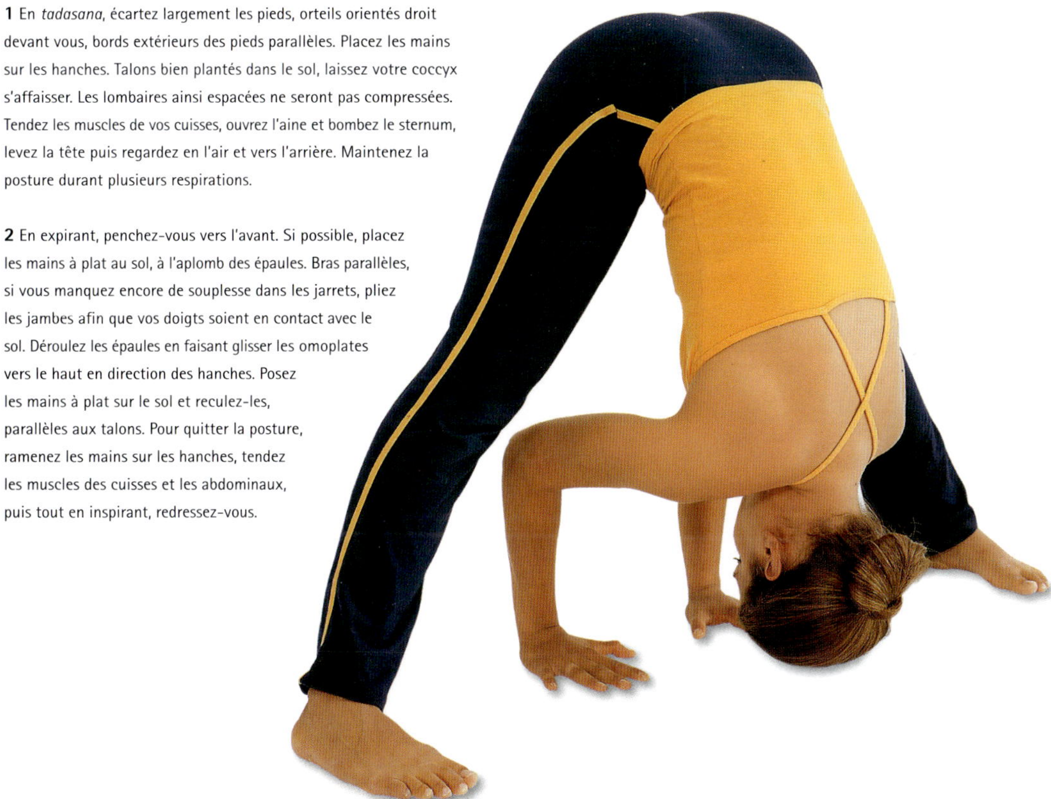

CONSEILS

Croisez les doigts derrière votre dos et amenez les bras au-dessus de la tête. Tendez maintenant les cuisses tout en abaissant les pouces vers le sol.

Uttanasana – *forte flexion avant*

En cas d'hypertension, maintenez le tronc parallèle au sol et placez vos mains sur le dossier d'une chaise ou le rebord d'une table. Débutez l'exercice par le debout roulé (*voir* page 38).

Contre un mur

1 Afin de maintenir le torse étiré, servez-vous d'un mur. Debout pieds écartés à 30 centimètres du mur, placez-vous fesses calées au mur de telle sorte que les os iliaques soient en contact avec lui. Saisissez vos coudes et levez les bras à la verticale. Fléchissez les jambes et étirez le torse vers le haut : le haut du sternum doit s'éloigner de l'os pubien. Les jambes nettement fléchies, avancez le torse. Ouvrez-vous au maximum en tirant sur les coudes. À présent, penchez-vous à partir des hanches vers l'avant et laissez le haut de votre corps pendre ainsi durant 10 respirations ou plus. À chaque inspiration, le torse pourra s'étirer un peu plus tandis qu'à l'expiration, le pli en haut des cuisses se creusera. S'il vous est impossible de travailler confortablement dans cette posture, fléchissez un peu plus les genoux et écartez encore les pieds du mur. Redressez-vous en inspirant.

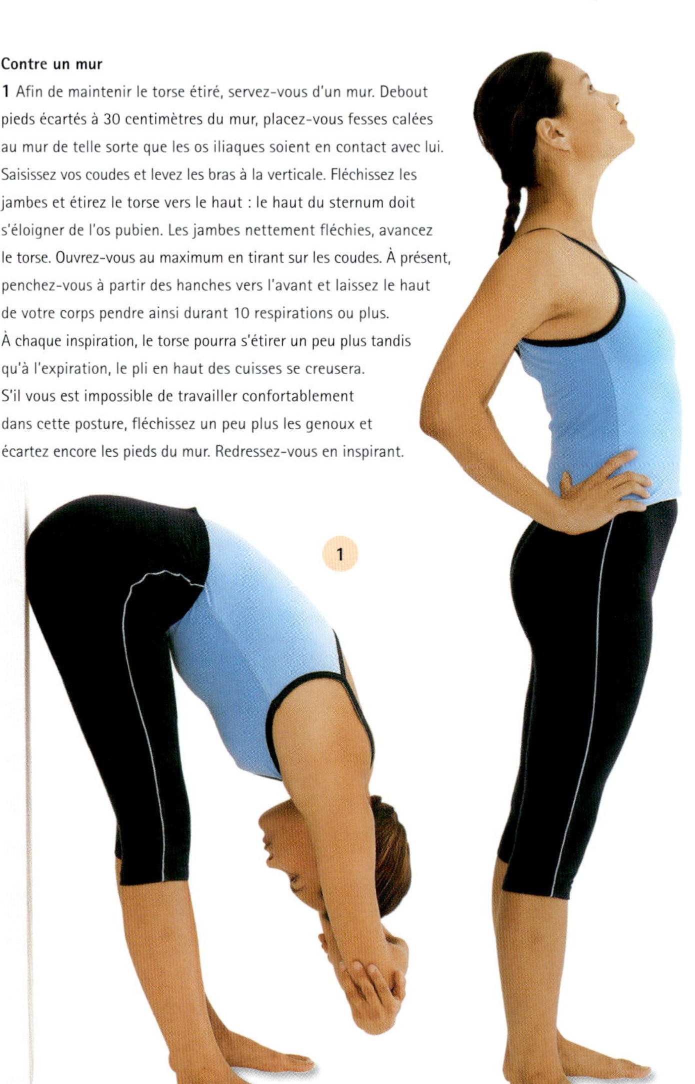

2 Éloignez-vous du mur. Posez les mains sur les hanches, inspirez, élevez le sternum et levez les yeux. Expirez, avancez les hanches de telle sorte que le sommet de votre tête décrive un arc de cercle aussi grand que possible. Visualisez les articulations de vos hanches et votre bassin se déroulant au niveau du haut de vos cuisses qui elles, restent verticales.

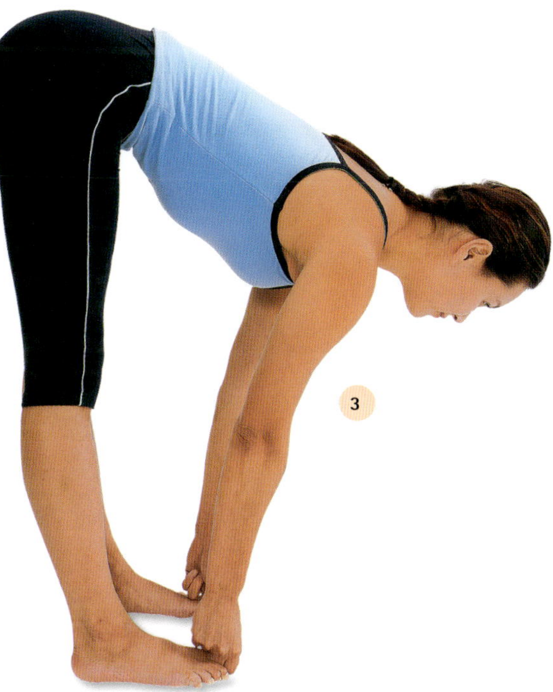

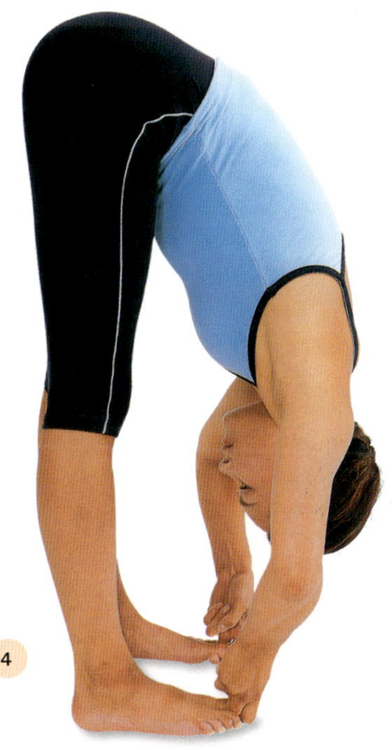

3 Genoux fléchis ou droits, saisissez vos jambes ou vos chevilles, ou agrippez les deux gros orteils avec l'index et le pouce. Renforcez l'étirement en redressant le dos et en tendant le sternum vers l'avant. Orientez les os iliaques vers le haut, étirez l'arrière de votre taille. Inclinez le bassin vers l'avant comme si vous cherchiez à appuyer votre nombril sur vos cuisses. Vous sentirez s'accentuer à ce stade l'étirement de l'arrière des cuisses.

4 Expirez à présent et penchez-vous vers l'avant pour tenir la posture. Si vos jambes marquent un fléchissement, utilisez chaque expiration pour mieux les tendre. Si elles sont droites, tendez les muscles avant des cuisses et avancez les hanches afin d'amener les articulations des hanches à l'aplomb des chevilles.

Veillez à l'état de tension de votre visage. Dégagez votre lèvre supérieure de façon à sentir vos joues « pendre » vers le sol. Pensez à votre respiration ! Cette posture n'est-elle pas trop intense pour vous ? Relâchez si besoin la position jusqu'à ce que votre respiration s'écoule librement.

CONSEILS

Dans les postures debout, le travail correct des pieds participe à corriger les pieds plats. Si vous êtes concerné par le problème, faites travailler vos orteils en les redressant afin de solliciter la voûte plantaire. Éventuellement, plantez fermement au sol le talon interne et la pulpe du gros orteil puis, sans dérouler les chevilles, relevez la voûte plantaire.

Parsvottanasana – *étirement en triangle*

Mains jointes dans le dos, doigts pointés vers le ciel, saluez votre lumière intérieure dans cette flexion avant intense.

1 Debout en *tadasana*, écartez les pieds de 1 mètre. Faites pivoter genou et pied gauches vers l'intérieur, à un angle de 60°, ainsi que jambe et pied droits à 90°. La hanche gauche sera plus avancée que la droite. Ramenez cette dernière vers l'avant pour aligner les hanches ; il vous sera ainsi plus facile d'aligner votre sternum sur l'intérieur de la cuisse droite.

2 Pour prendre la position en prière, amenez vos mains dans le dos, doigts vers le haut. Faites glisser les doigts entre vos omoplates puis faites rouler épaules et coudes vers l'arrière en pressant vos pouces l'un contre l'autre. Pour un étirement intense des épaules : croisez les mains, jointures des doigts calées de chaque côté de la colonne vertébrale ou saisissez vos coudes dans le dos. Avant la flexion avant, inspirez, relevez la cage thoracique et regardez en l'air.

3 Concentrez-vous dans cette position avant de penser à l'inclinaison vers le bas, côté cuisse droite. Tout en expirant, avancez le buste à partir des hanches puis penchez-vous vers le bas. Attention, un fléchissement involontaire des jambes est fréquent dans cette posture ; maintenez donc les muscles des cuisses en action et calez bien votre talon au sol. Maintenez la posture 5 à 6 respirations avant de répéter l'exercice de l'autre côté.

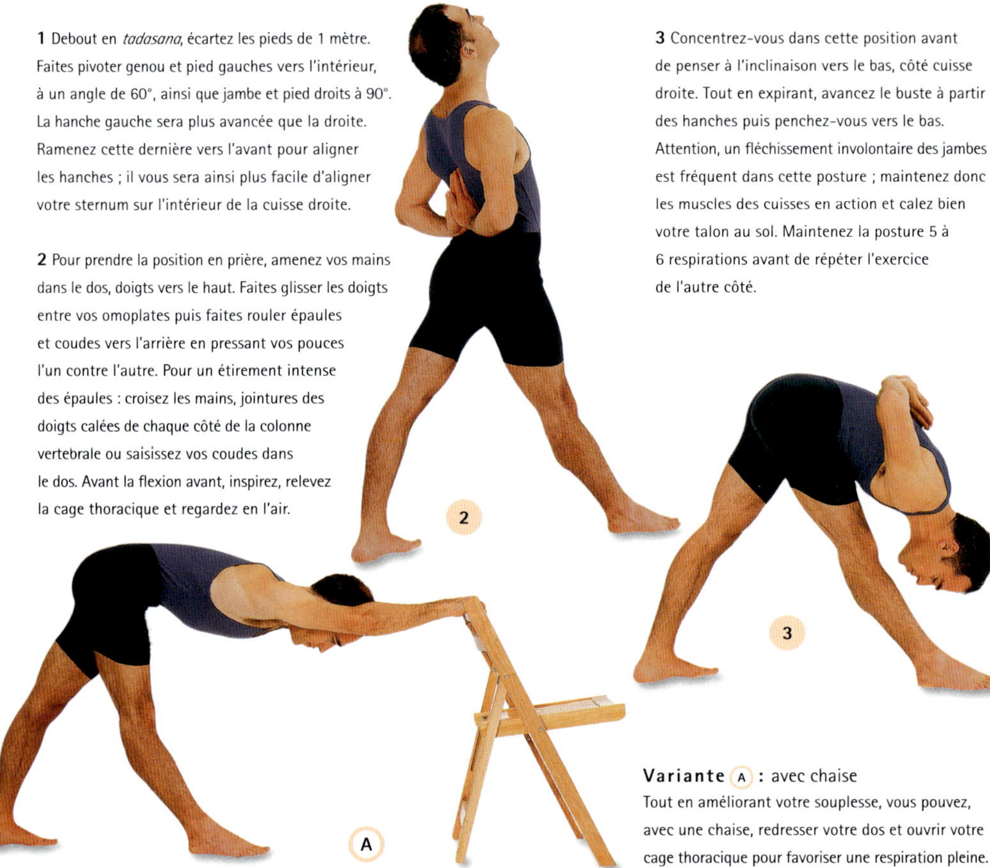

Variante A : avec chaise
Tout en améliorant votre souplesse, vous pouvez, avec une chaise, redresser votre dos et ouvrir votre cage thoracique pour favoriser une respiration pleine.

CONSEILS

Pour vous aider à garder l'équilibre, ancrez mentalement votre gros orteil avant et le talon de votre pied arrière. Si cela ne suffit pas, amenez votre pied arrière un peu plus sur le côté.

Pavritta trikonasana – *posture du triangle inversée*

Cette posture élaborée associe équilibre, torsion et flexion avant. Dans la catégorie des postures intenses, l'étirement de la colonne vertébrale est fonction de l'écartement des pieds, le plus difficile étant alors de garder l'équilibre.

1 Postez-vous en *tadasana*, pieds écartés de 1 mètre à 1, 20 m. Faites pivoter votre pied et votre jambe gauches vers l'intérieur à 60°, et votre pied droit à 90°. Avancez votre hanche gauche au niveau de la droite. Étirez le bras gauche à la verticale et respirez plusieurs fois tout vous concentrant sur les sensations générées par le plein étirement qui court de votre cheville gauche à votre main droite.

2 En expirant, avancez bras gauche et buste puis penchez-vous, en faisant toucher le sol à votre main gauche tout en saisissant le petit orteil droit. Si vous éprouvez des difficultés à toucher le sol avec la main, placez celle-ci sur l'assise d'une chaise ou une pile de livres. Les deux pieds et la main gauche bien ancrés, étirez la hanche droite pour faciliter l'extension de la colonne vertébrale à partir des hanches. Faites pivoter le tronc sur votre droite de façon à déployer nombril et cœur. Levez le bras droit à la verticale et regardez votre pouce droit.

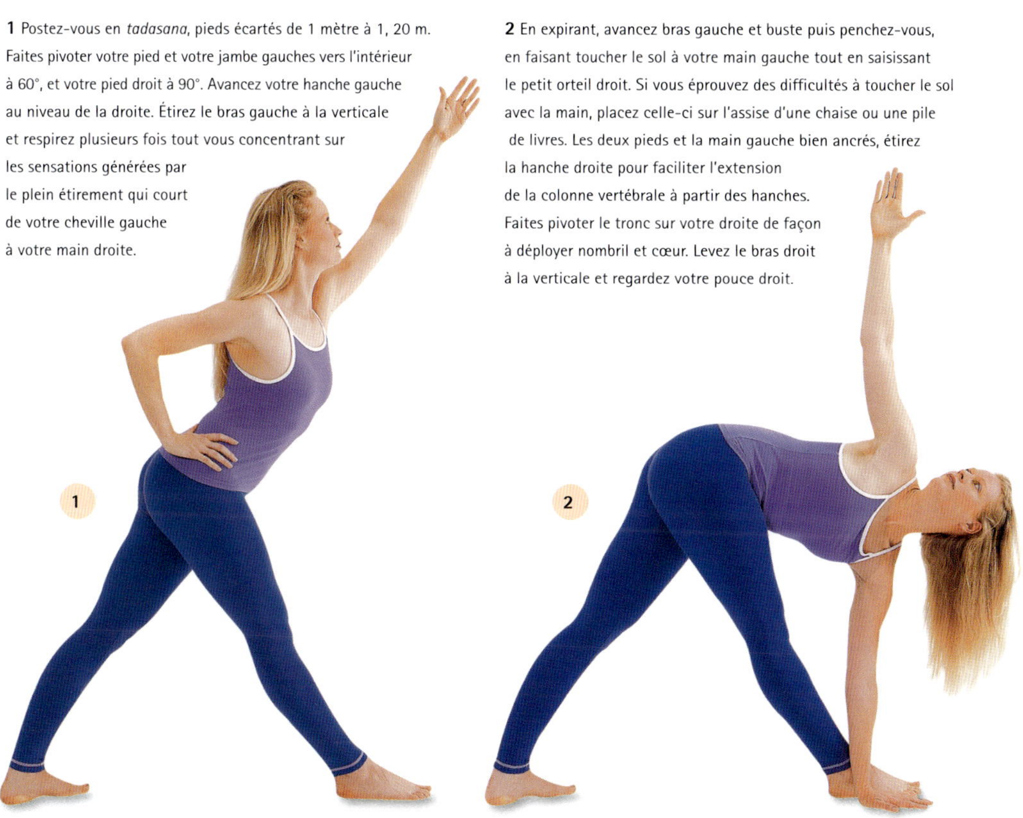

CONSEILS

Baisser les yeux vous assurera un meilleur équilibre lors de la torsion du tronc. Respirez plusieurs fois en regardant le sol pour développer une rotation plus intense. Enfin, tournez la tête et regardez droit devant puis, avec lenteur, relevez les yeux jusqu'à votre pouce.

Flexions avant

À trop se soucier de paraître dans la vie quotidienne, nous en oublions notre être intérieur. Revenir en soi apaise le mental et favorise un état d'esprit méditatif. Les flexions avant stimulent la capacité à se mettre à l'écoute du soi intuitif.

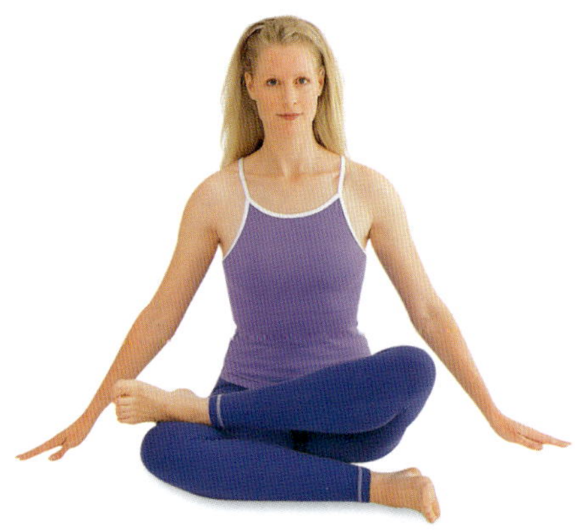

La gravité favorise la flexion avant ; c'est l'abandon plus que l'effort qui nous permet d'accéder à la posture en profondeur. En position assise, nous n'avons pas à nous préoccuper d'équilibre ; la terre est là pour nous soutenir et nous procurer de l'énergie. La flexion avant, qui évoque la position fœtale, est source de bienfaits et de réconfort.

Penché en avant à partir des hanches, approchez la tête de vos pieds. Les deux extrêmes de votre corps se rejoignent et vont vous aider à trouver votre centre. La vie est dualité. Plutôt que de procéder à partir de l'une des extrémités du spectre, accédez à un autre équilibre. Optez pour la modération et la voie du milieu, et évitez ainsi l'écueil des extrêmes dans votre rapport au monde et votre mode de vie.

Parce qu'elles renforcent la compression des organes abdominaux, les flexions avant ont un effet bénéfique sur le système digestif. Le bassin abritant les ganglions nerveux du système nerveux parasympathique, lequel commande les fonctions de repos et de restauration, les flexions participent à préserver notre équilibre nerveux. Les flexions avant conviendront aux personnes actives et stressées (système nerveux sympathique dominant) et à celles ayant une santé altérée ou fragile.

On peut exécuter les flexions avant de manière très active, au rythme d'une respiration soutenue, pour permettre un relâchement intense dans la posture. Celles qui chaque mois vivent une menstruation inconfortable et épuisante pourront pratiquer ces flexions en douceur et en tirer du réconfort grâce au support d'une chaise ou d'un traversin. Faites reposer votre front sur l'assise d'une chaise recouverte d'une couverture. Une personne souple pourra utiliser un traversin (*voir* page 112).

Évitez les flexions avant en cas de dépression et préférez alors les flexions arrière. Les personnes souffrant d'hypertension devront veiller à ne pas avoir la tête au-dessous du niveau du cœur. Les flexions avant préservent l'intégrité de la colonne vertébrale – attention néanmoins si vous êtes sujet aux dorsalgies. En cas de douleurs, mieux vaut instaurer votre pratique sans hâte. Si vous souffrez d'hernies discales, renoncez aux flexions avant, cette partie du corps devant rester concave. Travaillez sous les conseils d'un maître afin d'intégrer progressivement les flexions avant à votre pratique, à mesure que votre dos se fortifie. Attendez 24 heures après la séance pour constater les réactions de votre corps.

Ci-dessous : travaillez avec patience et développez votre capacité à maintenir une flexion avant.

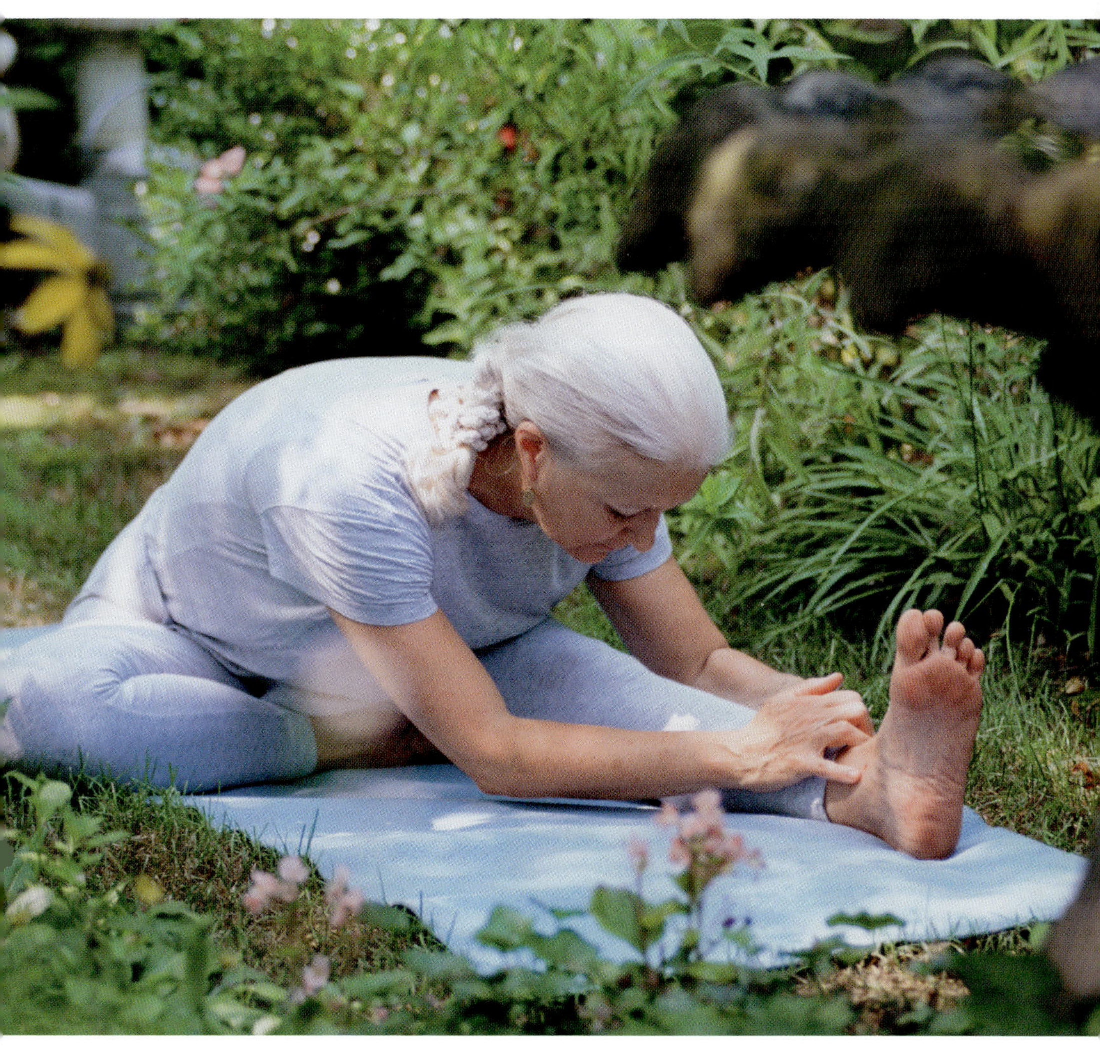

À propos d'alignement – *découvrir l'action du bassin et des hanches*

Prenez le temps d'assimiler la marche à suivre afin de tirer le meilleur bénéfice des flexions avant.

1 Asseyez-vous sur une chaise, dos bien droit et mains sur la taille. Rentrez le menton puis abaissez la tête vers les cuisses. Vous devriez ressentir un étirement tout le long du dos, de chaque côté de la colonne vertébrale. Vos épaules s'arrondissent et votre dos se voûte. Vous éprouverez peut-être certaines difficultés à respirer profondément.

2 À présent, redressez-vous et abaissez les mains de la taille vers les hanches. Inspirez en dilatant la poitrine, étirez la colonne vertébrale et fixez un point droit devant. En expirant, pliez-vous vers l'avant en vous aidant du torse. Ce mouvement de bascule s'articule au niveau des hanches. Par rapport à l'exercice précédent, la colonne vertébrale est maintenue droite (les disques intervertébraux sont préservés) et l'étirement se fait ressentir plus au niveau des hanches et à l'arrière des cuisses. C'est ici le mouvement de base requis dans les flexions avant. Exercez-vous à la pratique de ces deux mouvements jusqu'à ce que vous parveniez à prendre conscience de leurs différences. Mémorisez physiquement le second mouvement pour le reproduire en flexion avant.

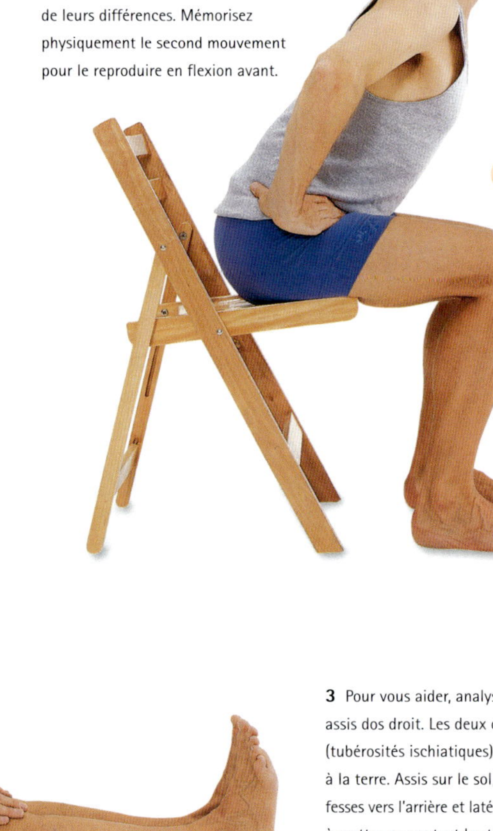

3 Pour vous aider, analysez la position assis dos droit. Les deux os iliaques (tubérosités ischiatiques) ancrent le corps à la terre. Assis sur le sol, déplacez les fesses vers l'arrière et latéralement de façon à mettre en contact les tubérosités ischiatiques avec le sol.

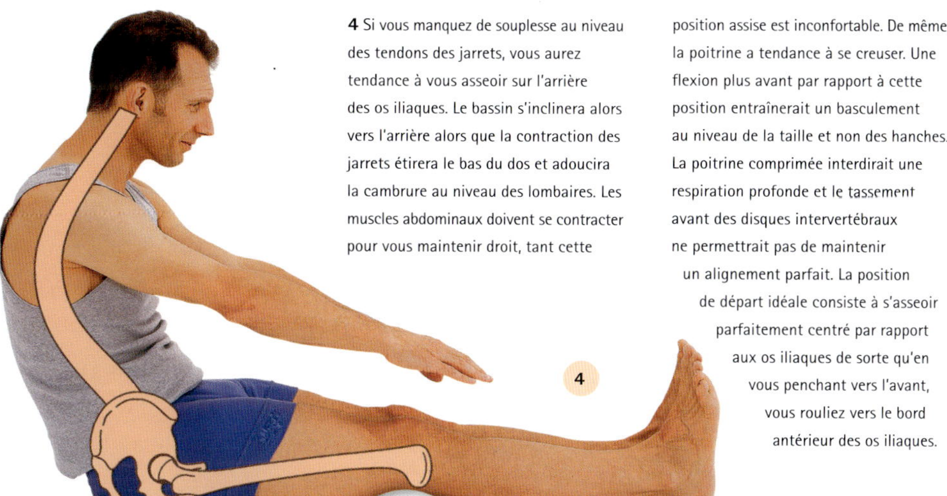

4 Si vous manquez de souplesse au niveau des tendons des jarrets, vous aurez tendance à vous asseoir sur l'arrière des os iliaques. Le bassin s'inclinera alors vers l'arrière alors que la contraction des jarrets étirera le bas du dos et adoucira la cambrure au niveau des lombaires. Les muscles abdominaux doivent se contracter pour vous maintenir droit, tant cette position assise est inconfortable. De même, la poitrine a tendance à se creuser. Une flexion plus avant par rapport à cette position entraînerait un basculement au niveau de la taille et non des hanches. La poitrine comprimée interdirait une respiration profonde et le tassement avant des disques intervertébraux ne permettrait pas de maintenir un alignement parfait. La position de départ idéale consiste à s'asseoir parfaitement centré par rapport aux os iliaques de sorte qu'en vous penchant vers l'avant, vous rouliez vers le bord antérieur des os iliaques.

5 Assis au sol, placez vos mains au niveau du bas du dos. La région lombaire doit présenter une cambrure naturelle, au moment où le bassin bascule vers l'arrière. Votre position de départ évolue alors qu'une transition s'opère de la position assise sur le bord postérieur des os iliaques à la position assise centrée. Rehaussez votre assise à l'aide de couvertures repliées et/ou fléchissez les jambes. Faites appel à l'une ou l'autre de ces solutions lors de vos exercices jusqu'à ce que votre corps ne ressente plus aucune tension.

6 Mieux vaut tenter d'approcher la posture en maintenant un alignement parfait plutôt que de forcer l'exercice au risque de se blesser ou, au mieux, de ne pas parvenir à libérer les tensions qui affectent chroniquement cette région du corps. Allongez la colonne vertébrale en vous étirant à partir du coccyx jusqu'au sommet de la tête. En vous penchant vers l'avant, tirez le coccyx vers l'arrière tout en exerçant une poussée inverse vers le sommet de la tête. Le déplacement des os iliaques vers l'arrière amplifie la contraction des jarrets.

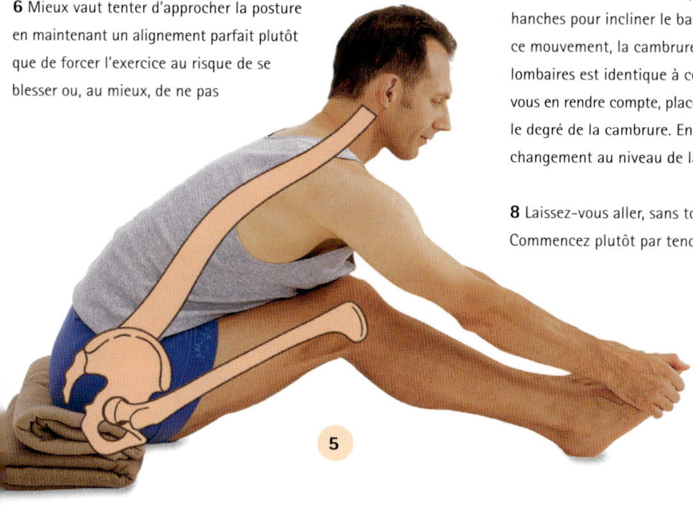

7 Penchez-vous en avant tout en visualisant vos fémurs au repos. Seules les têtes fémorales pivotent au niveau des articulations des hanches pour incliner le bassin vers l'avant. Lorsque vous exécutez ce mouvement, la cambrure de la colonne vertébrale au niveau des lombaires est identique à celle observée en début de flexion. Pour vous en rendre compte, placez votre main sur le bas du dos et vérifiez le degré de la cambrure. En fin d'étirement, vous sentirez un changement au niveau de la colonne, qui commence à s'arrondir.

8 Laissez-vous aller, sans toucher vos genoux avec votre front. Commencez plutôt par tendre le nombril vers les cuisses. Alors que vous basculez sur les hanches, votre poitrine se rapproche des genoux et, seulement à ce moment là, posez le nez sur l'avant des tibias.

Dandasana – *posture du bâton*

Dandasana est une posture clé, à la base de nombreuses flexions avant.

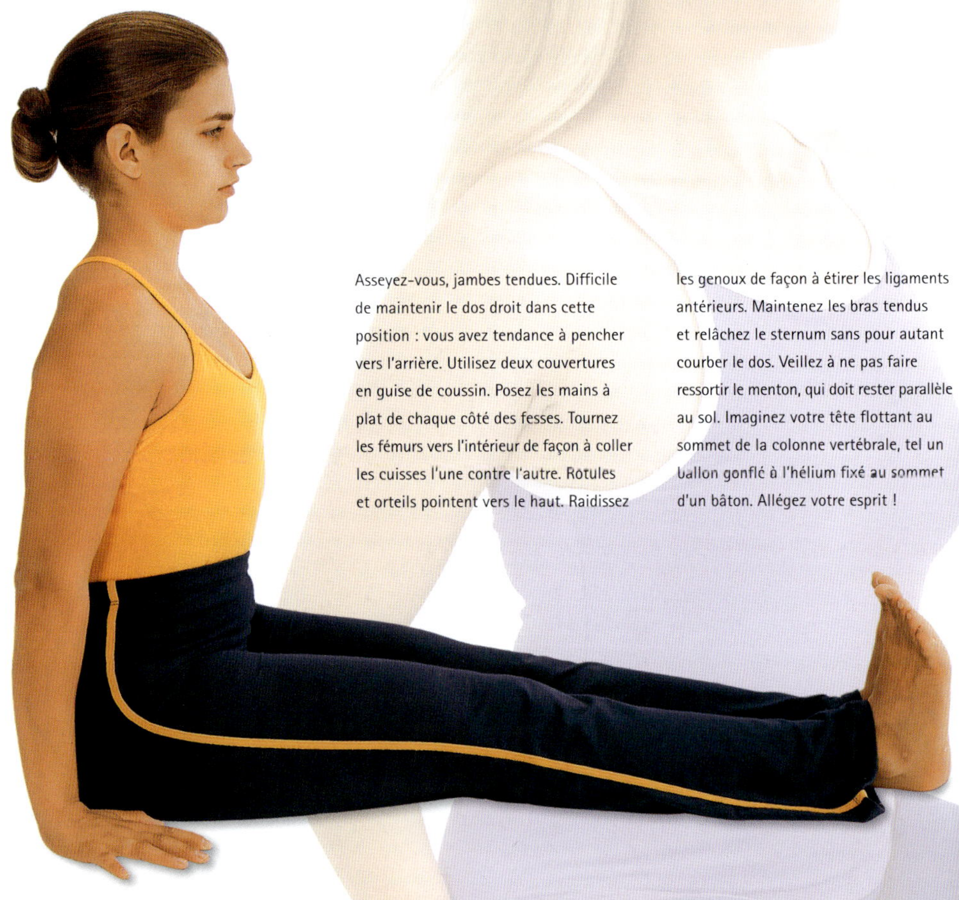

Asseyez-vous, jambes tendues. Difficile de maintenir le dos droit dans cette position : vous avez tendance à pencher vers l'arrière. Utilisez deux couvertures en guise de coussin. Posez les mains à plat de chaque côté des fesses. Tournez les fémurs vers l'intérieur de façon à coller les cuisses l'une contre l'autre. Rotules et orteils pointent vers le haut. Raidissez les genoux de façon à étirer les ligaments antérieurs. Maintenez les bras tendus et relâchez le sternum sans pour autant courber le dos. Veillez à ne pas faire ressortir le menton, qui doit rester parallèle au sol. Imaginez votre tête flottant au sommet de la colonne vertébrale, tel un ballon gonflé à l'hélium fixé au sommet d'un bâton. Allégez votre esprit !

CONSEILS

Apparemment plus simple que beaucoup d'autres, cette position est l'opportunité d'un examen du soi. Respirez avec calme et conscience. Dans cette position, on se concentrera non seulement sur l'étirement avant et latéral de la cage thoracique mais aussi sur celui du dos à l'inspiration, lorsque les poumons se remplissent d'air.

Virasana – *posture du héros*

Si les enfants prennent naturellement cette position, les corps plus âgés peuvent la trouver inconfortable. N'hésitez pas à recourir à des accessoires.

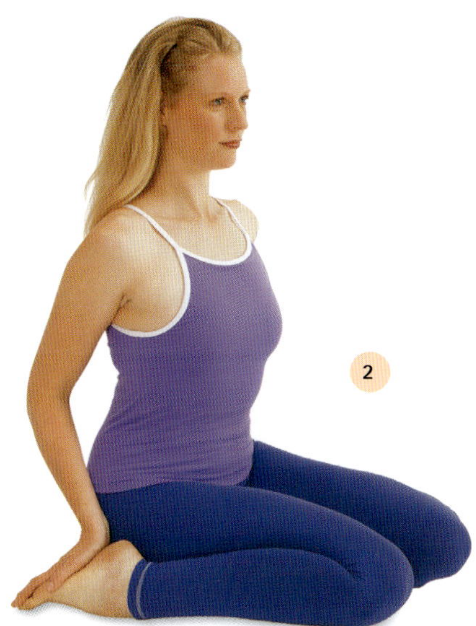

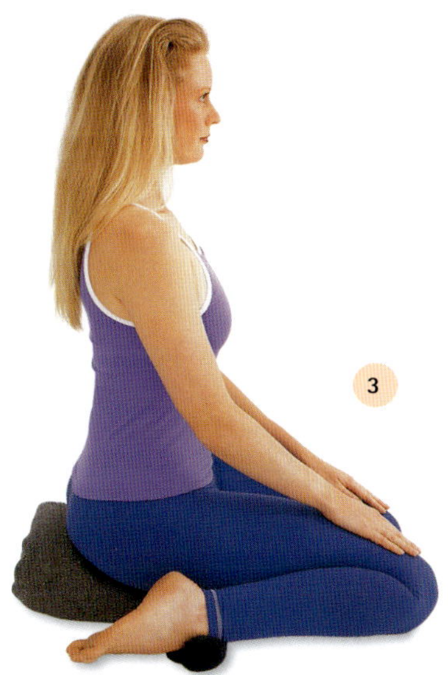

1 Agenouillez-vous au sol, en rapprochant les genoux et en écartant les talons. Assis entre vos pieds, assouplissez du bout des doigts les mollets en travaillant vers l'extérieur et en descendant vers les talons.

2 Posez les mains sur les plantes des pieds tournées vers le haut. Étirez-vous, de l'os pubien à la naissance de la gorge. Étirez le dos, du coccyx au sommet de la tête.

3 Si vos fesses ne collent pas au sol, obéissez à votre corps sans pour autant renoncer à repousser vos limites. Utilisez comme assise un coussin, des couvertures repliées voire un bottin et réduisez la hauteur du support à mesure des séances, jusqu'à pouvoir vous asseoir au sol sans trop d'effort.

4 En cas de douleur au niveau des genoux, glissez un ceinture de toile ou un étroit foulard replié au creux des genoux au moment de la flexion.

5 Si la posture entraîne une douleur au sommet des pieds, glissez un support à l'avant des chevilles.

CONSEILS

Penchez-vous vers l'avant à partir de cette posture. Prenez appui sur les mains ou, si vous êtes souple, étirez les bras sur toute leur longueur en croisant les doigts.

Trianga mukhaikapada paschimottanasana –

flexion avant en demi-héros

Si *virasana* constitue un défi trop éprouvant, exercez-vous en étirant une jambe après l'autre.

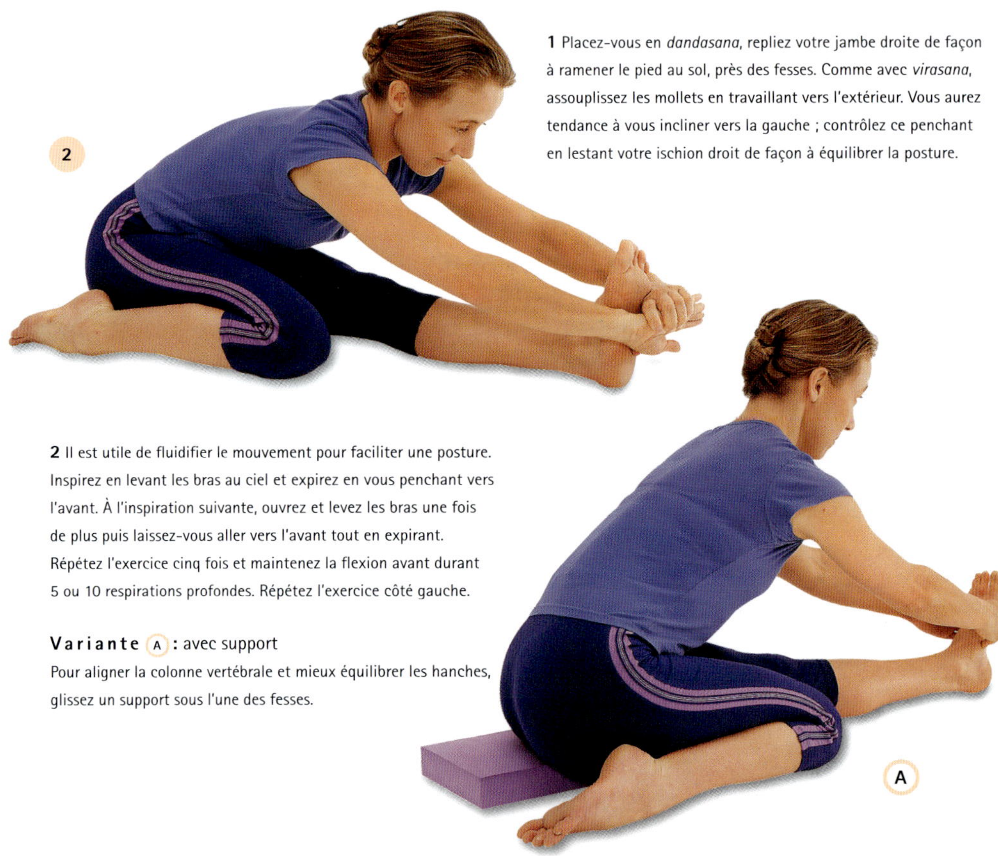

1 Placez-vous en *dandasana*, repliez votre jambe droite de façon à ramener le pied au sol, près des fesses. Comme avec *virasana*, assouplissez les mollets en travaillant vers l'extérieur. Vous aurez tendance à vous incliner vers la gauche ; contrôlez ce penchant en lestant votre ischion droit de façon à équilibrer la posture.

2 Il est utile de fluidifier le mouvement pour faciliter une posture. Inspirez en levant les bras au ciel et expirez en vous penchant vers l'avant. À l'inspiration suivante, ouvrez et levez les bras une fois de plus puis laissez-vous aller vers l'avant tout en expirant. Répétez l'exercice cinq fois et maintenez la flexion avant durant 5 ou 10 respirations profondes. Répétez l'exercice côté gauche.

Variante (A) : avec support
Pour aligner la colonne vertébrale et mieux équilibrer les hanches, glissez un support sous l'une des fesses.

CONSEILS

Appliquez cette approche à d'autres postures. Si vous tenez une posture durant 15 respirations, utilisez les 5 premières pour rectifier et approfondir la posture. Exploitez les 10 respirations restantes à respecter un point de rétention. Vous apaisez en ce point les différentes agitations de votre corps jusqu'à rester parfaitement immobile. Soyez réceptif à vos découvertes.

Janu sirsasana – *posture de la demi-pince*

Cette posture d'étirement des lombaires est idéale après flexions arrière et postures inversées.

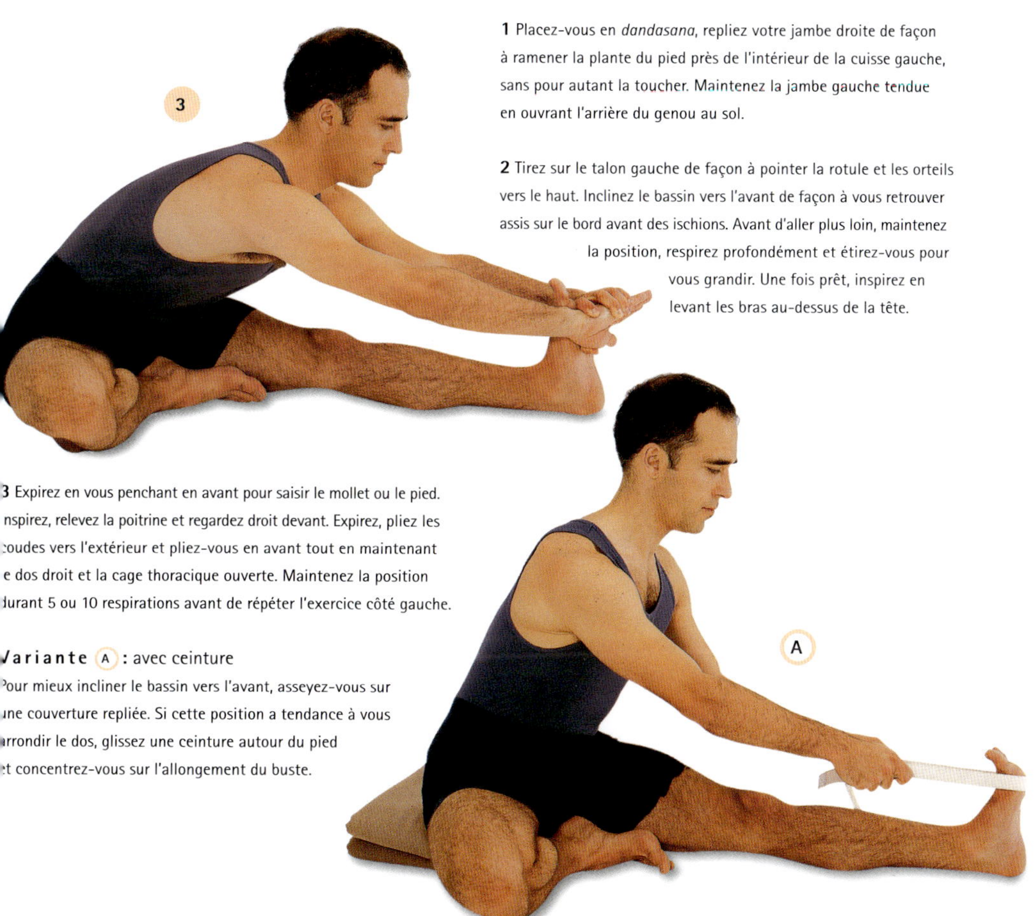

1 Placez-vous en *dandasana*, repliez votre jambe droite de façon à ramener la plante du pied près de l'intérieur de la cuisse gauche, sans pour autant la toucher. Maintenez la jambe gauche tendue en ouvrant l'arrière du genou au sol.

2 Tirez sur le talon gauche de façon à pointer la rotule et les orteils vers le haut. Inclinez le bassin vers l'avant de façon à vous retrouver assis sur le bord avant des ischions. Avant d'aller plus loin, maintenez la position, respirez profondément et étirez-vous pour vous grandir. Une fois prêt, inspirez en levant les bras au-dessus de la tête.

3 Expirez en vous penchant en avant pour saisir le mollet ou le pied. Inspirez, relevez la poitrine et regardez droit devant. Expirez, pliez les coudes vers l'extérieur et pliez-vous en avant tout en maintenant le dos droit et la cage thoracique ouverte. Maintenez la position durant 5 ou 10 respirations avant de répéter l'exercice côté gauche.

Variante Ⓐ : avec ceinture

Pour mieux incliner le bassin vers l'avant, asseyez-vous sur une couverture repliée. Si cette position a tendance à vous arrondir le dos, glissez une ceinture autour du pied et concentrez-vous sur l'allongement du buste.

CONSEILS

Maintenez genou et orteils de la jambe tendue pointés vers le haut, cheville fléchie et talon étiré dans les flexions avant jambe tendue.

Ardha baddha padma paschimottanasana –

flexion assise avant en demi-lotus

Du fait de la position des bras dans cet étirement à hanches ouvertes, il est difficile de tricher en arrondissant les épaules. Bien échauffer les hanches permettra de prévenir les problèmes de genou et facilitera les mouvements. En matière d'échauffement, vous pouvez également pratiquer la posture de la tête de vache (*voir* page 68).

1 Échauffez la hanche en plaçant la jambe gauche en berceau. Si le mouvement est difficile, maintenez le genou et le pied à deux mains en les poussant légèrement l'un vers l'autre. Déplacez doucement la jambe d'avant en arrière, comme si vous berciez un enfant. Maintenez le pied droit fléchi tout en remontant le genou au-delà de l'aisselle. Si le mouvement vous convient, hissez le pied droit plus haut.

2 Reposez la jambe au sol, légèrement de côté. Saisissez le haut de votre pied et amenez-le sur l'autre cuisse jusqu'à ce que la cheville repose bien à plat, au sommet de la cuisse – en posant le haut du pied sur la cuisse vous risquez un étirement des ligaments. Repliez le bras dans le dos et de la main gauche saisissez votre pied.

Variante (A) : avec ceinture
Si vous ne parvenez pas à saisir votre pied, enroulez une ceinture au bas du tibia et maintenez les deux extrémités de la main gauche.

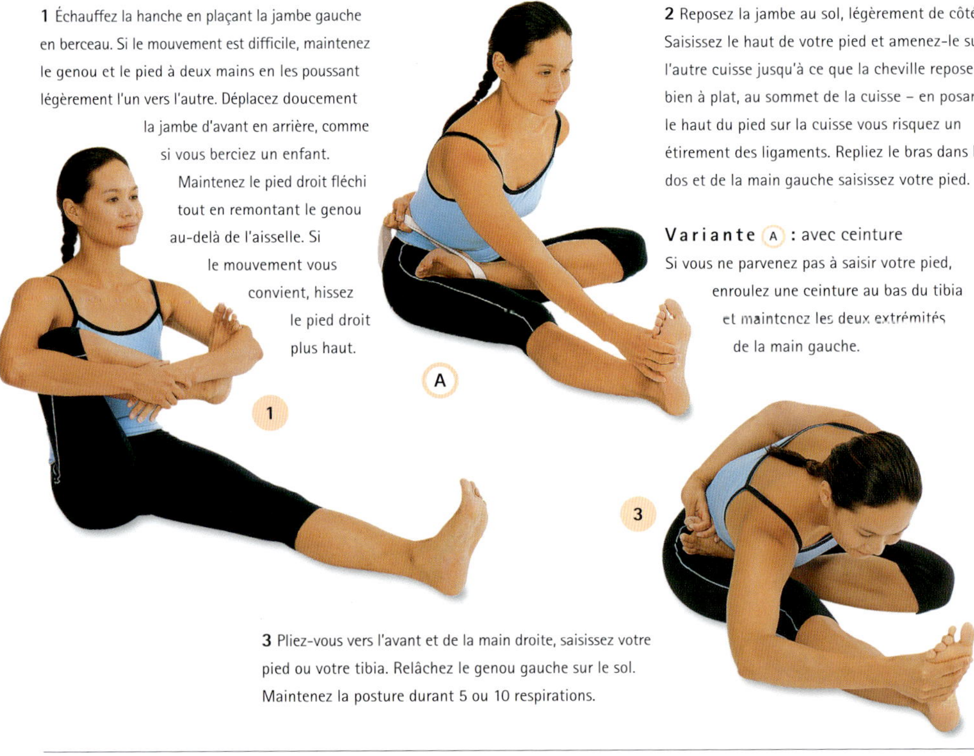

3 Pliez-vous vers l'avant et de la main droite, saisissez votre pied ou votre tibia. Relâchez le genou gauche sur le sol. Maintenez la posture durant 5 ou 10 respirations.

CONSEILS

Les exploits n'importent pas dans une posture. Seul compte d'atteindre ce point à partir duquel vous serez en mesure d'évoluer. Évaluez la qualité de votre posture, non pas en fonction de votre souplesse, mais en fonction de votre souffle.

Paschimottanasana – *posture de la pince*

La tradition veut que les *asanas* se pratiquent face au nord ou face à l'est. Ici, tout en vous pliant en direction de l'est, vous exécutez un étirement orienté vers l'ouest.

1 Asseyez-vous bien droit en *dandasana*, avancez en vous contorsionnant afin de vous placer sur l'avant des ischions. Si les tendons de vos jarrets sont trop contractés et que votre torse penche vers l'arrière, asseyez-vous sur des couvertures repliées et/ ou fléchissez légèrement les jambes.

2 Rectifiez cette habitude consistant à arrondir le dos en vous aidant de vos bras. Joignez vos mains dans le dos en position de prière (*voir parsvottanasana*, page 52). Si l'exercice est trop difficile, saisissez vos coudes dans le dos.

3 Pliez-vous vers l'avant en expirant et inclinez le bassin en vous servant de vos muscles abdominaux. La position des bras permet de maintenir la cage thoracique bien ouverte.

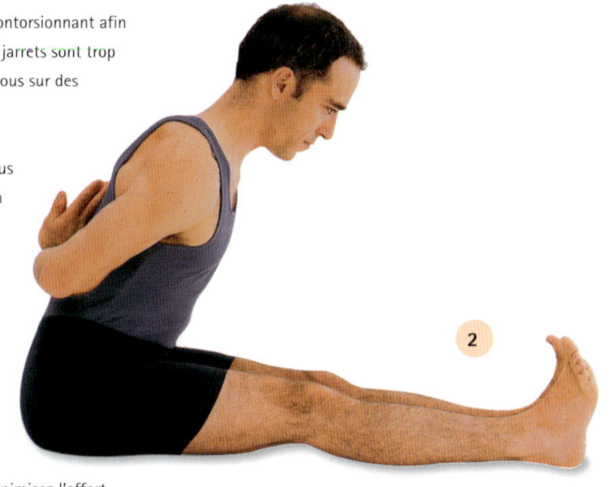

4 Reposez-vous et respirez. Les paumes de vos mains se séparent en même temps que le dos se dilate à chaque inspiration. Si vous ne parvenez pas à maîtriser l'exercice, minimisez l'effort requis jusqu'à ce que vous soyez en mesure de relâcher le dos pour respirer. Imprégnez-vous de cette sensation afin de pouvoir répéter l'exercice.

5 Exercez-vous à la posture classique de la pince. Asseyez-vous en *dandasana*. Allongez les jambes, genoux et orteils pointés vers le ciel. Étirez le dos, du coccyx au sommet de la tête. Après une série de respirations destinées à grandir la colonne vertébrale, inspirez en soulevant les bras au-dessus de la tête, puis expirez en relâchant et pliant les bras et le torse vers l'avant. Remémorez-vous le premier exercice – maintenez la cage thoracique ouverte et la libre circulation du souffle. En fonction votre souplesse, enroulez le poignet autour du pied ou saisissez vos orteils, le bord du pied, la cheville ou encore enroulez une ceinture autour de la plante du pied. Prenez le temps d'exercer 10 à 15 cycles pleins de respiration.

CONSEILS

Pratiquez différentes positions des bras. Essayez de vous pencher vers l'avant, bras placés dans la position gomukhasana (voir page 68), doigts croisés sur la nuque, ou doigts croisés dans le dos et bras levés.

Upavista konasana – *posture assise en angle*

Sachez faire preuve de patience ; il faut attendre que le corps se montre disposé.

1 Asseyez-vous jambes écartées à angle droit. Les rotules rouleront ainsi facilement d'avant en arrière – vérifiez que ces dernières ainsi que les orteils pointent vers le haut. Placez votre main droite, paume ouverte retournée sur votre cuisse droite. Inspirez, levez votre bras gauche, inclinez-le vers la droite et courbez latéralement le torse en arc de cercle. Maintenez l'épaule gauche à hauteur de l'épaule droite, en la laissant sur le même alignement. Gonflez les côtes côté gauche et rentrez-les côté droit. Imaginez les espaces séparant les disques intervertébraux qui s'étirent côté gauche. Glissez la main droite vers le bas de la jambe et maintenez la position durant 5 cycles respiratoires.

2 Pivotez le torse vers le sol en abaissant l'épaule gauche et le bras. Approchez la main gauche de la main droite de façon à vous étirer au-delà de la jambe droite. Tournez les orteils vers l'arrière et tirez sur vos talons. Ancrez-vous au sol au niveau de l'ischion gauche. Maintenez la position durant 10 cycles respiratoires.

3 Vous êtes en posture assise en angle. Amenez la main vers le centre avec un mouvement ample en arc de cercle. Relâchez la tension du dos et imprégnez-vous de la sensation du tronc qui se hisse au-dessus des hanches. Glissez les mains vers l'avant tout en vous relâchant progressivement, pendant environ 1 minute.

4 Une fois l'exercice accompli des deux côtés, placez les mains sous les genoux et rapprochez les jambes en *dandasana*.

MISE EN GARDE

Vous ne devriez ressentir aucune douleur à la face interne du genou dans cette posture. Dans le cas contraire, étirez les jambes jusqu'aux talons en tendant les muscles de la cuisse. Réduisez l'écartement des jambes et relâchez l'étirement.

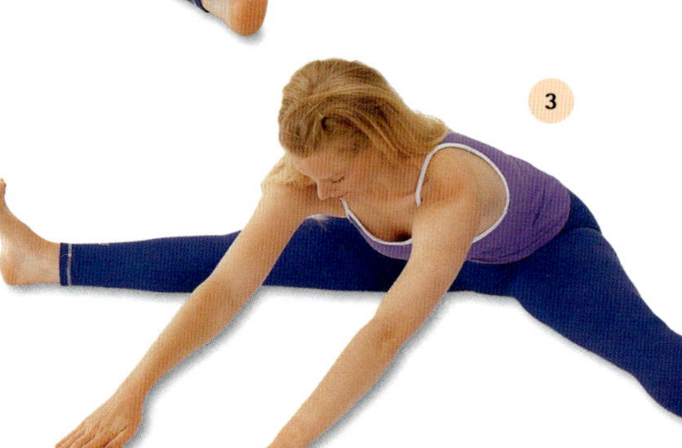

Baddha konasana – *posture du cordonnier*

En sanskrit, *baddha konasana* signifie « posture à angle liée ». Cette position est également la posture de travail des cordonniers indiens.

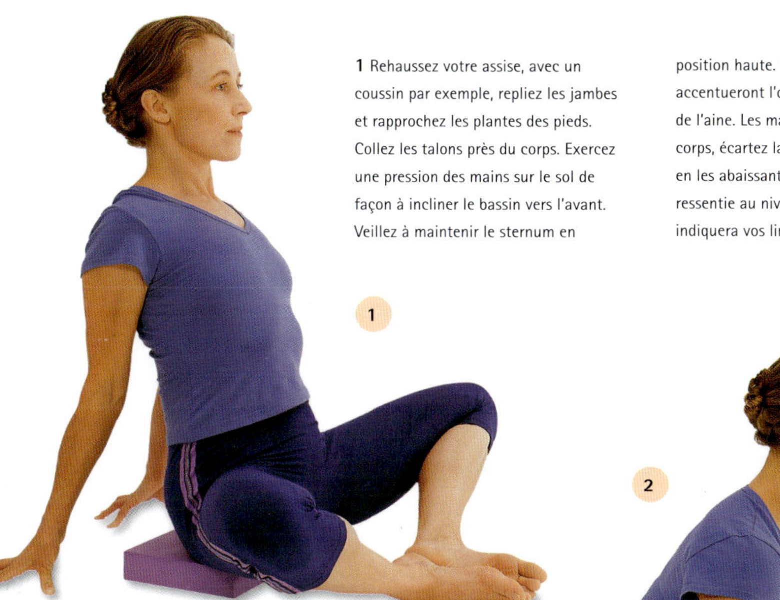

1 Rehaussez votre assise, avec un coussin par exemple, repliez les jambes et rapprochez les plantes des pieds. Collez les talons près du corps. Exercez une pression des mains sur le sol de façon à incliner le bassin vers l'avant. Veillez à maintenir le sternum en position haute. Ces deux mouvements accentueront l'ouverture des cuisses et de l'aine. Les mains calées à l'arrière du corps, écartez latéralement les genoux en les abaissant vers le sol. La tension ressentie au niveau des hanches vous indiquera vos limites.

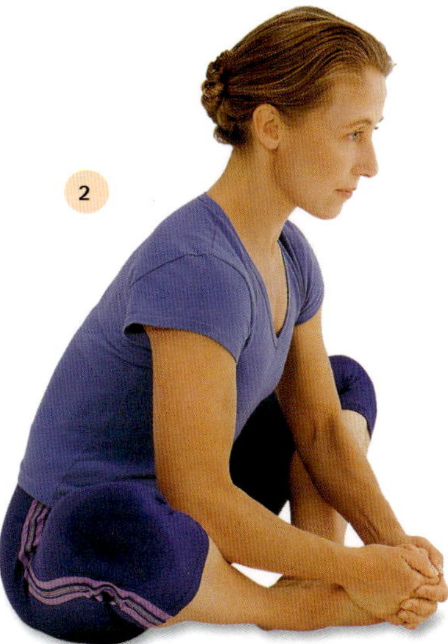

2 Si vous parvenez aisément à incliner le bassin vers l'avant, inutile d'utiliser un coussin avant de ramener les coudes sur les mollets et de saisir vos pieds entre les mains. Inspirez et concentrez-vous sur l'élévation du torse par rapport au bassin. Expirez et creusez le ventre. À chaque inspiration, étirez-vous, de l'os pubien à la gorge ; à chaque expiration, goûtez le mouvement du torse qui se dilate et s'abaisse. Plutôt que de bouger les genoux de haut en bas, travaillez votre respiration pour apaiser les tensions. Respirez régulièrement durant 5 à 10 cycles.

CONSEILS

Asseyez-vous ainsi chaque fois que possible, par exemple sur votre canapé, devant la télévision.

Supta padangustasana – *étirement de la jambe*

En maintenant le dos, cette posture permet d'éviter la déchirure lors de l'étirement des jarrets. Pour ceux qui se remettent d'une hernie discale, cette flexion avant est l'exercice de convalescence idéal.

1 Allongez-vous sur le dos, jambes fléchies. Levez la jambe droite et entourez la plante du pied d'une ceinture. Raidissez la jambe. Tout en inspirant, imaginez un flux d'énergie circulant de la fesse droite au talon droit. En expirant, relâchez-vous un peu pour étirer un peu plus l'arrière de la jambe.

2 Relâchez la tension au niveau des épaules. Maintenez le menton rentré – si nécessaire relevez un peu l'arrière de la tête pour abaisser le menton.

3 Lorsque vous vous sentez prêt à aborder l'étape suivante, allongez et tendez la jambe gauche au sol puis étirez-vous à partir des talons. Ayant gagné en souplesse, vous serez en mesure de hisser votre jambe à angle droit du torse. Vous pourrez alors travailler la posture en saisissant le gros orteil du pied levé. En attendant, exercez-vous à l'aide d'une ceinture.

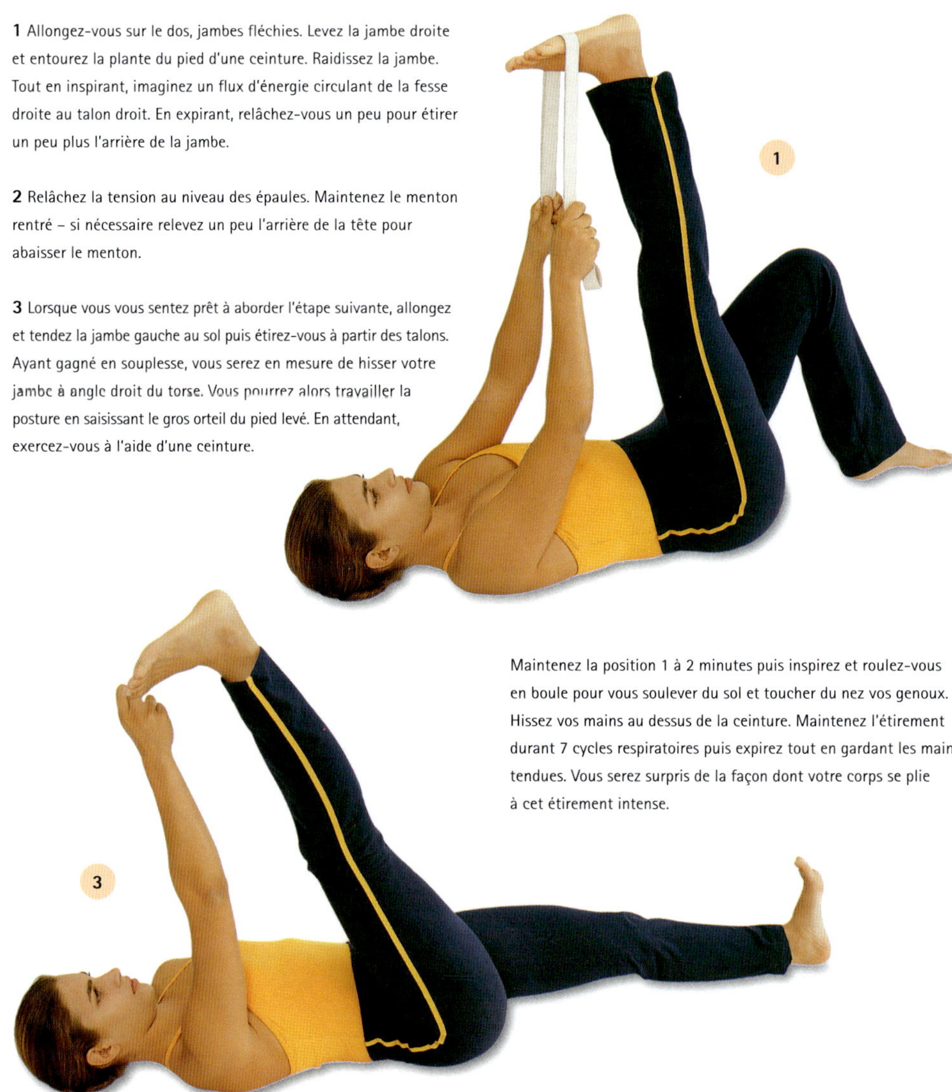

Maintenez la position 1 à 2 minutes puis inspirez et roulez-vous en boule pour vous soulever du sol et toucher du nez vos genoux. Hissez vos mains au dessus de la ceinture. Maintenez l'étirement durant 7 cycles respiratoires puis expirez tout en gardant les mains tendues. Vous serez surpris de la façon dont votre corps se plie à cet étirement intense.

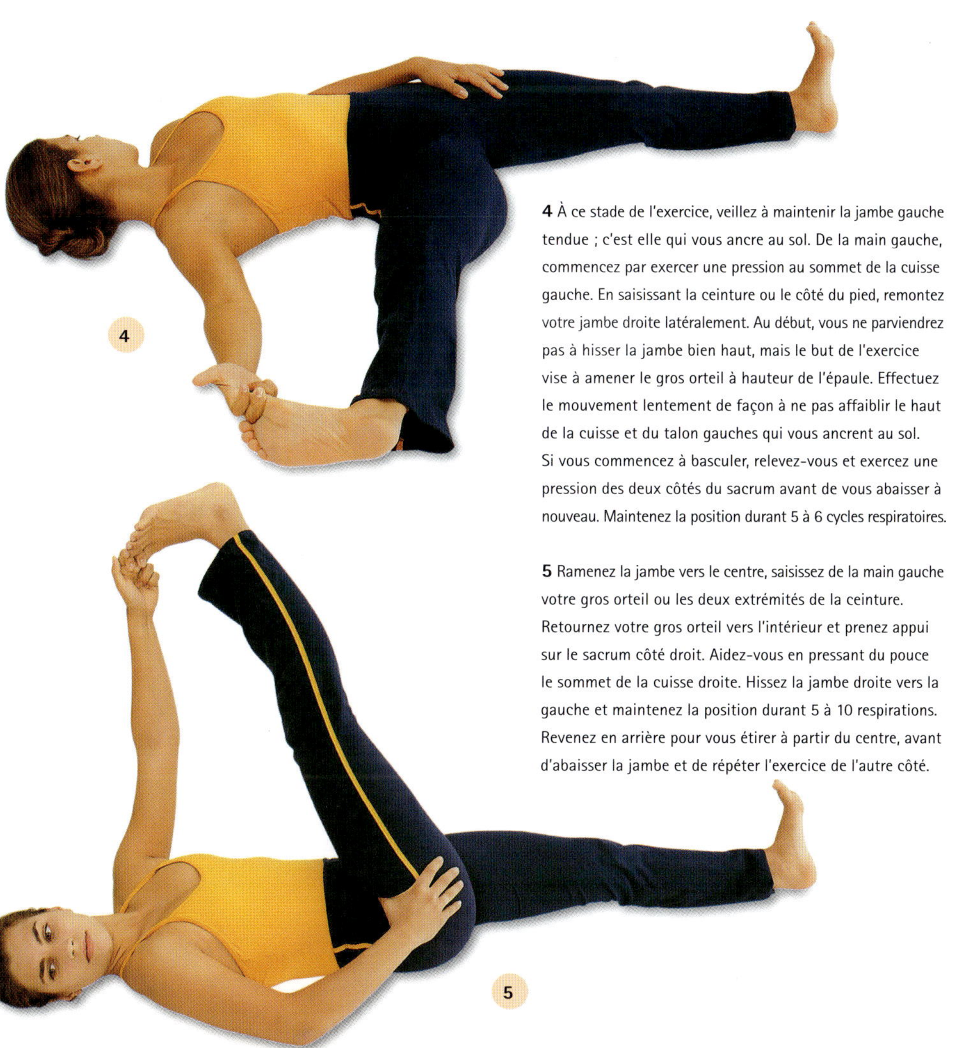

4 À ce stade de l'exercice, veillez à maintenir la jambe gauche tendue ; c'est elle qui vous ancre au sol. De la main gauche, commencez par exercer une pression au sommet de la cuisse gauche. En saisissant la ceinture ou le côté du pied, remontez votre jambe droite latéralement. Au début, vous ne parviendrez pas à hisser la jambe bien haut, mais le but de l'exercice vise à amener le gros orteil à hauteur de l'épaule. Effectuez le mouvement lentement de façon à ne pas affaiblir le haut de la cuisse et du talon gauches qui vous ancrent au sol. Si vous commencez à basculer, relevez-vous et exercez une pression des deux côtés du sacrum avant de vous abaisser à nouveau. Maintenez la position durant 5 à 6 cycles respiratoires.

5 Ramenez la jambe vers le centre, saisissez de la main gauche votre gros orteil ou les deux extrémités de la ceinture. Retournez votre gros orteil vers l'intérieur et prenez appui sur le sacrum côté droit. Aidez-vous en pressant du pouce le sommet de la cuisse droite. Hissez la jambe droite vers la gauche et maintenez la position durant 5 à 10 respirations. Revenez en arrière pour vous étirer à partir du centre, avant d'abaisser la jambe et de répéter l'exercice de l'autre côté.

CONSEILS

Avant d'exécuter cette série relaxante pour les hanches, allongez-vous à plat et regardez vos pieds. Vos orteils tournés vers l'extérieur, observez leur angle d'inclinaison, les différences d'un côté et de l'autre. Prenez conscience des bienfaits de l'exercice sur l'une et l'autre hanche.

Gomukhasana – *posture de la tête de vache*

Souvent les postures qui nous paraissent les plus difficiles sont celles dont nous tirons les plus grands bienfaits.

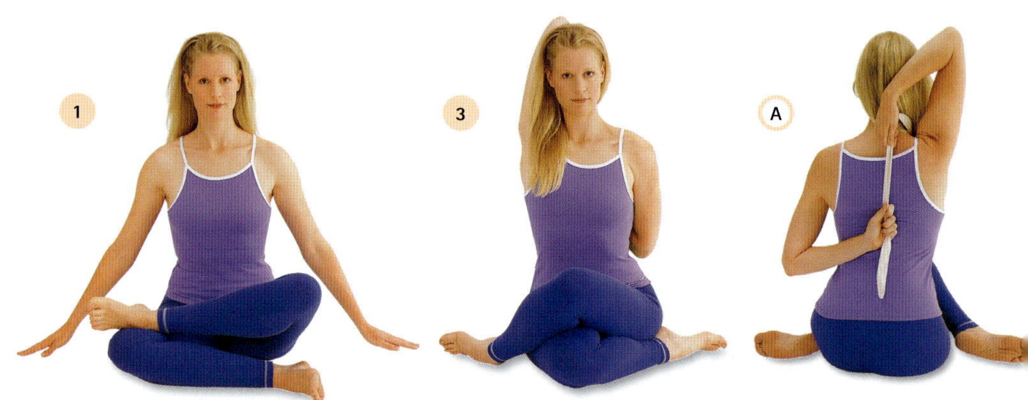

1 Commencez par échauffer les hanches en vous asseyant jambes croisées. Saisissez votre cheville gauche et placez-la au sommet du genou droit. Veillez à bien positionner la cheville et non l'extérieur du sommet du pied de façon à ne pas trop étirer les ligaments. Si le tibia n'est pas parfaitement parallèle au sol, posez les mains de chaque côté du corps et tirez vers l'avant. Pratiquez une respiration abdominale de façon à assouplir les hanches. Répétez l'exercice de l'autre côté. Un autre échauffement consiste à pratiquer une flexion assise avant en demi-lotus (*voir* page 62).

2 Agenouillez-vous et croisez votre genou gauche sur votre genou droit. Asseyez-vous entre vos pieds en laissant reposer votre genou droit au sol. Votre genou gauche doit se soulever et se placer au sommet du genou droit. Si vous manquez de souplesse, le genou gauche ne reposera pas sur le genou droit. Dans ce cas, rehaussez votre assise à l'aide de couvertures repliées.

3 Levez le bras droit à la verticale. Exercez une rotation à partir de l'épaule, tournez le petit doigt vers l'avant. Étirez le bras de façon à augmenter la distance séparant le bout des doigts de la hanche droite. Pliez l'épaule et abaissez l'avant-bras dans le dos. Maintenez l'épaule de la main gauche, respirez et abaissez votre main droite. Attendez que l'épaule supporte l'étirement avant d'abaisser votre bras gauche. Effectuez une rotation du bras au niveau de l'épaule gauche afin de tourner votre pouce vers l'intérieur puis en arrière. Pliez le bras et agrippez l'autre main. Inclinez la tête vers l'arrière, sans la laisser pencher d'un côté ou de l'autre. Assis bien droit, effectuez 10 à 15 cycles respiratoires en vous concentrant sur la dilatation de la cage thoracique du côté droit.

V a r i a n t e Ⓐ : avec ceinture
En cas de contraction des épaules, saisissez les deux extrémités d'une ceinture. Respirez et essayez de joindre les mains.

CONSEILS

Si cette posture vous vient facilement, abaissez les bras et penchez-vous en avant, en prenant appui sur les mains. Essayez ensuite d'amener vos pieds devant vous, dans l'alignement des fesses. Placez à présent les mains au sol devant vous et accentuez l'étirement.

Étirements après une flexion avant

Ces étirements agissent comme contre-postures après une série de flexions avant intenses.

Purvottanasana – *posture du corps entier*
Placez-vous en *dandasana*, inclinez-vous vers l'arrière, orteils
pointés vers l'avant, hissez les hanches et dilatez la poitrine.

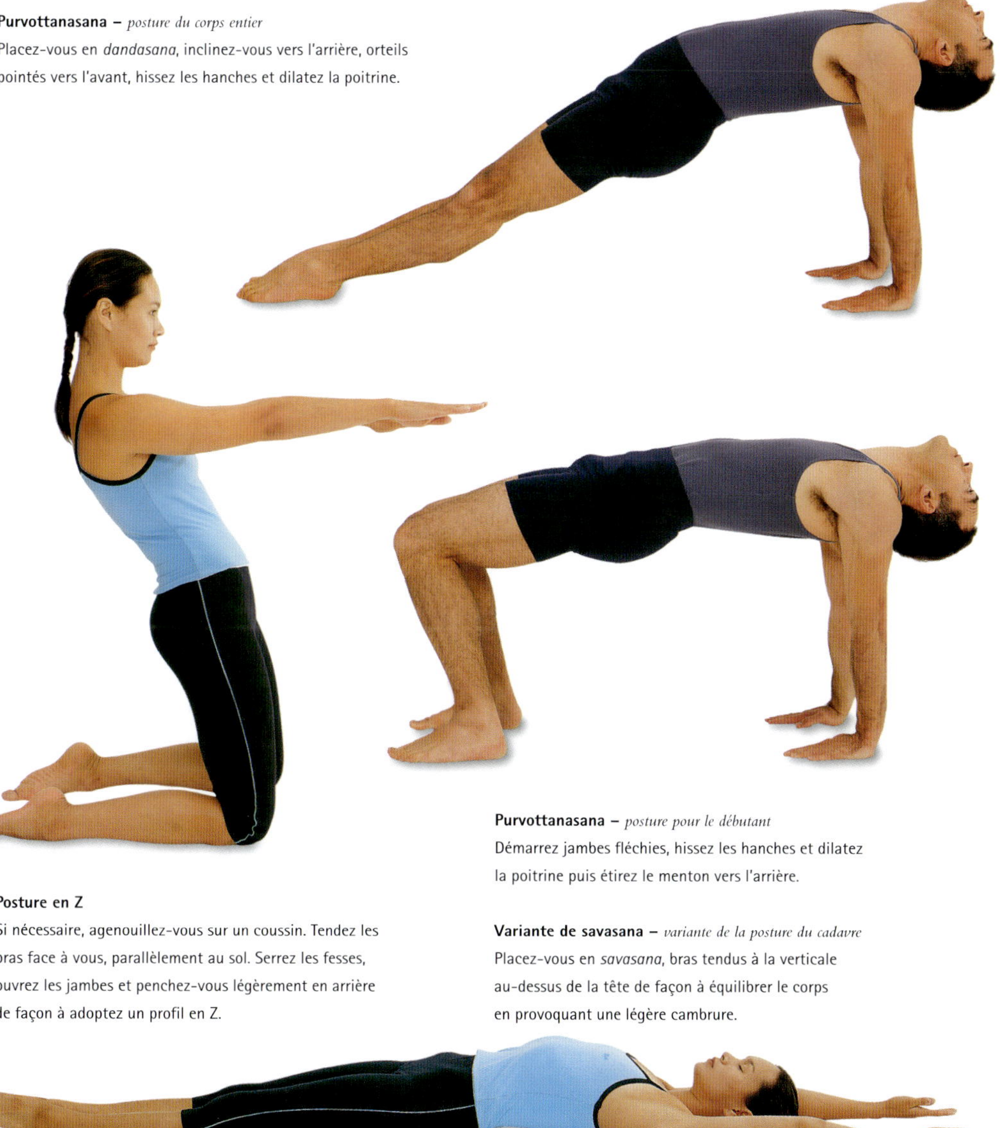

Purvottanasana – *posture pour le débutant*
Démarrez jambes fléchies, hissez les hanches et dilatez
la poitrine puis étirez le menton vers l'arrière.

Posture en Z

Si nécessaire, agenouillez-vous sur un coussin. Tendez les
bras face à vous, parallèlement au sol. Serrez les fesses,
ouvrez les jambes et penchez-vous légèrement en arrière
de façon à adoptez un profil en Z.

Variante de savasana – *variante de la posture du cadavre*
Placez-vous en *savasana*, bras tendus à la verticale
au-dessus de la tête de façon à équilibrer le corps
en provoquant une légère cambrure.

Flexions arrière

Au même titre que les flexions avant,

les flexions arrière participent à préserver

la souplesse et l'alignement de la colonne

vertébrale, favorisant ainsi le bon

fonctionnement des nerfs distribués dans

le reste du corps.

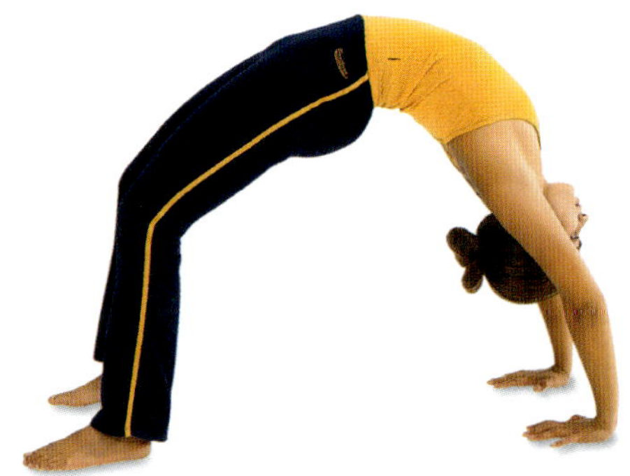

Flexions arrière

Assis dos à la verticale, inspirez profondément, regardez en l'air. Concentrez-vous sur votre colonne vertébrale : elle s'étire, s'allonge, vous grandit. Félicitations, vous venez d'exécuter votre première flexion arrière ! Si vous prenez la peine d'examiner vos gestes quotidiens, vous constaterez que la flexion avant intervient dans nombre d'activités. Au travail, assis à votre bureau, à la maison, à table, au volant et quasiment un peu partout, l'avant de notre corps a tendance à se raccourcir. Sans parler de cette fâcheuse habitude qui consiste à regarder nos pieds lorsque nous marchons. Nous sommes dans une civilisation du dos voûté et des mauvaises positions. Les flexions arrière vont permettre de procéder au réalignement de la colonne vertébrale, elles corrigeront les dos ronds et nous réapprendront le maintien et la grâce.

Ces flexions ont un effet stimulant et énergétique. Recommencez plusieurs fois n'importe quelle flexion arrière dans une pièce froide et vous ne tarderez pas à sentir la chaleur générée. Les flexions arrière préservent la jeunesse de la colonne vertébrale. Elles activent la région abdominale et stimulent l'irrigation des reins, du système reproducteur et des organes digestifs.

La colonne vertébrale abrite le principal canal d'énergie subtile, le *sushumna nadi*. Les flexions arrière dirigent cette énergie le long de la colonne vers les *chakras* (les centres énergétiques). Le travail du deuxième au cinquième *chakras* libère les blocages d'énergie et ranime les zones inactives.

Maintenir une flexion arrière intense requiert courage et détermination, qualités associées au troisième *chakra*, au niveau du plexus solaire. Les flexions arrière forgent le caractère. Explorer et améliorer les capacités de souplesse de la colonne vertébrale permet de mieux résister aux pressions de la vie quotidienne. L'intégrité de la colonne vertébrale peut participer à instaurer l'intégrité de l'esprit. Difficile de penser à autre chose lorsque l'on est absorbé dans sa respiration lors d'une flexion arrière. En sollicitant l'esprit et le corps, les flexions arrière barrent la voie à la dépression.

En proie à l'angoisse, nous avons tendance à nous replier sur nous-mêmes. Les flexions arrière nous attirent hors de notre refuge. En exposant organes et viscères, l'étirement et l'ouverture de la cage thoracique nous apprennent à assumer notre vulnérabilité. Les flexions arrière sont comme la découverte de territoires inexplorés. Elles nous conduisent à prendre pleinement conscience des régions peu familières de notre corps. Nous ne voyons jamais notre dos à moins d'opérer une torsion pour apercevoir son reflet dans un miroir. La flexion arrière revient à surmonter notre appréhension de l'inconnu.

Parce qu'elles déploient le centre du cœur, les flexions arrière ont un effet revitalisant. La cage thoracique s'élève et s'ouvre pour favoriser une meilleure respiration. L'étirement du centre du cœur décontracte et insuffle une vitalité joyeuse.

Procédez à des échauffements à travers la réalisation de postures debout avant de commencer les flexions arrière. Pour plus d'efficacité, recommencez la posture trois fois. Le corps retenant la flexion arrière est soumis à un effort inhabituel ; prenez le temps d'exécuter les contre-postures de la page 81.

Les personnes souffrant d'hypertension ou de problèmes cardiaques devront travailler sous les conseils d'un maître expérimenté. Les flexions arrière intenses sont à éviter en période d'ovulation, lors de la grossesse et après l'accouchement. On optera pour des flexions arrière douces si l'on est victime de hernie discale, de blessure lombaire, de hernie hiatale ou inguinale. En cas de fragilité dorsale ou d'inconfort, exercez votre pratique en douceur et progressivement.

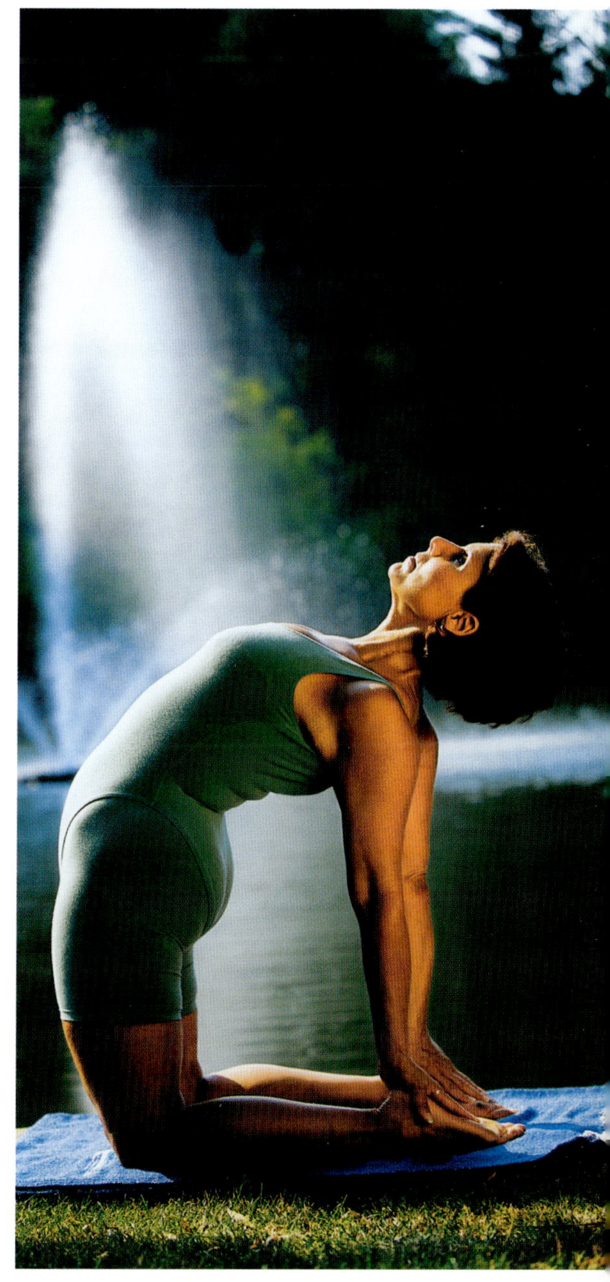

Ci-contre : vous devez préserver les lombaires et le cou, vulnérables, en les renforçant et en développant votre conscience posturale.

À propos d'alignement – *exercices préparatoires aux flexions arrière*

Avant chaque flexion arrière, étirez les jambes et le buste, et ouvrez les épaules. Procédez à quelques échauffements à travers ces exercices, votre flexion arrière s'en trouvera facilitée.

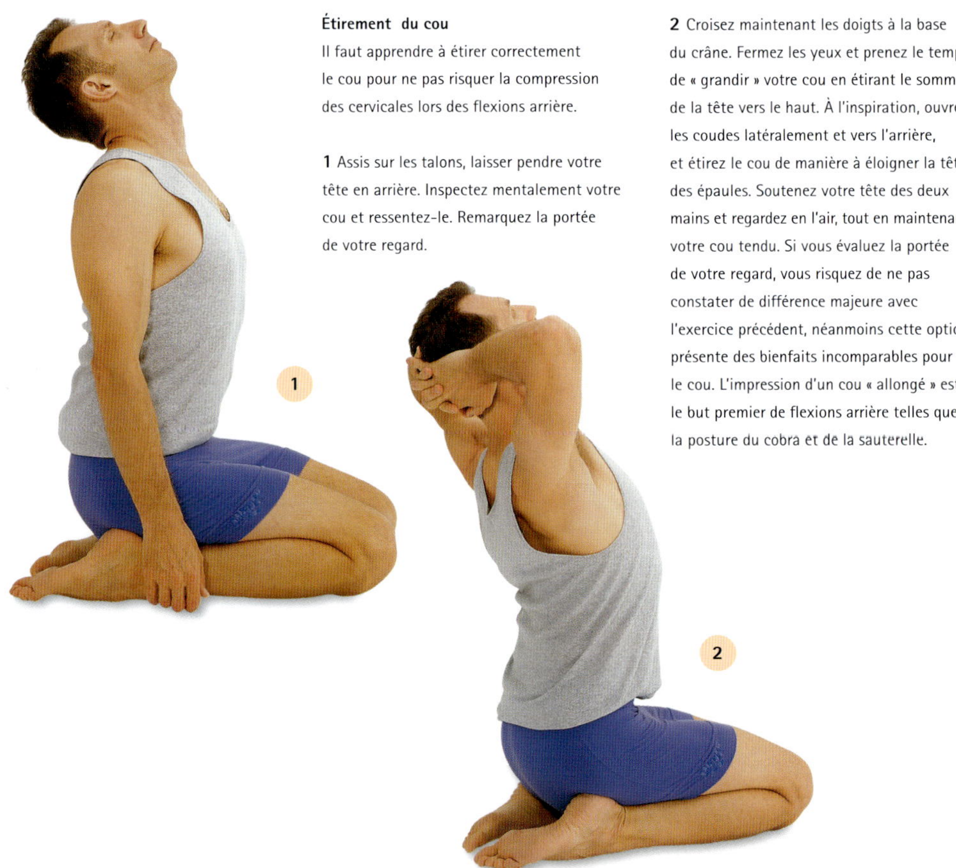

Étirement du cou

Il faut apprendre à étirer correctement le cou pour ne pas risquer la compression des cervicales lors des flexions arrière.

1 Assis sur les talons, laisser pendre votre tête en arrière. Inspectez mentalement votre cou et ressentez-le. Remarquez la portée de votre regard.

2 Croisez maintenant les doigts à la base du crâne. Fermez les yeux et prenez le temps de « grandir » votre cou en étirant le sommet de la tête vers le haut. À l'inspiration, ouvrez les coudes latéralement et vers l'arrière, et étirez le cou de manière à éloigner la tête des épaules. Soutenez votre tête des deux mains et regardez en l'air, tout en maintenant votre cou tendu. Si vous évaluez la portée de votre regard, vous risquez de ne pas constater de différence majeure avec l'exercice précédent, néanmoins cette option présente des bienfaits incomparables pour le cou. L'impression d'un cou « allongé » est le but premier de flexions arrière telles que la posture du cobra et de la sauterelle.

CONSEILS

À partir de supta virasana *présenté page ci-contre, laissez-vous aller sur le dos. Pour accentuer la flexion arrière, saisissez un coude dans chaque main et amenez les bras par-dessus tête. Maintenez la posture, puis relâchez avec la posture de l'enfant (voir page 29).*

Étirement de l'épaule

Ces exercices de l'épaule ont pour objet de relâcher et « rallonger »
les bras.

1 Tenez-vous de profil,
à 25 centimètres du mur. Plus
vous serez souple, plus vous vous
rapprocherez du mur. Étirez le bras
au plus près du mur, aussi haut
que possible, main à plat. Respirez
plusieurs fois avec lenteur en vous
concentrant sur l'impression que
votre corps balance, ancré
à votre main levée. Descendez
à présent cette main à 45°
et maintenez la position
10 respirations. Reculez cette
main jusqu'à la placer, si possible,
parallèle au sol. Penchez le buste vers l'avant
et respirez. L'exercice accompli, relâchez vos
bras en les étirant, mains jointes ; il se peut
que le bras sollicité dans l'exercice vous
semblent plus « long » que l'autre.

2 Placez les coudes sur le bord d'une table, à largeur d'épaules.
Reculez, chevilles à l'aplomb des hanches. Joignez les mains
et abaissez la tête, si possible cou aligné sur la colonne vertébrale.
Vous ressentez à cette étape un étirement des épaules. Il s'agit
ici de la posture de la prière avec table. Tout en
maintenant la posture, laissez retomber vos côtes
durant 10 respirations. Amenez ensuite sans hâte
les mains entre vos omoplates, doigts pointés
en direction du coccyx. Répétez le mouvement
plusieurs fois. Pour quitter la posture, avancez
les pieds, levez la tête et redressez-vous.

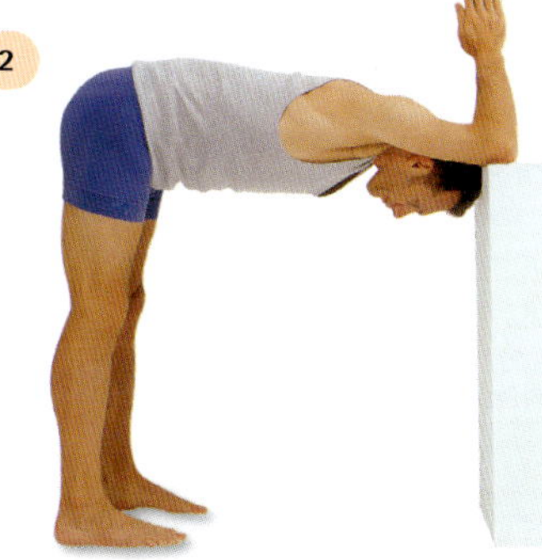

Supta virasana – *posture du héros couché*

L'iliopsoas est le muscle fléchisseur de la hanche
qui relie le bas de la colonne vertébrale à la cuisse.
Tendu ou contracté, ce muscle nous retient en
flexion avant. Il est en revanche essentiel que
le même muscle soit relâché dans une flexion
arrière. Partez en *virasana* (*voir* page 59) puis
penchez-vous en arrière en prenant appui sur les
coudes. Relevez-vous alors légèrement de façon
à élever l'os pubien tout en repoussant le
coccyx. Maintenez la posture durant quelques
respirations. Bassin incliné, rentrez les côtes
flottantes tout en abaissant les fesses au sol.

Regardez droit devant vous ou ramenez la tête
en arrière et étirez le menton. Au cas où l'étirement s'avèrerait trop intense pour les cuisses,
optez pour le mouvement exposé dans la
première étape de *anjaneyasana* (*voir* page 74)
et *virabhadrasana* (*voir* page 47).

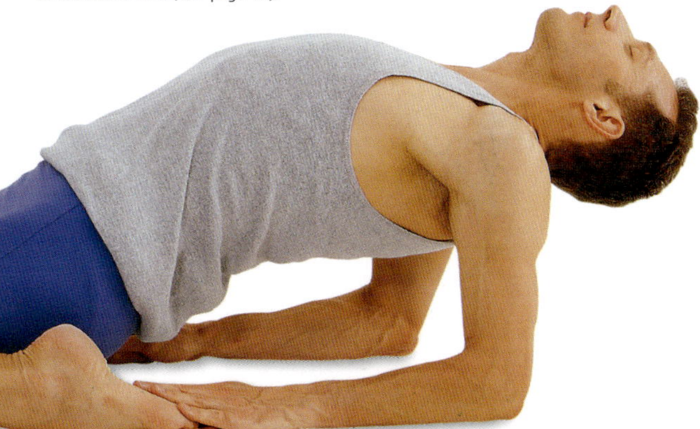

Anjaneyasana – *posture du croissant de lune*

Ici, le mouvement d'allongement de l'iliopsoas constitue un excellent échauffement en vue d'autres flexions arrière. La circulation de l'énergie s'accomplit dans deux directions. Le mouvement à partir de la taille s'étend jusqu'au pied arrière et facilite la descente des hanches. L'étirement vers le haut génère un flux d'énergie ascendant.

1 Agenouillez-vous sur une surface rembourrée et avancez votre jambe gauche. Posez le bout des doigts sur le sol et amenez les hanches vers l'avant. Prenez appui sur le sol avec le genou arrière ; procédez avec lenteur, respirez en accentuant l'ouverture de l'aine gauche puis abaissez un peu plus les hanches. Donnez le temps à vos muscles de se relâcher. Une fois en harmonie avec la gravité, vos hanches ayant accepté de s'y soumettre, abaissez la poitrine tout en l'avançant en même temps que le sternum, plaquez les doigts au sol et redressez-vous pour accroître la cambrure de votre dos.

votre genou arrière sur le sol, appuyez-vous plutôt sur le haut de votre pied arrière. Si la position vous semble confortable et que vous ressentez une bonne sensation ascendante, enchaînez.

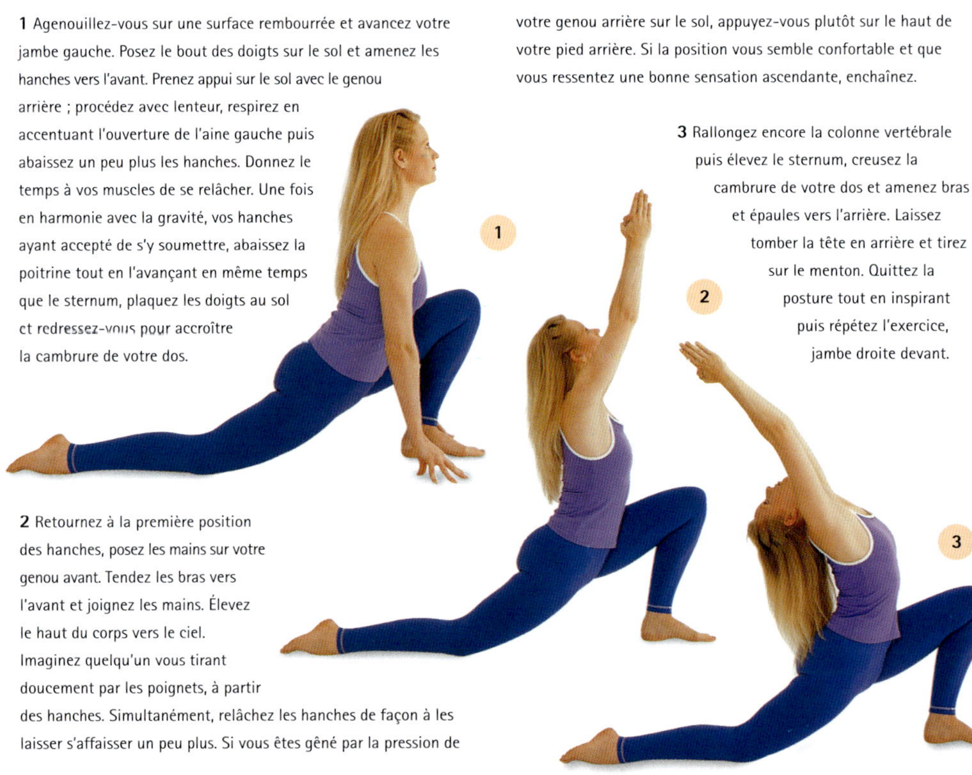

2 Retournez à la première position des hanches, posez les mains sur votre genou avant. Tendez les bras vers l'avant et joignez les mains. Élevez le haut du corps vers le ciel. Imaginez quelqu'un vous tirant doucement par les poignets, à partir des hanches. Simultanément, relâchez les hanches de façon à les laisser s'affaisser un peu plus. Si vous êtes gêné par la pression de

3 Rallongez encore la colonne vertébrale puis élevez le sternum, creusez la cambrure de votre dos et amenez bras et épaules vers l'arrière. Laissez tomber la tête en arrière et tirez sur le menton. Quittez la posture tout en inspirant puis répétez l'exercice, jambe droite devant.

CONSEILS

La région thoracique exécute les flexions arrière moins aisément que les zones cervicales et lombaires. Restez concentré sur les parties de votre corps au travail car vous risquez de fatiguer le bas du dos et le cou sans travailler assez le reste du dos. Étirez et cambrez l'ensemble de la colonne vertébrale uniformément afin d'éviter toute compression des espaces intervertébraux.

Salabhasana – *posture de la sauterelle*

Plutôt intense, cette posture est fortifiante pour le dos. Du fait de la pression exercée sur l'abdomen, elle améliore d'autre part le fonctionnement de l'appareil digestif.

1 Allongez-vous, front au sol et bras ouverts devant vous. Écartez légèrement bras et jambes puis soulevez le bassin en plaquant votre os pubien au sol. Simultanément, tendez vos orteils et allongez l'arrière de votre taille.

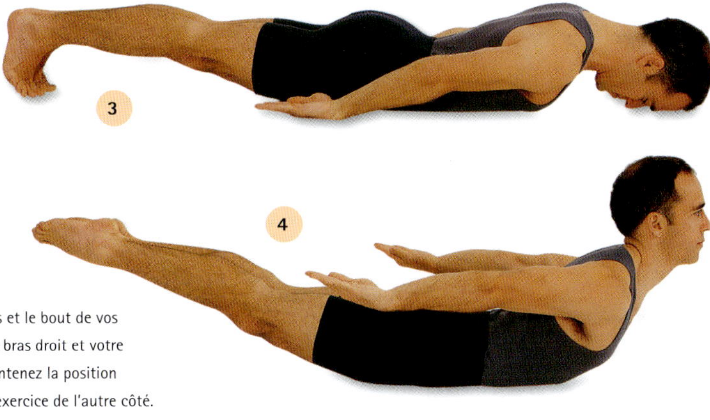

2 Étirez le bras droit et la jambe gauche. Ressentez les forces contraires circulant à partir de votre centre de gravité, juste sous le nombril vers vos orteils et le bout de vos doigts. Levez la tête et décollez du sol votre bras droit et votre jambe gauche, sans cesser de les étirer. Maintenez la position durant quelques respirations puis répétez l'exercice de l'autre côté.

3 Après cet échauffement, vous voilà prêt à accomplir *salabhasana*. Joignez les pieds et tendez les bras le long du corps. Front au sol, rentrez et calez les orteils, tirez sur les talons puis levez les genoux. Étirez les cuisses et maintenez les jambes droites.

4 Après quelques respirations, détendez vos orteils et levez les jambes. Gardez les chevilles l'une contre l'autre. Renforcez votre base au niveau de l'os pubien. Levez ensuite les bras, la tête et le torse. Pour parfaire la posture, étirez les doigts vers les orteils. Maintenez la posture entre 5 et 10 respirations. Répétez l'exercice trois fois.

Après *salabhasana*, détendez vos lombaires en ramenant vos orteils vers l'intérieur et en les faisant tourner sur eux-mêmes, talons relâchés sur le côté. Faites un oreiller de vos mains, posez votre tête de côté et reposez-vous.

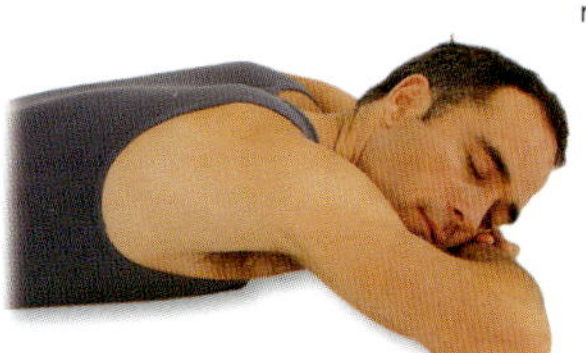

MISE EN GARDE

En cas de fragilité dorsale, exécutez *salabhasana* par étapes. Pour commencer, haut du corps au sol, levez une jambe après l'autre, en prenant soin de bien les étirer. Une fois l'exercice réalisé des deux côtés, pieds au sol, relevez le haut du corps, en veillant à disposer de suffisamment d'énergie pour la posture par un soulèvement et un étirement des bras.

CONSEILS

Procédez au soulèvement de la colonne dans sa globalité, et non à partir de la taille. Visualisez les déplacements de votre colonne vers le centre de la cage thoracique. Regardez en l'air pour stimuler « l'élévation ».

Bhujangasana – *posture du cobra*

Apparemment simple, cette posture requiert néanmoins force et détermination. À chaque inspiration, la pression de l'abdomen au sol génère un massage des organes abdominaux.

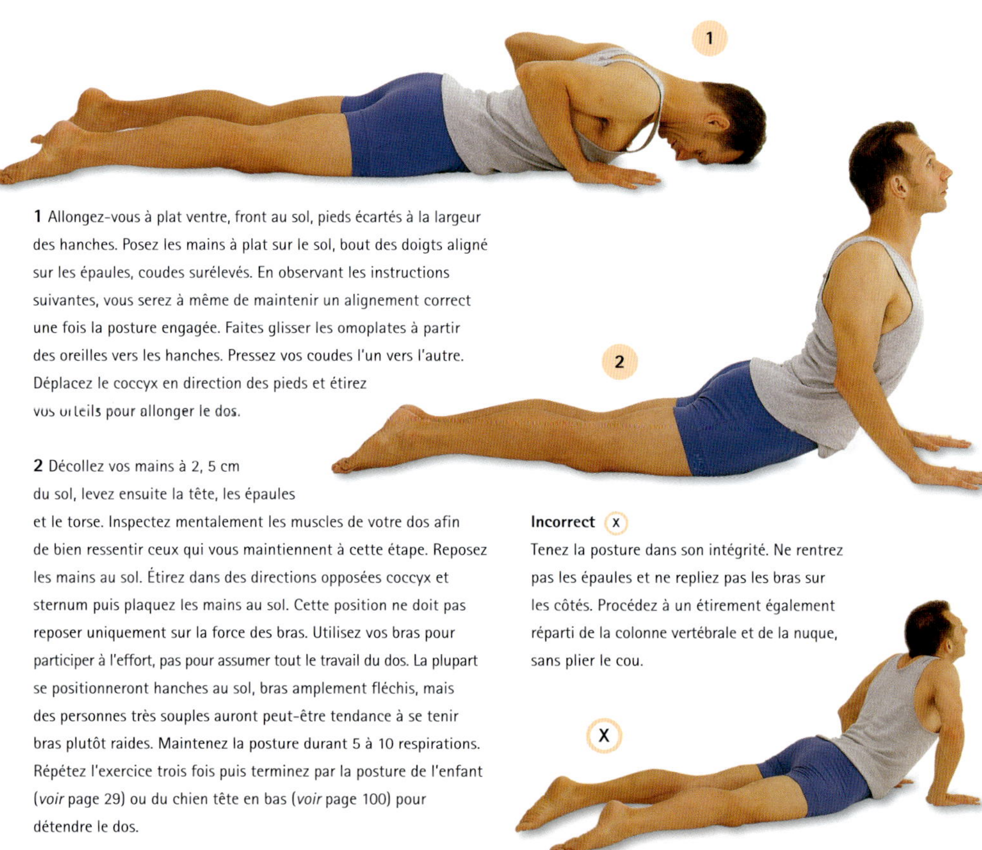

1 Allongez-vous à plat ventre, front au sol, pieds écartés à la largeur des hanches. Posez les mains à plat sur le sol, bout des doigts aligné sur les épaules, coudes surélevés. En observant les instructions suivantes, vous serez à même de maintenir un alignement correct une fois la posture engagée. Faites glisser les omoplates à partir des oreilles vers les hanches. Pressez vos coudes l'un vers l'autre. Déplacez le coccyx en direction des pieds et étirez vos orteils pour allonger le dos.

2 Décollez vos mains à 2, 5 cm du sol, levez ensuite la tête, les épaules et le torse. Inspectez mentalement les muscles de votre dos afin de bien ressentir ceux qui vous maintiennent à cette étape. Reposez les mains au sol. Étirez dans des directions opposées coccyx et sternum puis plaquez les mains au sol. Cette position ne doit pas reposer uniquement sur la force des bras. Utilisez vos bras pour participer à l'effort, pas pour assumer tout le travail du dos. La plupart se positionneront hanches au sol, bras amplement fléchis, mais des personnes très souples auront peut-être tendance à se tenir bras plutôt raides. Maintenez la posture durant 5 à 10 respirations. Répétez l'exercice trois fois puis terminez par la posture de l'enfant (*voir* page 29) ou du chien tête en bas (*voir* page 100) pour détendre le dos.

Incorrect (X)

Tenez la posture dans son intégrité. Ne rentrez pas les épaules et ne repliez pas les bras sur les côtés. Procédez à un étirement également réparti de la colonne vertébrale et de la nuque, sans plier le cou.

CONSEILS

Le corps se déplace des épaules vers les orteils. Visualisez l'étirement identique à l'intérieur du corps à chaque respiration. Votre sternum s'élève, tel le « torse » d'un cobra, lorsque vous vous redressez pour voir au-delà d'un obstacle.

Ustrasana – *posture du chameau*

La posture du chameau étire les cuisses, ouvre le bassin et allège le cœur. Elle active le cinquième *chakra* de la gorge à travers l'inclinaison arrière de la tête et l'étirement du menton.

1 Agenouillez-vous, genoux placés à l'aplomb des hanches. Posez la main droite sur le bas du dos et étirez le bras gauche à la verticale vers le haut. Avancez les hanches et soulevez le sternum. Aidez-vous du bras levé comme d'un ascenseur pour étirer votre dos. Alignez tête et cou sur ce même bras puis respirez pleinement. Répétez l'exercice de l'autre côté avant de vous asseoir sur les talons.

2 Mettez-vous à genoux, en appui sur les orteils. Étirez-vous, bras gauche tendu, votre bras droit venant saisir votre talon droit. N'imprimez aucune torsion à votre corps. Maintenez vos hanches et vos côtes vers l'avant. Après 5 respirations, répétez le tout de l'autre côté.

3 Vous voilà échauffé pour accomplir *ustrasana* dans sa globalité. À genoux, ramenez les mains sur vos lombaires et massez doucement. L'énergie va s'écouler du bas des côtes vers le sol, via les genoux. Rappelez-vous cette sensation d'ascension générée par le bras levé au cours des deux premiers exercices. Aspirez cette élévation dans la colonne vertébrale à partir de l'arrière de la taille vers le haut afin d'ouvrir la cage thoracique. Placez vos mains l'une après l'autre sur vos talons et ancrez cette prise pour déployer l'aine et tendre les hanches vers l'avant, tout en vous efforçant de placer les fémurs à la verticale. Continuer d'élever le sternum tout en roulant les épaules en arrière. Laissez enfin aller la tête en arrière. Au moment de vous relever, plaquez les pieds au sol, inspirez et redressez-vous. Répétez la posture trois fois puis détendez votre dos avec la posture de l'enfant (*voir* page 29).

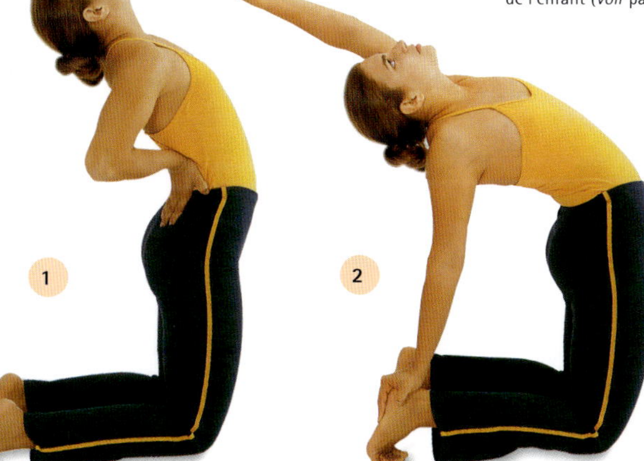
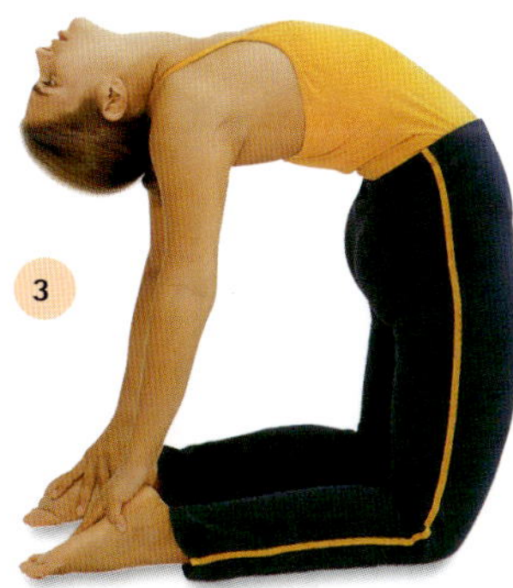

CONSEILS

Renforcez le défi de cette posture en déroulant les orteils de façon à prendre appui sur le haut des pieds. Pour approfondir la posture, ramenez pieds et genoux l'un contre l'autre. N'oubliez pas : le devant comme l'arrière du corps doivent participer également aux flexions arrière. Expirez et relâchez votre visage pour vous détendre.

Setu bandhasana – *posture du pont*

Renforcez votre corps et ouvrez l'espace thoraco-cardiaque dans cette posture douce.

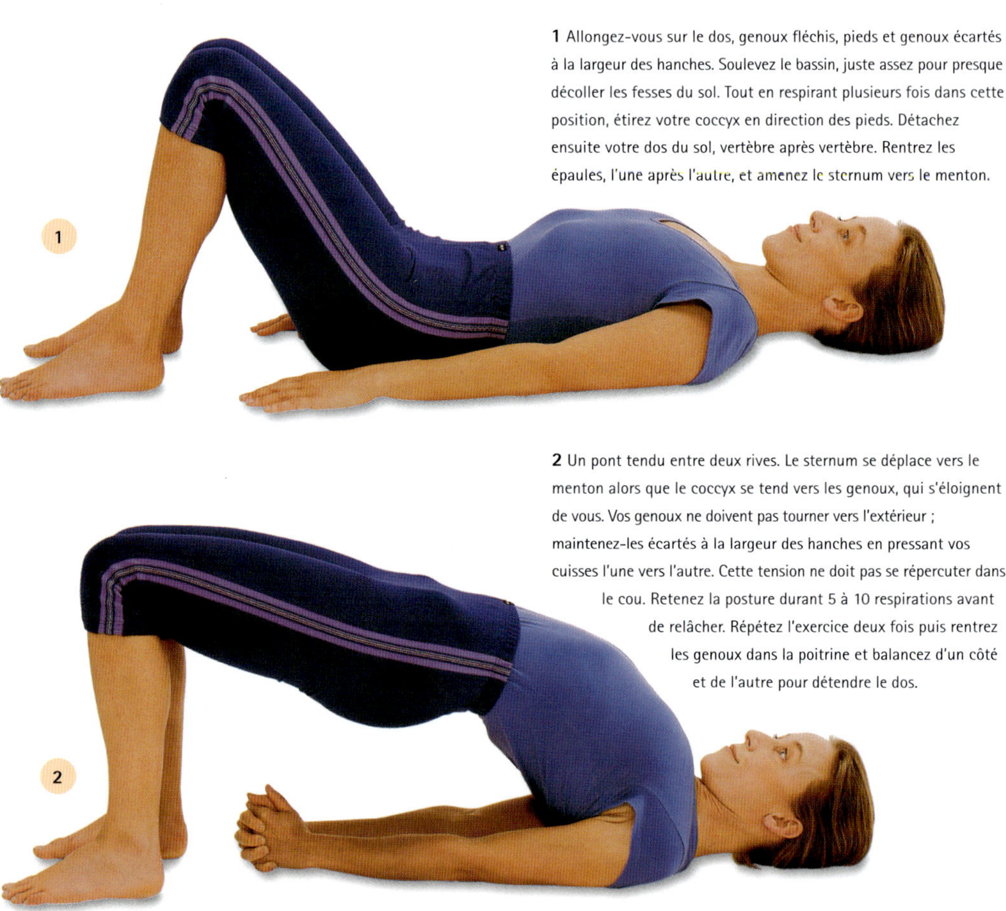

1 Allongez-vous sur le dos, genoux fléchis, pieds et genoux écartés à la largeur des hanches. Soulevez le bassin, juste assez pour presque décoller les fesses du sol. Tout en respirant plusieurs fois dans cette position, étirez votre coccyx en direction des pieds. Détachez ensuite votre dos du sol, vertèbre après vertèbre. Rentrez les épaules, l'une après l'autre, et amenez le sternum vers le menton.

2 Un pont tendu entre deux rives. Le sternum se déplace vers le menton alors que le coccyx se tend vers les genoux, qui s'éloignent de vous. Vos genoux ne doivent pas tourner vers l'extérieur ; maintenez-les écartés à la largeur des hanches en pressant vos cuisses l'une vers l'autre. Cette tension ne doit pas se répercuter dans le cou. Retenez la posture durant 5 à 10 respirations avant de relâcher. Répétez l'exercice deux fois puis rentrez les genoux dans la poitrine et balancez d'un côté et de l'autre pour détendre le dos.

CONSEILS

En prenant appui sur les coudes, croisez les doigts et plaquez les bras au sol. Si votre corps semble disposé à aller plus loin, saisissez vos chevilles avec les mains. Faites preuve de patience à chaque nouveau défi, respectez votre corps et attendez qu'il vous donne le signal.

Matsyasana – *posture du poisson*

Une posture idéale pour apaiser les tensions du cou après les postures de la chandelle,
de la charrue et des genoux contre oreilles.

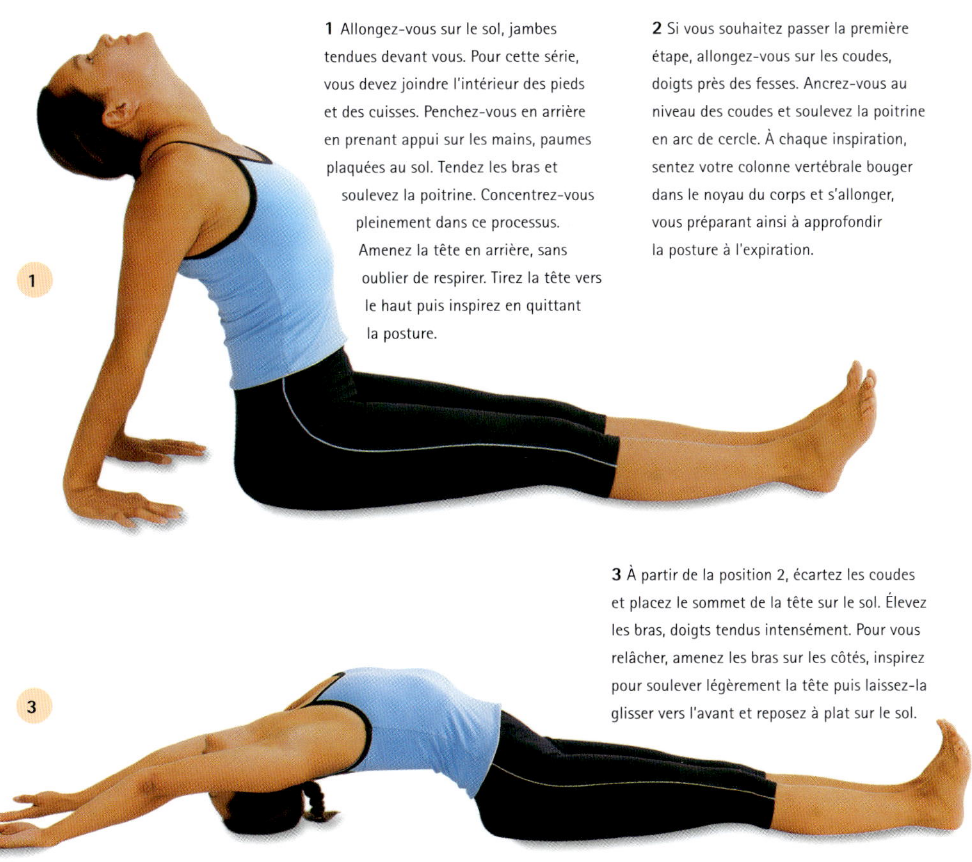

1 Allongez-vous sur le sol, jambes tendues devant vous. Pour cette série, vous devez joindre l'intérieur des pieds et des cuisses. Penchez-vous en arrière en prenant appui sur les mains, paumes plaquées au sol. Tendez les bras et soulevez la poitrine. Concentrez-vous pleinement dans ce processus. Amenez la tête en arrière, sans oublier de respirer. Tirez la tête vers le haut puis inspirez en quittant la posture.

2 Si vous souhaitez passer la première étape, allongez-vous sur les coudes, doigts près des fesses. Ancrez-vous au niveau des coudes et soulevez la poitrine en arc de cercle. À chaque inspiration, sentez votre colonne vertébrale bouger dans le noyau du corps et s'allonger, vous préparant ainsi à approfondir la posture à l'expiration.

3 À partir de la position 2, écartez les coudes et placez le sommet de la tête sur le sol. Élevez les bras, doigts tendus intensément. Pour vous relâcher, amenez les bras sur les côtés, inspirez pour soulever légèrement la tête puis laissez-la glisser vers l'avant et reposez à plat sur le sol.

CONSEILS

Concentrez votre éveil sur l'arrière du corps ; ressentez l'étirement qui l'anime et son action sur la peau.

Urdva dhanurasana – *posture de l'arc vers le haut*

Souvent, on attribue la difficulté de cette posture à un manque de puissance alors que c'est la souplesse des épaules qui importe. En cas de contraction des épaules, appliquez-vous d'abord à les relâcher par la posture de la prière avec table (*voir* page 73). Préparez-vous à cette posture exigeante avec la posture du croissant de lune afin d'ouvrir les hanches et d'étirer les cuisses.

1 Allongé sur le dos, fléchissez les genoux. Les effets sur le dos seront plus positifs si les pieds restent orteils pointés vers l'avant. Placez les mains à plat près des épaules, doigts dirigés vers les hanches. Tenez cette position, le temps de laisser vos talons s'ancrer fermement au sol. Laissez-vous pénétrer par la sensation du poids des talons tout en relevant lentement le dos du sol et en soulevant les hanches. Laissez la pesanteur du corps s'écouler à travers les talons, puis vers le sol.

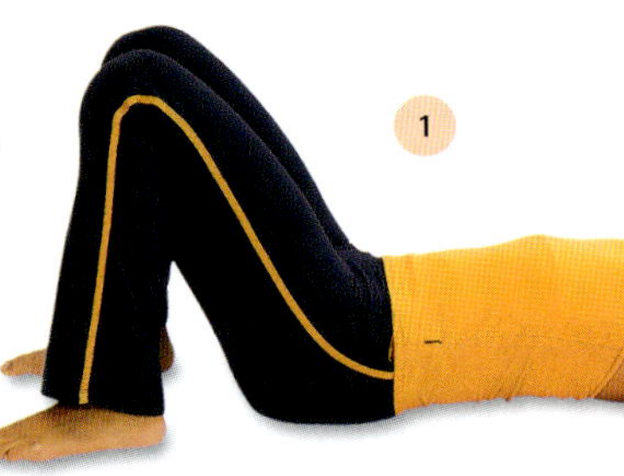

2 Tout en vous concentrant sur votre respiration, attendez l'avènement du signe intérieur pour bouger. Soulevez alors les hanches, mains plaquées et bras tendus pour vous élever pleinement.

3 À présent élevé, corrigez l'alignement des pieds, qui pourront avoir dévié. Joignez l'intérieur de vos cuisses. Comme dans la posture du pont, poussez le bassin vers le haut. Laissez la colonne vertébrale se déplacer vers l'avant du corps tout en assurant la posture, puis étirez-vous ainsi à partir de l'arrière de la taille. Pour stimuler l'étirement de la colonne vers le coccyx, levez les talons durant quelques respirations.

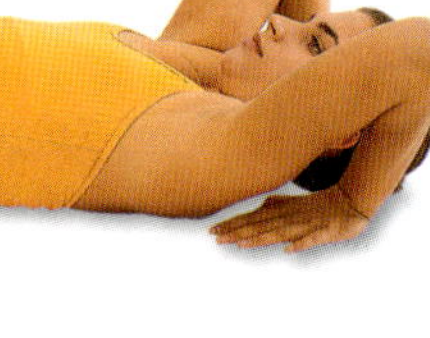
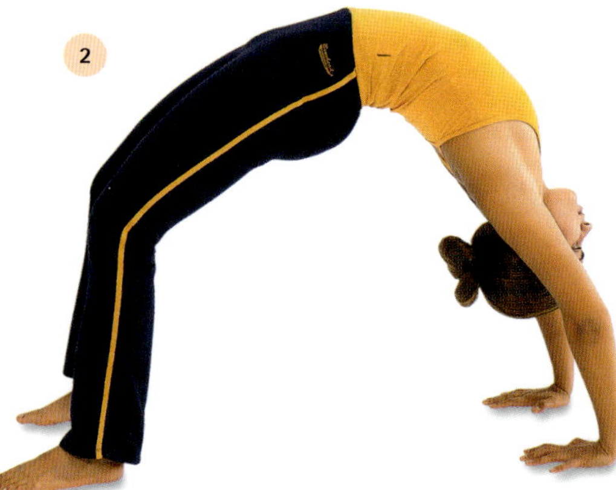

MISE EN GARDE

La posture est déconseillée en cas de hernie, de problèmes cardiaques et d'hypertension, en période d'ovulation, durant la grossesse ou après l'accouchement.

CONSEILS

La pratique du yoga ne se limite pas à l'esthétique. Elle englobe votre façon d'être hors de la posture, votre façon de la prendre et de la quitter. Ne rompez jamais brutalement avec une posture et faites preuve de constance. Lors du repos, amenez votre conscience à l'arrière de votre corps (y compris à l'arrière de votre cerveau), vous récupérerez ainsi plus rapidement.

Après les flexions arrière

Après des flexions arrière, exécutez un doublé de torsions et de flexions avant.

Balancement

Votre dos devrait apprécier ce massage. Allongé sur le sol, rentrez les genoux dans la poitrine et balancez-vous ainsi d'un côté et de l'autre. Écartez ensuite les genoux, en vous retenant avec les bras. En vous balançant, vos lombaires rentreront mieux en contact avec le sol.

Torsion en sukhasana *(voir page 84)*
Les muscles abdominaux se contractant dans ce mouvement de torsion, les muscles de l'arrière du corps peuvent se détendre.

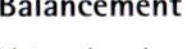

Janu sirsasana *(voir page 61)*
La posture de la pince associe flexion avant et torsion, avec une action d'étirement pour chaque côté du dos.

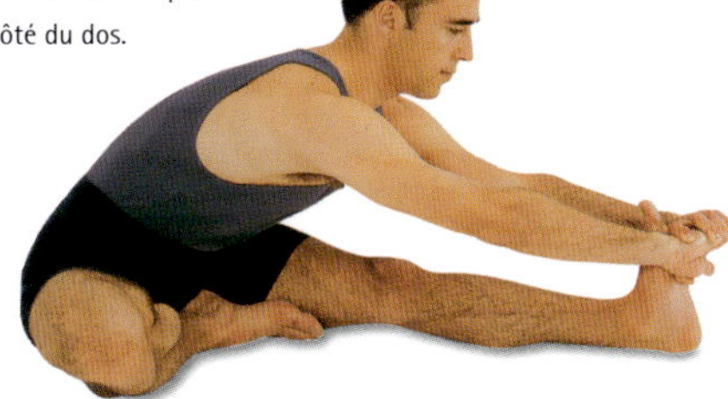

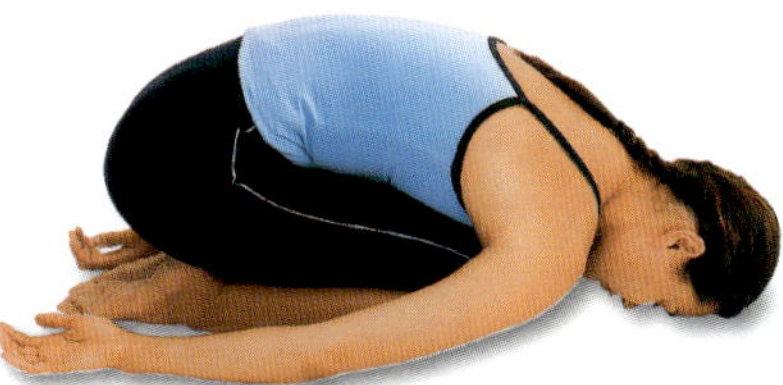

Balasana – *posture de l'enfant* *(voir page 29)* **et yogamudrasana** *(voir page 138)*
Ces deux postures associent sensation de relâchement et d'abandon.

Paschimottanasana *(voir page 62)*
Étirement du dos et des jarrets.

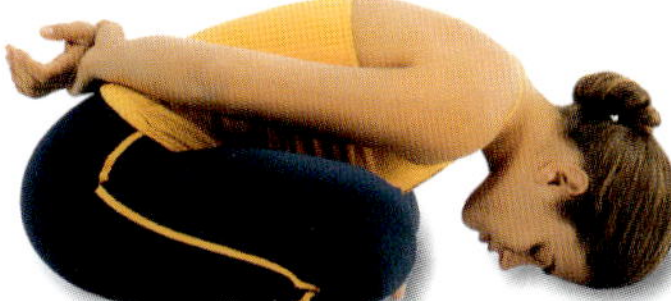

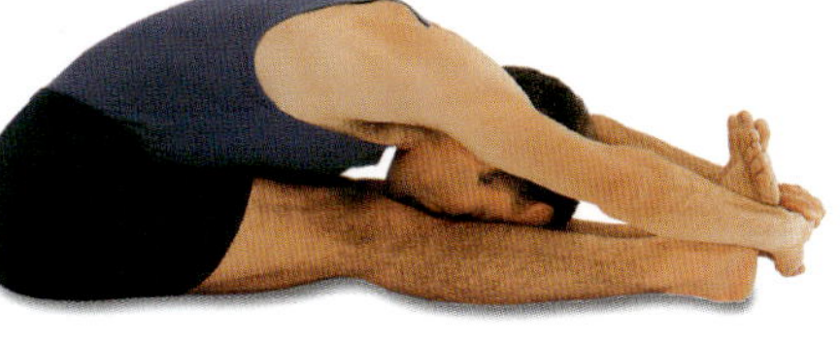

Torsion couchée *(voir page 86)*
Laissez la douceur inhérente à cette posture dispenser ses bienfaits au dos.

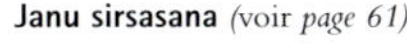

Torsions

En position assise, pivotez vers la gauche

ou la droite durant 10 respirations.

Approfondissez votre torsion et étirez-vous

vers le haut en sollicitant toutes les fibres

de votre torse. À présent, déroulez-vous.

Ne vous sentez-vous pas différent ?

Les torsions sont l'opportunité de regarder

les choses sous un angle nouveau.

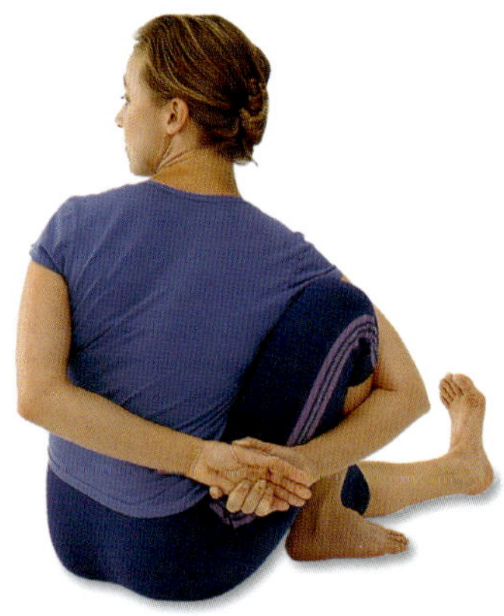

Si vous traversez une période de contrariétés, privilégiez les enroulements avec les torsions. Pivotez sur vous-même en vous élevant et sentez la tension se dissiper lorsque vous déroulez consciemment votre corps.

Les vertèbres sont maintenues par des petits muscles et des ligaments qui ont besoin d'exercice pour rester en forme. Si ces éléments perdent leur vitalité ou si la distribution de la force à travers le dos est faussée, l'alignement de la colonne vertébrale est menacé. Un affaiblissement de l'innervation entraîne des problèmes en d'autres régions de notre corps.

Une analogie : l'éponge imbibée d'eau savonneuse que l'on presse et qui se remplit ensuite d'eau propre. C'est ce processus qui touche nos organes abdominaux lors des torsions. Ces postures renforcent la pression sur l'abdomen, « essorant » ainsi les organes d'un sang désoxygéné. Aussitôt après, les organes reçoivent un sang riche en oxygène frais et en nutriments.

Sans colonne vertébrale saine, pas de bien-être. Les torsions préviennent la raideur de la colonne vertébrale et neutralisent toute réduction de mobilité, source de dépression et de désaffection de soi. Laver le corps le soulage d'une partie des tensions accumulées. Les torsions peuvent apaiser les migraines et les contractions de la nuque et des épaules. Parce qu'elles étirent et renforcent ces muscles minuscules qui relient les vertèbres entre elles, elles ont même parfois un effet surprenant sur les dorsalgies. Les torsions permettent également de préserver l'alignement de la colonne vertébrale.

Les torsions entretiennent les disques intervertébraux. Ceux-ci ne reçoivent aucune alimentation sanguine directe ; les flexions avant, arrière et autres torsions proposées apportent les nutriments dont leur santé dépend. Avant toute torsion, prenez le temps d'étirer le torse pleinement afin de ne pas comprimer la colonne vertébrale.

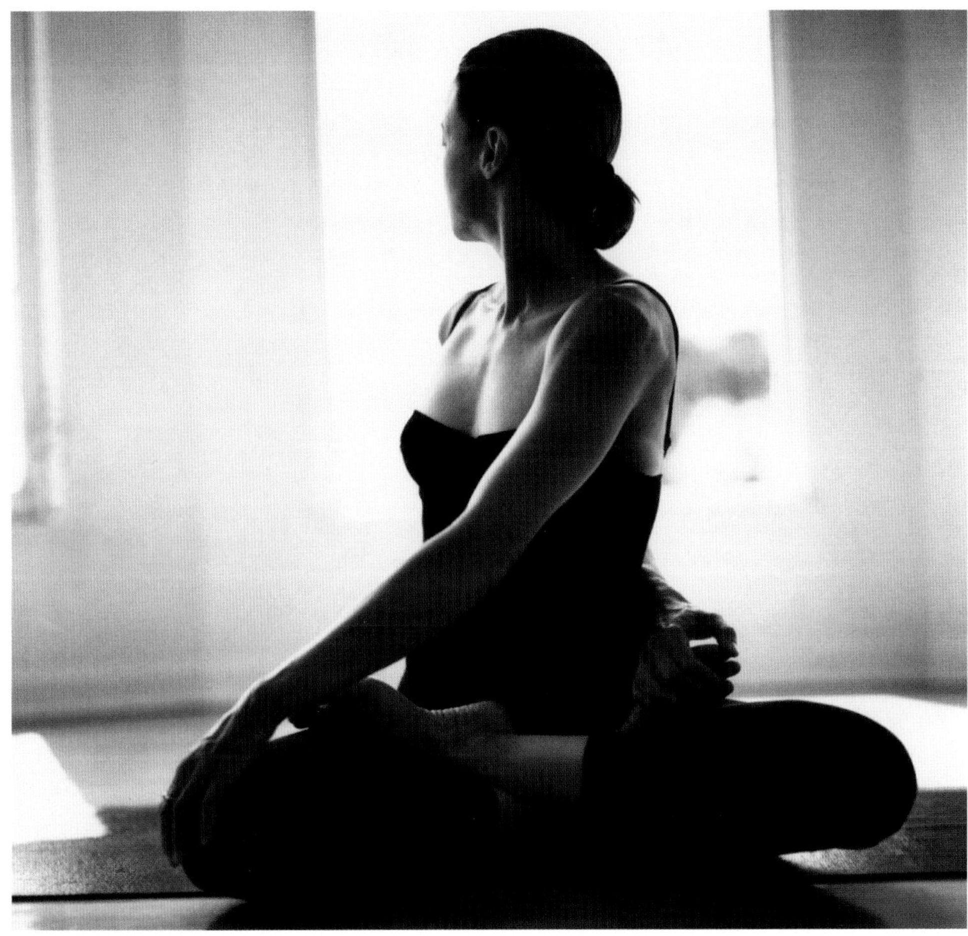

Les torsions renforcent la vitalité, l'énergie et stimulent le flux de *prana* dans le corps. Parce qu'elles exercent une pression sur les organes digestifs puis la relâchent, elles entretiennent le flux digestif. Ce massage des organes dissipe la paresse intestinale et prévient la constipation.

Évitez de pratiquer des torsions intensives en cas de hernie ou après une intervention chirurgicale ; demandez un avis qualifié. Pratiquez avec prudence en cas de fragilité discale. Travaillez sans hâte, afin de prendre la mesure des réactions

Ci-dessus : la torsion permet une pause du mental et offre une nouvelle perspective sur les choses.

de votre corps. Les femmes pratiqueront les torsions entre les règles afin d'atténuer les crampes menstruelles. En période de menstruation, optez pour des torsions douces ; durant la grossesse, exécutez des torsions simple ouvertes (sans compression de l'abdomen contre la cuisse), en répétant plusieurs fois les exercices, sans tenir les postures trop longtemps.

Pavritta sukhasana – *torsion en tailleur*

Pratiquez cette posture en tailleur simple en guise d'initiation aux torsions de bas en haut et de l'intérieur vers l'extérieur.

1 Asseyez-vous en tailleur et glissez les pieds de façon à aligner les chevilles sous les genoux. Placez les talons vers l'avant afin que les tibias se retrouvent parallèles. Posez votre main droite doigts écartés au sol, face à vous, et ceux de la main gauche derrière vous.

2 La torsion doit démarrer au bas du dos. Exercez-vous à travailler en séquences pour faire pivoter progressivement la colonne vertébrale, de bas en haut. Ce principe s'applique à tous les exercices de torsion.

3 Poussez sur le bout des doigts en inspirant pour vous grandir. Débutez la torsion en visualisant vos organes abdominaux ; pivotez vers la gauche et expirez en activant les muscles de la sangle abdominale de droite à gauche. À l'expiration suivante, déplacez les muscles de la sangle abdominale vers la gauche. Essayez de visualiser une spirale d'énergie ascendante. À chaque inspiration, prenez conscience de l'étirement de la colonne vers le haut et à chaque expiration, de la torsion du corps en profondeur.

4 Lorsque la poitrine commence à être impliquée dans le mouvement, mieux vaut poursuivre la torsion en inspirant plutôt qu'en expirant. Effectuez au minimum un cycle respiratoire complet par séquence et faites pivoter un peu plus la cage thoracique vers la gauche pour entraîner les épaules. Terminez en faisant pivoter la tête vers la gauche, jusqu'à trouver une position confortable pour la nuque. Maintenez la posture 5 à 10 respirations tout en maintenant l'étirement de la colonne vertébrale.

5 Détendez-vous et appréciez les effets de la torsion au niveau de l'abdomen, de la cage thoracique, du dos, des épaules et du reste du corps. Pivotez de l'autre côté, modifiez la position des jambes et répétez l'exercice.

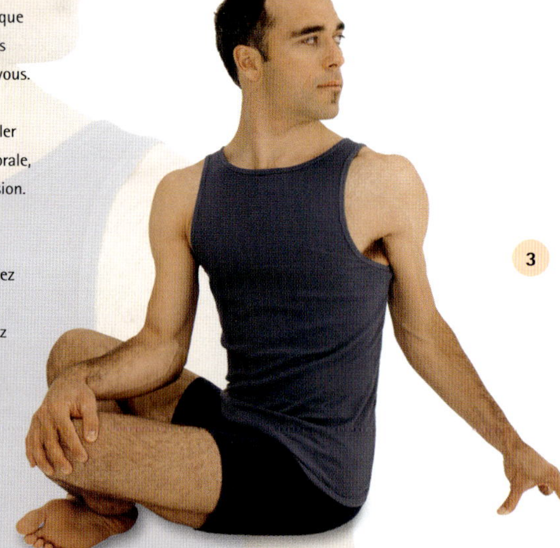

3

Incorrect X
N'amenez pas vos côtes flottantes vers l'avant en creusant la colonne vertébrale. Gardez le dos droit en maintenant la tête et la nuque dans l'alignement du bassin. Positionnez les épaules à même hauteur par rapport au sol, ainsi que les oreilles.

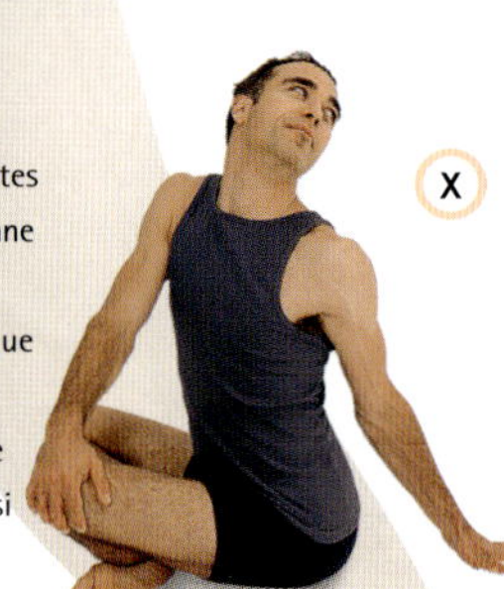

X

CONSEILS

Le colon s'élève du côté droit pour descendre jusqu'au rectum par la gauche. Pour stimuler vos intestins, comprimez d'abord un côté puis l'autre.

Bharadvajasana I – *posture de la sirène*

Cette torsion de l'intérieur vers l'extérieur détend le torse tout entier.

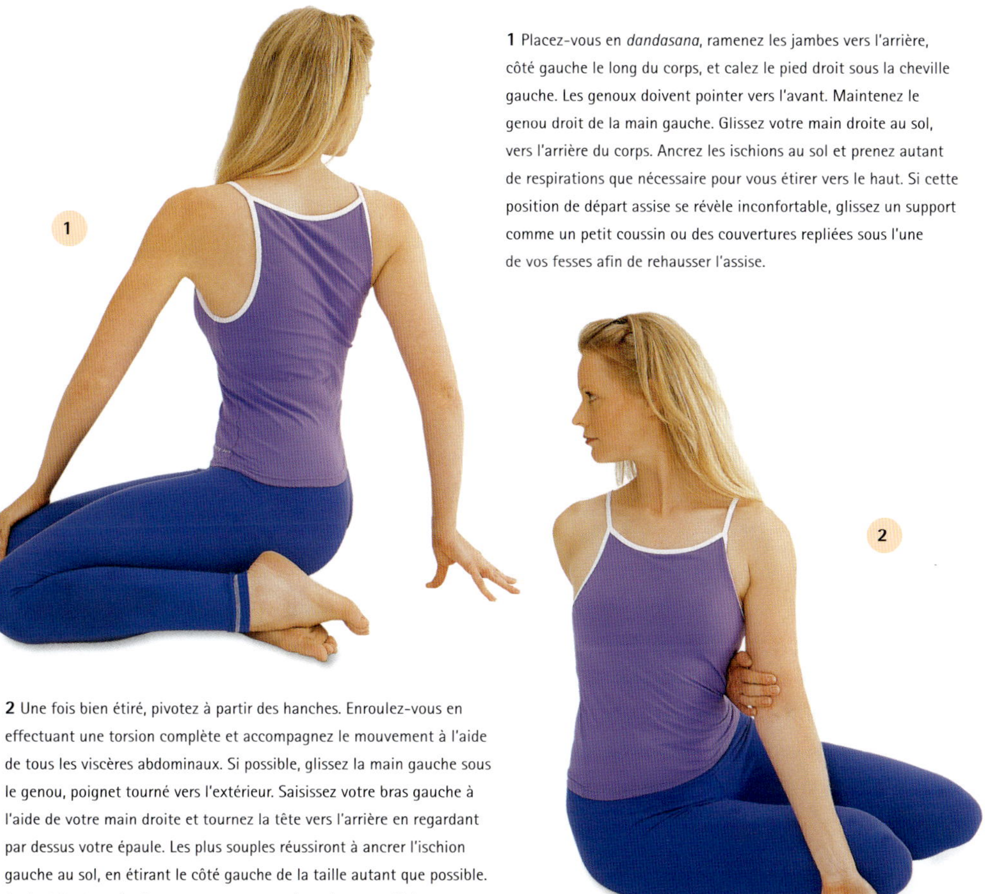

1 Placez-vous en *dandasana*, ramenez les jambes vers l'arrière, côté gauche le long du corps, et calez le pied droit sous la cheville gauche. Les genoux doivent pointer vers l'avant. Maintenez le genou droit de la main gauche. Glissez votre main droite au sol, vers l'arrière du corps. Ancrez les ischions au sol et prenez autant de respirations que nécessaire pour vous étirer vers le haut. Si cette position de départ assise se révèle inconfortable, glissez un support comme un petit coussin ou des couvertures repliées sous l'une de vos fesses afin de rehausser l'assise.

2 Une fois bien étiré, pivotez à partir des hanches. Enroulez-vous en effectuant une torsion complète et accompagnez le mouvement à l'aide de tous les viscères abdominaux. Si possible, glissez la main gauche sous le genou, poignet tourné vers l'extérieur. Saisissez votre bras gauche à l'aide de votre main droite et tournez la tête vers l'arrière en regardant par dessus votre épaule. Les plus souples réussiront à ancrer l'ischion gauche au sol, en étirant le côté gauche de la taille autant que possible. Après 5 à 10 respirations, asseyez-vous sur les talons et relâchez-vous.

CONSEILS

Tenez votre tête comme vous la tiendriez en temps normal. Évaluez du regard la portée que vous comptez donner à votre torsion, puis ramenez cou et tête vers l'avant. Fermez les yeux et, votre conscience en éveil, imprimez à votre cou et à votre tête le mouvement de torsion. Allez aussi loin que vous le pouvez, sans forcer. Ouvrez les yeux et évaluez la portée de la torsion.

Jathara parivartanasana – *pivot couché sur le dos*

Une musculature abdominale défaillante amplifie les dorsalgies chroniques. Pratiqué chaque jour, cet exercice renforce rapidement les muscles. Le pivot couché sur le dos se révélera efficace dans l'apaisement des douleurs dues aux contractions musculaires dorsales qui compressent les vertèbres et provoquent inflammations et douleurs nerveuses.

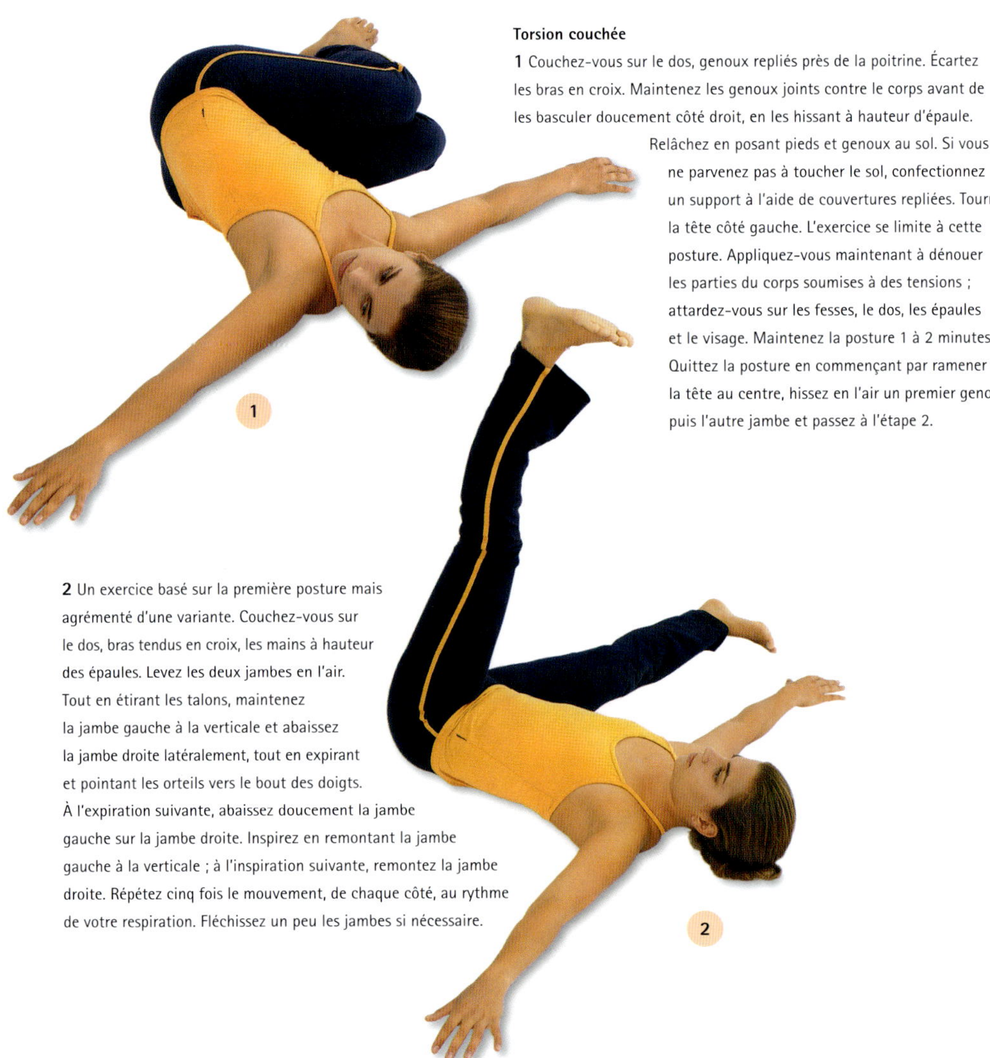

Torsion couchée

1 Couchez-vous sur le dos, genoux repliés près de la poitrine. Écartez les bras en croix. Maintenez les genoux joints contre le corps avant de les basculer doucement côté droit, en les hissant à hauteur d'épaule. Relâchez en posant pieds et genoux au sol. Si vous ne parvenez pas à toucher le sol, confectionnez un support à l'aide de couvertures repliées. Tournez la tête côté gauche. L'exercice se limite à cette posture. Appliquez-vous maintenant à dénouer les parties du corps soumises à des tensions ; attardez-vous sur les fesses, le dos, les épaules et le visage. Maintenez la posture 1 à 2 minutes. Quittez la posture en commençant par ramener la tête au centre, hissez en l'air un premier genou, puis l'autre jambe et passez à l'étape 2.

2 Un exercice basé sur la première posture mais agrémenté d'une variante. Couchez-vous sur le dos, bras tendus en croix, les mains à hauteur des épaules. Levez les deux jambes en l'air. Tout en étirant les talons, maintenez la jambe gauche à la verticale et abaissez la jambe droite latéralement, tout en expirant et pointant les orteils vers le bout des doigts. À l'expiration suivante, abaissez doucement la jambe gauche sur la jambe droite. Inspirez en remontant la jambe gauche à la verticale ; à l'inspiration suivante, remontez la jambe droite. Répétez cinq fois le mouvement, de chaque côté, au rythme de votre respiration. Fléchissez un peu les jambes si nécessaire.

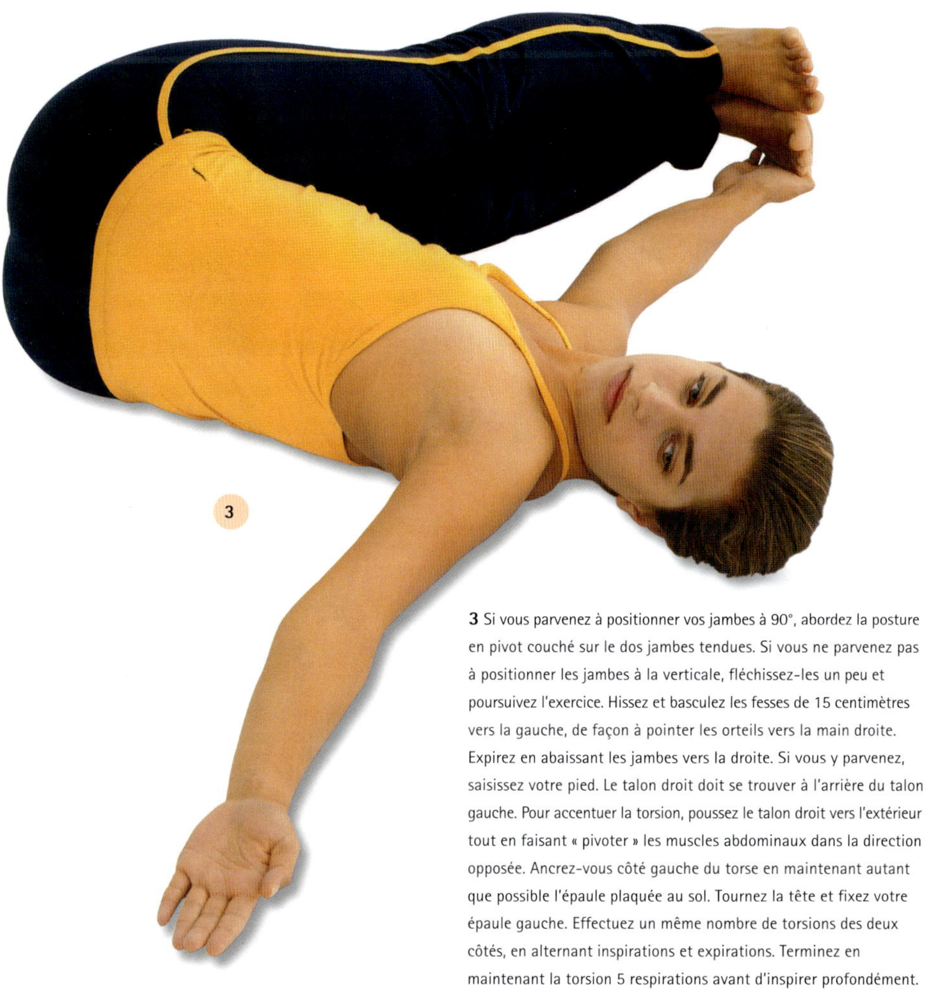

3 Si vous parvenez à positionner vos jambes à 90°, abordez la posture en pivot couché sur le dos jambes tendues. Si vous ne parvenez pas à positionner les jambes à la verticale, fléchissez-les un peu et poursuivez l'exercice. Hissez et basculez les fesses de 15 centimètres vers la gauche, de façon à pointer les orteils vers la main droite. Expirez en abaissant les jambes vers la droite. Si vous y parvenez, saisissez votre pied. Le talon droit doit se trouver à l'arrière du talon gauche. Pour accentuer la torsion, poussez le talon droit vers l'extérieur tout en faisant « pivoter » les muscles abdominaux dans la direction opposée. Ancrez-vous côté gauche du torse en maintenant autant que possible l'épaule plaquée au sol. Tournez la tête et fixez votre épaule gauche. Effectuez un même nombre de torsions des deux côtés, en alternant inspirations et expirations. Terminez en maintenant la torsion 5 respirations avant d'inspirer profondément.

CONSEILS

Vous pourrez enrichir cette torsion du dos en fonction de la position de vos genoux. Si vos cuisses sont placées à angle droit du torse, les bienfaits de la posture toucheront plutôt les lombaires. Si vous commencez la torsion genoux fermés au niveau de la poitrine et terminez genoux au coude, ces bienfaits se localiseront plutôt sur le haut du dos.

Torsion ouverte

Un étirement de tous les membres dilate la poitrine et emplit le cœur d'un sentiment de joie intense.

1 Couchez-vous face au sol en écartant bras et jambes, à l'image d'une étoile de mer. La main droite et les deux pieds resteront ancrés au sol et seul le bras gauche entrera en mouvement.

2 En hissant le bras et en l'étirant vers l'arrière, votre hanche se relève naturellement. Fléchissez un peu les genoux et enroulez les pieds de façon à les placer sur le côté. Le bras gauche ainsi que l'épaule se retrouvent en l'air. Tournez la tête et regardez en arrière. Faites appel aux lois de la gravité et à votre respiration pour abaisser le bras et l'épaule. Si vous préférez, reposez-les sur une couverture repliée. La gravité facilite le mouvement. Si votre épaule gauche ne parvient pas à toucher le sol, étirez l'autre épaule de façon à accroître la distance qui les sépare.

3 Tenez la position 1 à 2 minutes. Relâchez-vous en maintenant la position ou placez-vous dans la posture du crocodile (*voir* page 114) et concentrez-vous sur les effets de l'exercice.

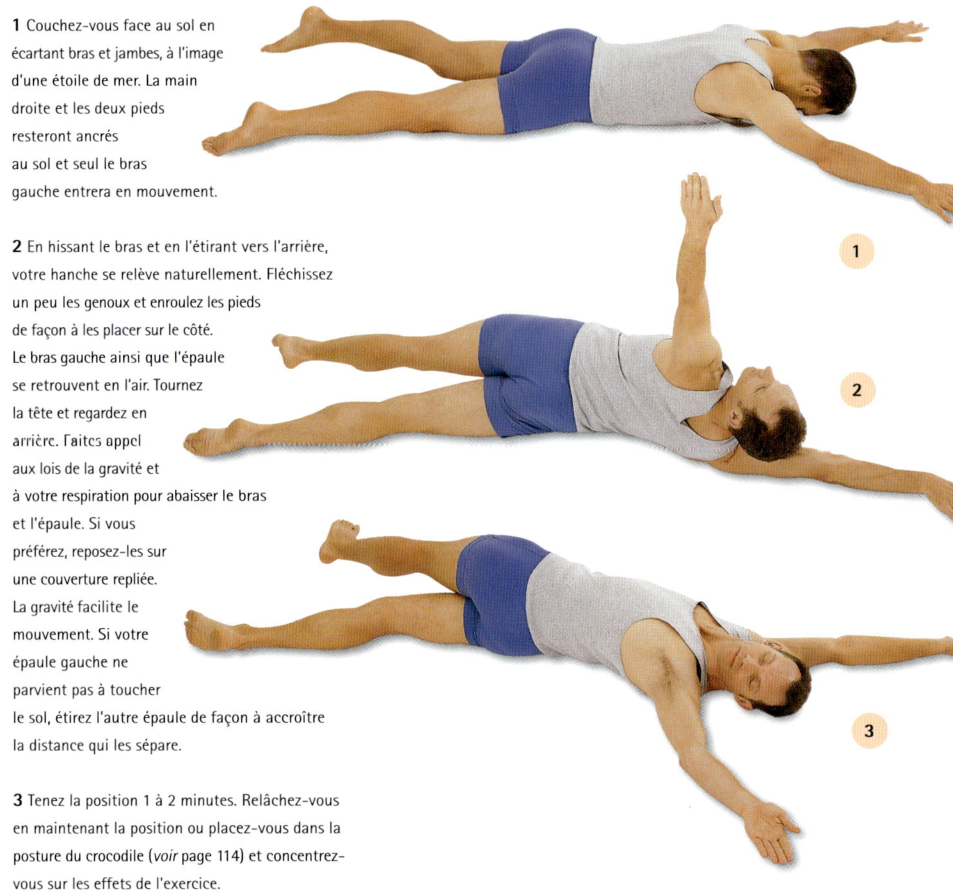

CONSEILS

Dans cette posture, un poumon est plus ouvert que l'autre. Concentrez-vous sur l'ouverture des côtes à l'inspiration, lorsque l'air est appelé majoritairement dans ce côté du torse et qu'il en est exprimé pleinement.

Marichyasana III – *posture du sage inversée*

Cette torsion améliore la souplesse de l'épaule, unifie les organes abdominaux et corrige la paresse intestinale. L'exercice doit son nom à Marichi qui, comme Bharadvaja, se distingua par sa grande sagesse.

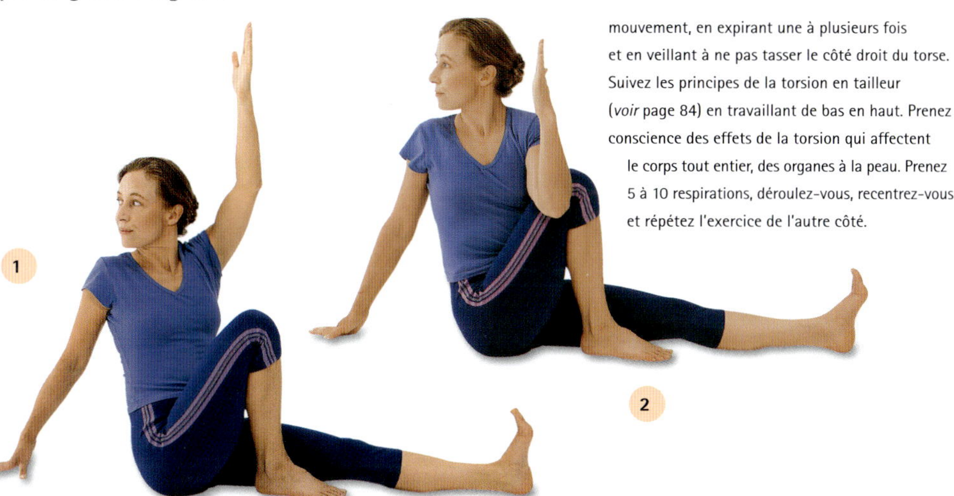

mouvement, en expirant une à plusieurs fois et en veillant à ne pas tasser le côté droit du torse. Suivez les principes de la torsion en tailleur (*voir* page 84) en travaillant de bas en haut. Prenez conscience des effets de la torsion qui affectent le corps tout entier, des organes à la peau. Prenez 5 à 10 respirations, déroulez-vous, recentrez-vous et répétez l'exercice de l'autre côté.

1 Placez-vous en *dandasana*. Repliez la jambe droite en rapprochant le talon de la fesse. Avant d'envisager une torsion, commencez par essayer de vous grandir. Inclinez-vous vers l'arrière, en prenant appui sur la main droite et levez votre main gauche au ciel. Prenez autant de respirations que possible pour tenter de grandir les deux côtés du torse.

2 Cette deuxième étape est capitale. Inclinez-vous en avant et calez l'épaule gauche au niveau de l'extérieur du genou droit, tout en maintenant l'étirement en hauteur. Concentrez-vous sur le

3 Pour achever la posture, tendez le bras droit loin devant de façon à placer l'aisselle à l'avant du genou droit. Faites pivoter tout le bras, à partir de l'épaule, et retournez le pouce. Enroulez le bras autour du genou droit. Saisissez votre poignet gauche dans le dos ou tentez de joindre vos mains en vous aidant d'une ceinture souple. Respirez profondément afin que la pression exercée par la cuisse sur l'abdomen participe à masser les organes.

Équilibres

Une existence bien équilibrée est source

de bien-être. Ainsi une alimentation

équilibrée est synonyme de bonne santé.

Et le juste équilibre entre activité

et sommeil est, lui, garant de notre

bien-être mental. Enfin, l'équilibre

psychique permet de porter un regard

plus ouvert et tolérant sur le monde.

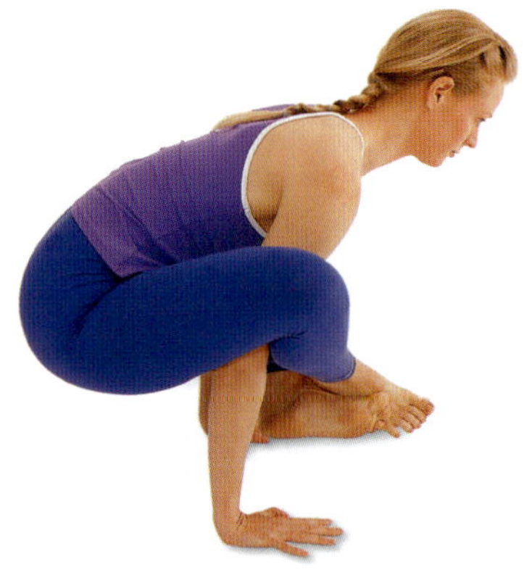

Sur le plan émotionnel, nous nous efforçons de tempérer les émotions extrêmes en cultivant un caractère égal. L'équilibre spirituel permet de concilier nos idéaux et nos actes, en gardant les pieds sur terre. Une croyance spirituelle équilibre et donne du sens à l'existence physique. Être déséquilibré génère en revanche du stress et de multiples problèmes. Votre pratique du yoga est une métaphore de votre existence. Trouver votre équilibre dans une posture revient à trouver votre équilibre au quotidien. Le yoga, en tant que « grand restaurateur d'harmonie », permet de se rapprocher de l'équilibre parfait.

Se tenir sur ses deux pieds fait bien plus que stimuler les hanches. Ces postures nous portent à explorer notre connexion à notre base. En Inde, la fleur de lotus est un symbole de pureté. Elle flotte, tout en haut de sa tige, longue racine pivotante qui s'ancre dans les eaux profondes. À l'image de la fleur de lotus, nous plongeons nos racines dans la terre et nous élançons vers le ciel. Les postures d'équilibre permettent de nous reconnecter avec nos racines et d'éprouver leur force, leur autonomie et leur aptitude à supporter notre croissance.

Certaines postures à priori simples constituent en réalité un défi. Toutes exigent un travail harmonieux du corps et de l'esprit. L'esprit concentré collabore avec le corps en prise parfaite avec la terre. Outre de stimuler la concentration et l'énergie, les postures favorisent la patience. Ne vous hâtez pas. Décidez du nombre de respirations durant lesquelles vous allez maintenir la posture, et tenez-vous à cette décision. Si vous quittez la posture avant, restez serein puis recommencez.

Le travail d'équilibre des bras améliore l'endurance. Ces postures interviennent sur la ceinture scapulaire et permettent de compenser les mauvaises positions acquises au bureau. En fortifiant le haut du corps, les postures d'équilibre redistribuent une tension saine qui allège la mauvaise tension du

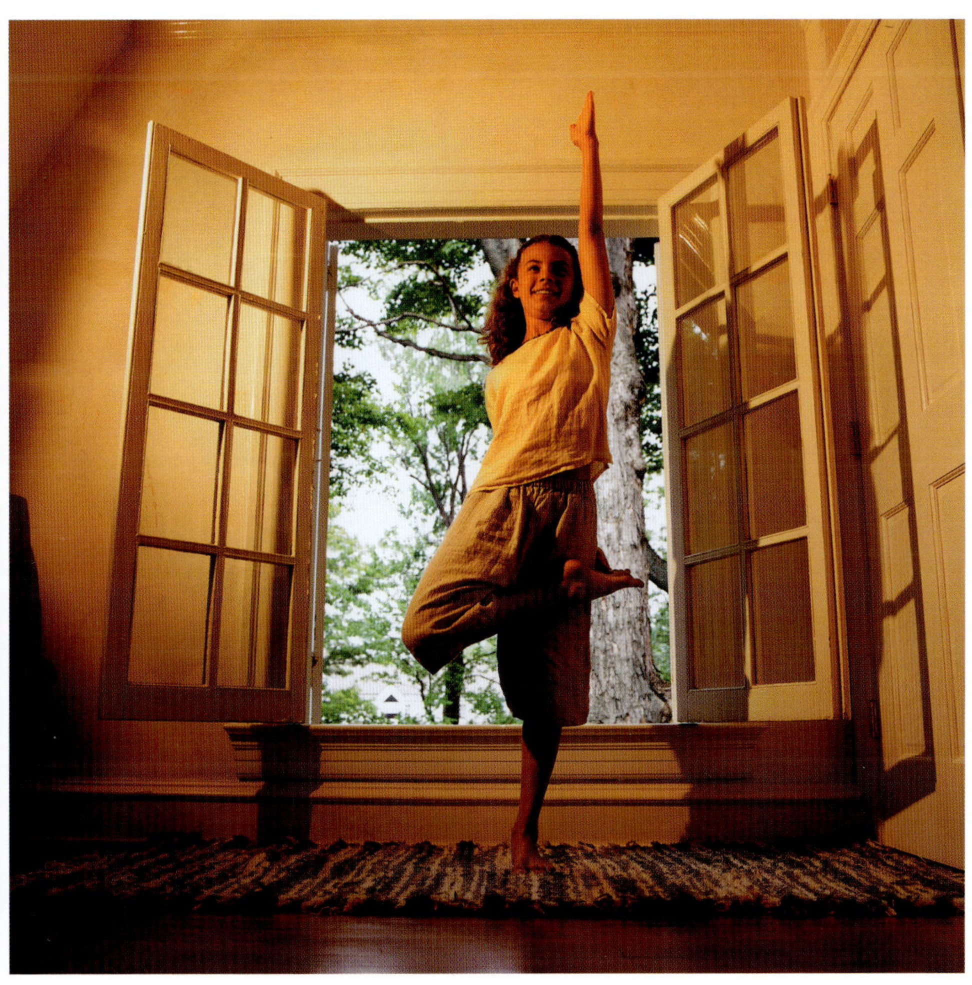

cou. Développer les bras nous permet de mieux embrasser l'existence, que ce soit en prenant ce dont nous avons besoin ou en donnant ce qu'il nous est possible de donner.

Les postures d'équilibre nous apprennent la relaxation en préparation aux autres postures. Essayez de vous stabiliser en équilibre, corps contracté. Les sensations seront totalement différentes de celles qui accompagnent un maintien souple et détendu. Pour vous soutenir, faites travailler le squelette plutôt que de contracter vos muscles. Votre esprit accédant à la sérénité, pleinement concentré et apte à diriger votre corps, votre coordination n'en sera que plus développée. Favoriser l'équilibre physique tend à stimuler l'harmonie mentale.

Ci-dessus : être dans le déséquilibre est source de stress. La pratique du yoga permet de se rapprocher d'un mode de vie équilibré.

Utthita hasta padangusthasana – *étirement des jambes*

Ce type de posture défie parfois la souplesse du corps, mais nous oblige à nous concentrer sur notre faculté à nous maintenir droit. Un excellent exercice !

1 Placez-vous en *tandasana* (*voir* page 43) et ancrez vos talons au sol. Détendez-vous de façon à vous concentrer sur l'exercice, basé sur l'équilibre. Fixez un point devant vous. Fléchissez légèrement la jambe droite et marquez un temps d'arrêt afin que la jambe gauche puisse bien se connecter au sol. Levez la jambe droite et saisissez le genou de la main droite. Main gauche sur la hanche, relevez le sternum de façon à adopter une position bien droite. Étirez le côté droit de la taille en abaissant la hanche droite par rapport à celle de gauche. Plaquez le genou contre le torse et maintenez la posture durant 7 respirations régulières.

2 Ouvrez la jambe droite latéralement. Tournez la tête vers la gauche en regardant droit devant. Si vous maintenez votre genou, hissez-le au niveau de l'aisselle. Si vous maintenez votre orteil (*voir* variante) hissez-le aussi haut que possible. Maintenez la jambe d'appui bien tendue. Effectuez 7 cycles respiratoires. Ramenez la jambe gauche vers l'avant. Lâchez prise et maintenez la jambe tendue en l'air. Abaissez doucement la jambe et répétez l'exercice de l'autre côté.

Variante (A) : jambe tendue
Si la souplesse de vos jarrets le permet, enserrez le gros orteil du pied à l'aide de votre pouce et de l'index puis tendez la jambe face à vous. Équilibrez les deux côtés du torse en abaissant la hanche droite et en exerçant une rotation externe du fémur.

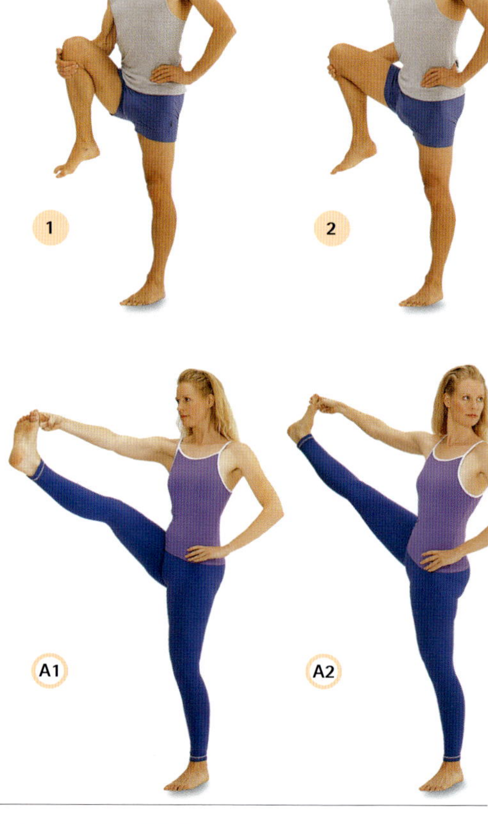

MISE EN GARDE

En cas de grossesse, pratiquez les postures d'équilibre à proximité d'un mur pour éviter les chutes.

CONSEILS

Pour améliorer la souplesse, placez-vous face à une table, un talon sur le plateau. Alignez les hanches en abaissant le côté jambe levée.

Garudasana – *posture de l'aigle*

Cette posture développe concentration et coordination, et soulage les épaules.

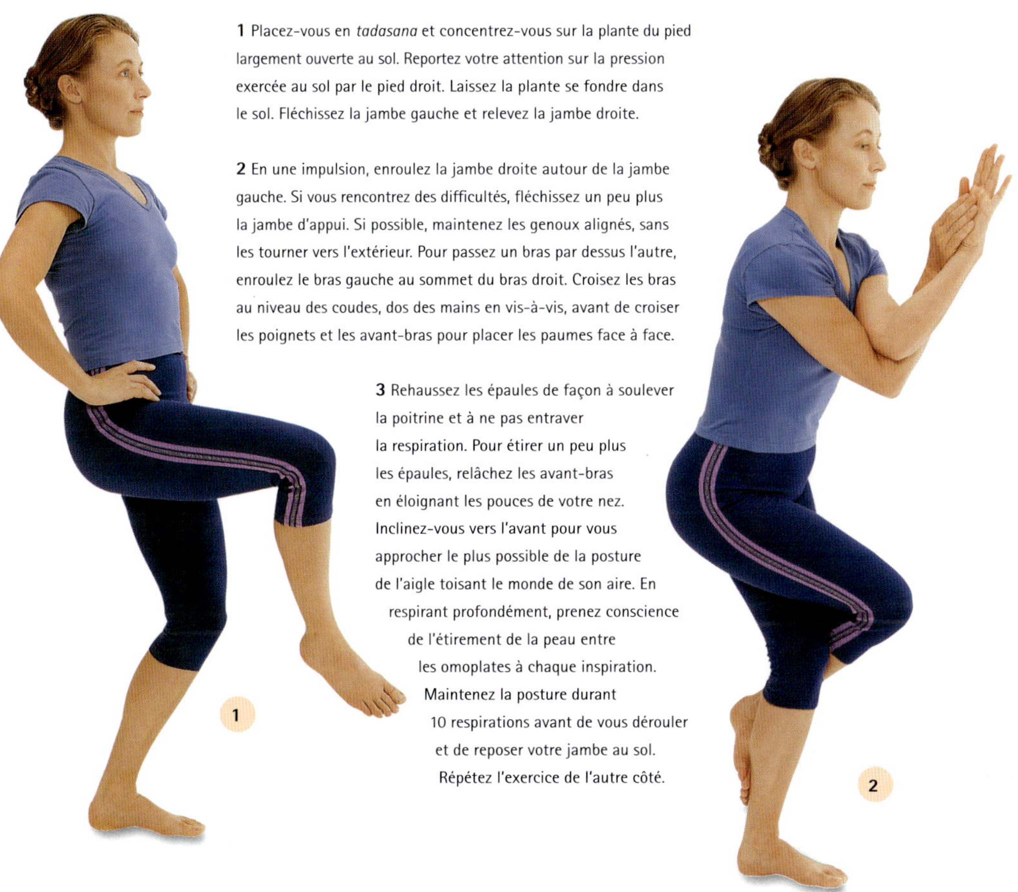

1 Placez-vous en *tadasana* et concentrez-vous sur la plante du pied largement ouverte au sol. Reportez votre attention sur la pression exercée au sol par le pied droit. Laissez la plante se fondre dans le sol. Fléchissez la jambe gauche et relevez la jambe droite.

2 En une impulsion, enroulez la jambe droite autour de la jambe gauche. Si vous rencontrez des difficultés, fléchissez un peu plus la jambe d'appui. Si possible, maintenez les genoux alignés, sans les tourner vers l'extérieur. Pour passez un bras par dessus l'autre, enroulez le bras gauche au sommet du bras droit. Croisez les bras au niveau des coudes, dos des mains en vis-à-vis, avant de croiser les poignets et les avant-bras pour placer les paumes face à face.

3 Rehaussez les épaules de façon à soulever la poitrine et à ne pas entraver la respiration. Pour étirer un peu plus les épaules, relâchez les avant-bras en éloignant les pouces de votre nez. Inclinez-vous vers l'avant pour vous approcher le plus possible de la posture de l'aigle toisant le monde de son aire. En respirant profondément, prenez conscience de l'étirement de la peau entre les omoplates à chaque inspiration. Maintenez la posture durant 10 respirations avant de vous dérouler et de reposer votre jambe au sol. Répétez l'exercice de l'autre côté.

CONSEILS

N'hésitez pas à pratiquer les mouvements du haut et du bas du corps indépendamment avant de les unifier en garudasana.

Virabhadrasana III – *posture du guerrier III*

Laissez votre volonté guerrière envahir votre mental afin de charger le corps en énergie.

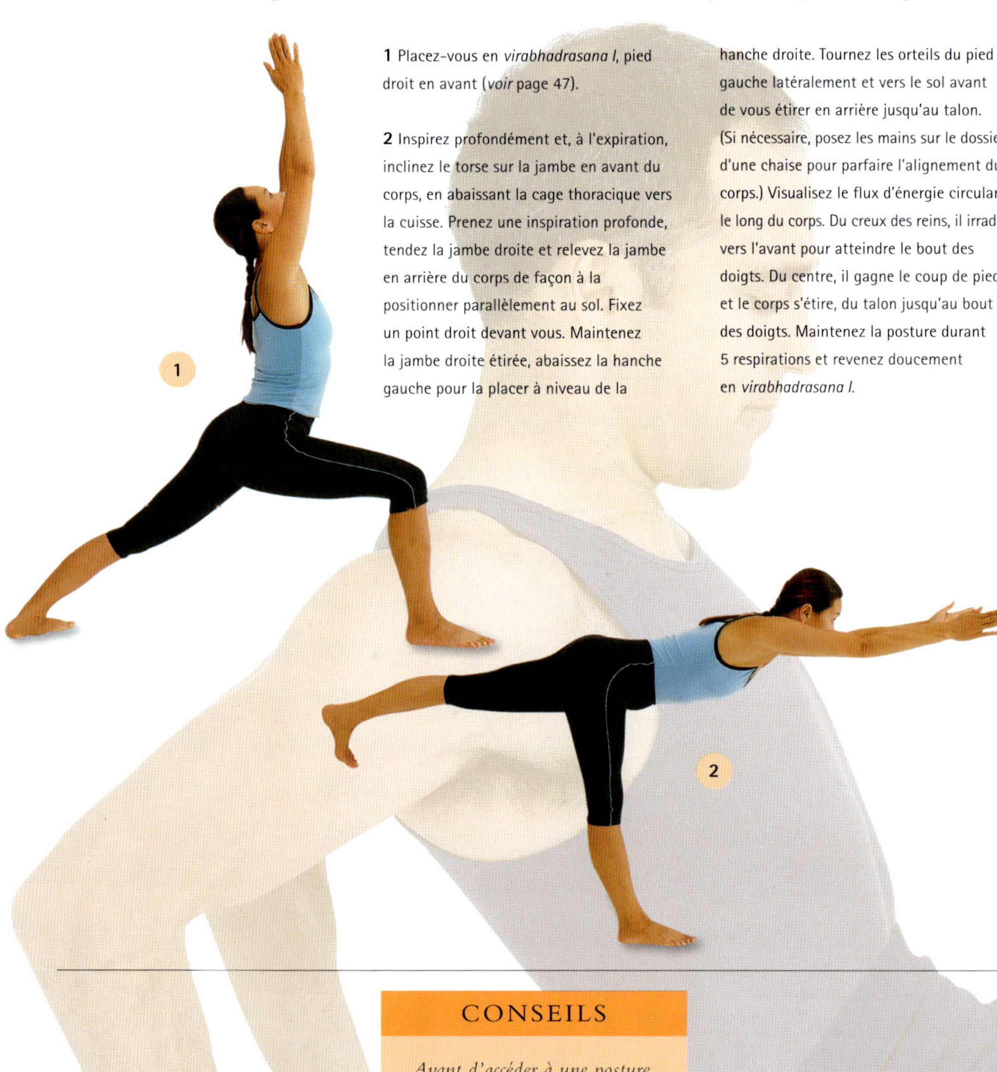

1 Placez-vous en *virabhadrasana I*, pied droit en avant (*voir* page 47).

2 Inspirez profondément et, à l'expiration, inclinez le torse sur la jambe en avant du corps, en abaissant la cage thoracique vers la cuisse. Prenez une inspiration profonde, tendez la jambe droite et relevez la jambe en arrière du corps de façon à la positionner parallèlement au sol. Fixez un point droit devant vous. Maintenez la jambe droite étirée, abaissez la hanche gauche pour la placer à niveau de la hanche droite. Tournez les orteils du pied gauche latéralement et vers le sol avant de vous étirer en arrière jusqu'au talon. (Si nécessaire, posez les mains sur le dossier d'une chaise pour parfaire l'alignement du corps.) Visualisez le flux d'énergie circulant le long du corps. Du creux des reins, il irradie vers l'avant pour atteindre le bout des doigts. Du centre, il gagne le coup de pied et le corps s'étire, du talon jusqu'au bout des doigts. Maintenez la posture durant 5 respirations et revenez doucement en *virabhadrasana I*.

CONSEILS

Avant d'accéder à une posture, fermez les yeux et visualisez-vous dans la posture stabilisée et profonde.

Navasana – *posture de la barque*

Nous apprenons plus des *asanas* qui constituent un défi. Pratiquez *navasana* au quotidien, vous constaterez une augmentation de la force abdominale en quelques semaines.

1 Placez-vous en *dandasana*, inclinez-vous vers l'arrière en prenant appui sur les mains et faites basculer le bassin en avant. Vous ressentez alors la colonne vertébrale se déplacer vers le haut et vers l'avant du corps. L'exercice sollicite les muscles de la région lombaire et ceux placés le long de la colonne vertébrale alors que la poitrine se redresse. Lorsque les muscles abdominaux travaillent, le ventre accuse un léger ballonnement. Exploitez la posture pour exercer une contraction de la sangle abdominale appelée *uddyana bandha*. Comprimez la région du bas-ventre, au-dessus de l'os pubien et sous le nombril, afin d'approcher la colonne vertébrale. En relevant les orteils, cette aspiration vers l'intérieur mettra un terme au ballonnement. Poussez l'exercice en levant les jambes. Poursuivez en maintenant la cambrure des lombaires, poitrine rehaussée avec contraction du bas-ventre. Répétez l'exercice trois fois, en effectuant 5 respirations profondes.

Variante

Augmentez la difficulté en fléchissant les jambes pour avoir les tibias parallèles au sol. Sans arrondir le dos ni affaisser la poitrine, tendez les bras vers les orteils.

2 En fin de posture, remémorez-vous les principes mis en application au début. Tendez les jambes en l'air. Bandez les muscles antérieurs des cuisses en les plaquant aux fémurs, comme si les cuisses rentraient dans le torse. L'exercice vous aidera à ne pas relâcher la poitrine. Sans arrondir le dos ou abaisser la poitrine, tendez les mains en avant et regardez vos gros orteils.

CONSEILS

Les dos robustes pourront s'allonger au sol, bras par-dessus de la tête, et se relever pour la posture finale en un seul mouvement.

Bhujapidasana – *posture d'équilibre sur les bras*

En dépit des apparences, la posture n'exige pas du haut du corps plus de force que vous ne pouvez en donner. Ici, seule la technique prévaut. Avec une vigilance centrée sur la position et un mental positif, vous parviendrez sans mal à tenir l'équilibre.

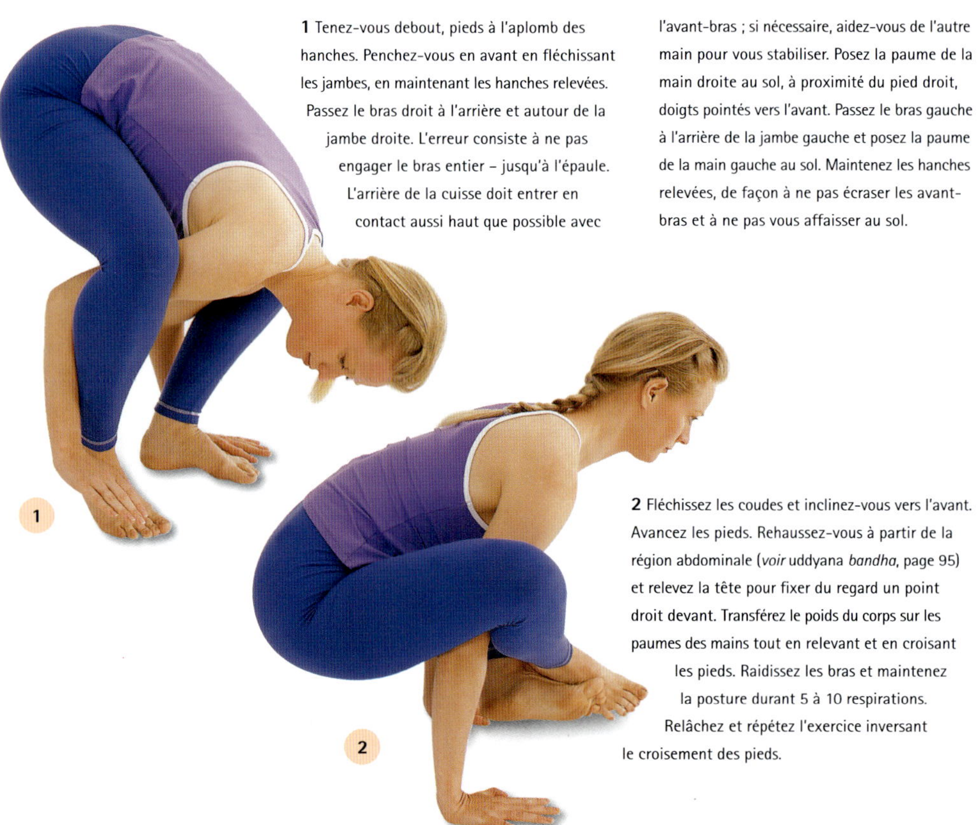

1 Tenez-vous debout, pieds à l'aplomb des hanches. Penchez-vous en avant en fléchissant les jambes, en maintenant les hanches relevées. Passez le bras droit à l'arrière et autour de la jambe droite. L'erreur consiste à ne pas engager le bras entier – jusqu'à l'épaule. L'arrière de la cuisse doit entrer en contact aussi haut que possible avec l'avant-bras ; si nécessaire, aidez-vous de l'autre main pour vous stabiliser. Posez la paume de la main droite au sol, à proximité du pied droit, doigts pointés vers l'avant. Passez le bras gauche à l'arrière de la jambe gauche et posez la paume de la main gauche au sol. Maintenez les hanches relevées, de façon à ne pas écraser les avant-bras et à ne pas vous affaisser au sol.

2 Fléchissez les coudes et inclinez-vous vers l'avant. Avancez les pieds. Rehaussez-vous à partir de la région abdominale (*voir* uddyana *bandha*, page 95) et relevez la tête pour fixer du regard un point droit devant. Transférez le poids du corps sur les paumes des mains tout en relevant et en croisant les pieds. Raidissez les bras et maintenez la posture durant 5 à 10 respirations. Relâchez et répétez l'exercice inversant le croisement des pieds.

CONSEILS

Si vos poignets manquent de force, pratiquez adho mukha svanasana *(voir page 100). Pour contre-étirer les bras après* bhujapidasana, bakasana *ou* adho mukha svanasana, *agenouillez-vous puis posez le dos des mains au sol, doigts vers les genoux. Reculez les hanches de 5 centimètres et ressentez le relâchement des poignets et des avant-bras.*

Bakasana – *posture de la grue*

Cette posture d'équilibre et de puissance muscle le haut du corps et l'abdomen.

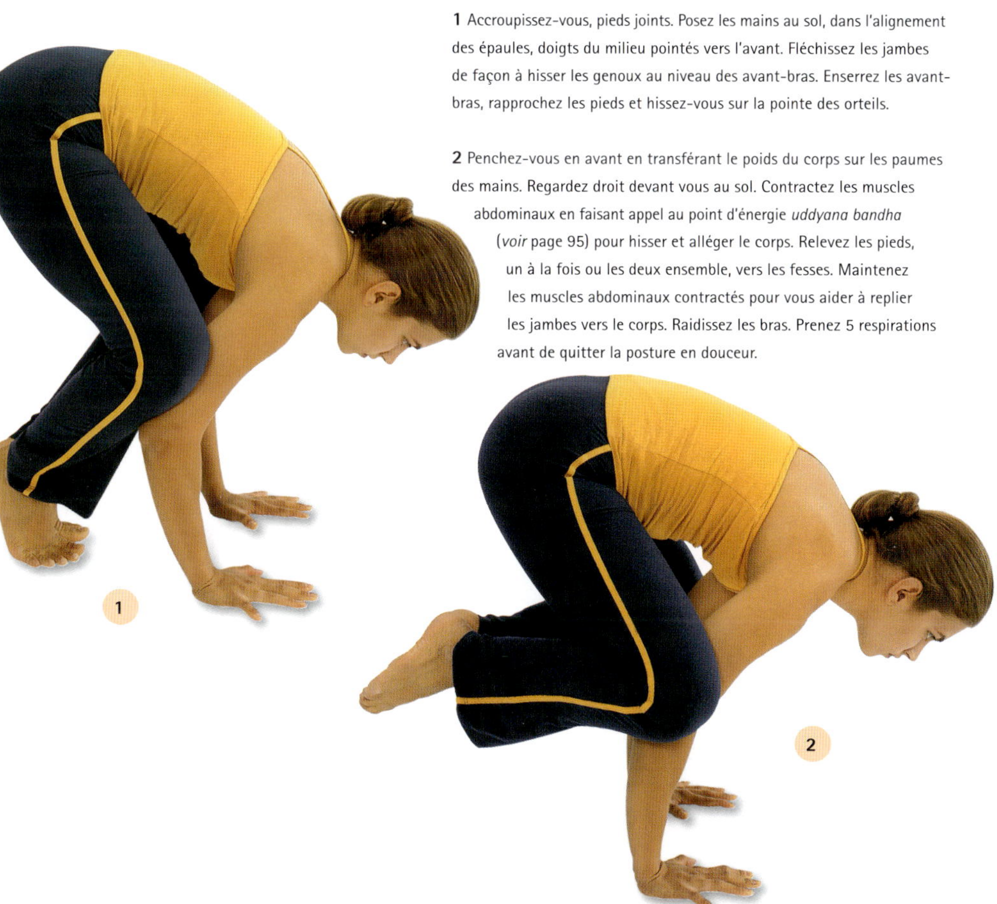

1 Accroupissez-vous, pieds joints. Posez les mains au sol, dans l'alignement des épaules, doigts du milieu pointés vers l'avant. Fléchissez les jambes de façon à hisser les genoux au niveau des avant-bras. Enserrez les avant-bras, rapprochez les pieds et hissez-vous sur la pointe des orteils.

2 Penchez-vous en avant en transférant le poids du corps sur les paumes des mains. Regardez droit devant vous au sol. Contractez les muscles abdominaux en faisant appel au point d'énergie *uddyana bandha* (*voir* page 95) pour hisser et alléger le corps. Relevez les pieds, un à la fois ou les deux ensemble, vers les fesses. Maintenez les muscles abdominaux contractés pour vous aider à replier les jambes vers le corps. Raidissez les bras. Prenez 5 respirations avant de quitter la posture en douceur.

CONSEILS

Lors de la pratique des postures d'équilibre, vous devez décider du nombre de respirations durant lesquelles vous tiendrez les postures et vous y tenir.

Postures inversées

Maintenir une posture dans une relation entièrement inédite avec la gravité exige une certaine stabilité de la posture comme de l'esprit. Les postures inversées stimulent la confiance et participent à apaiser le mental en période de stress.

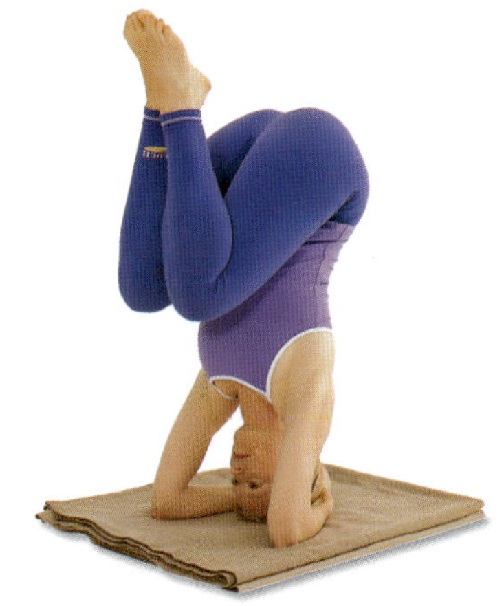

Les postures inversées ont un effet incomparable sur l'équilibre hormonal, une meilleure circulation sanguine tonifiant les glandes endocrines. La posture sur la tête revitalisent l'hypophyse et l'épiphyse, deux glandes aux responsabilités multiples dans le corps. Les postures de la chandelle et de la charrue approvisionnent en sang la thyroïde et la parathyroïde, via la gorge.

Sollicité dans la préservation du système immunitaire et la dissipation des toxines dans les tissus, le système lymphatique tire de nombreux bienfaits des postures anti-gravité. Les vaisseaux lymphatiques ne disposent ni de valves ni de muscles pour les aider à pomper le fluide vital. Ils doivent se contenter d'un flux passif basé sur les changements de position et les mouvements de massage exercés par les muscles environnants. Se tenir tête en bas draine les toxines vers les ganglions lymphatiques. Le fluide lymphatique s'écoule vers le cœur. En assistant ce processus, les postures inversées réduisent les gonflements des jambes et dégagent la voie pour une meilleure circulation sanguine.

Les postures inversées sont assimilées à de l'aérobic, le cœur devant pomper plus activement pour vider les ventricules plus rapidement remplis. Le fonctionnement des organes est encouragé par le changement de position et de circulation, et la paresse intestinale se voit réduite par la modification de la pression sanguine.

En période d'abattement ou de manque d'initiative, il peut être utile de voir le monde sous un autre angle. Relâ-

> *Les postures inversées lavent l'esprit et favorisent la concentration. Le cerveau est plus alimenté en sang.*

cher la pression générée par la réalité – son poids – peut dans un même temps permettre d'alléger l'esprit.

Outre le fait d'être mentalement revitalisantes, les postures inversées ont une action physique positive car elles nettoient et nourrissent les tissus. Ainsi, certains prétendent rester jeunes grâce à elles. Elles pourraient presque laisser croire en la possibilité d'inverser l'horloge de la vie.

En cas d'hypertension, de problèmes de cou, de soucis oculaires, auriculaires ou de fragilité des sinus, du cœur, d'hernie hiatale ou de vertiges, prenez conseil auprès d'un médecin ou d'un professeur de yoga expérimenté.

En période de grossesse, pratiquez en présence d'un maître. Les postures inversées sont déconseillées en période de menstruation puisqu'elles ont tendance à ralentir le flux sanguin. Évitez les postures inversées en cas de migraine au moment de la pratique. Censées apaiser l'esprit et rafraîchir le système, les postures inversées interviennent généralement en fin d'*asanas* et lorsque le corps s'est échauffé avec d'autres postures.

Ci-dessous : se tenir tête en bas purifie et nourrit les tissus. L'effet de ces postures est globalement régénérant.

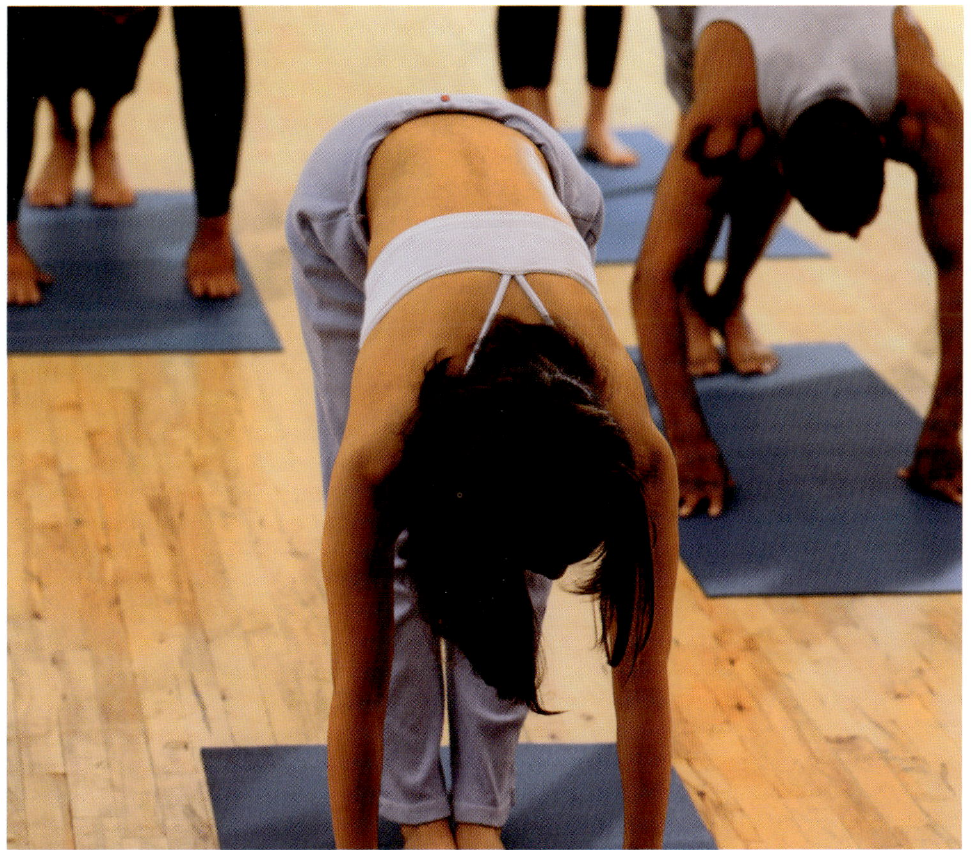

Adho mukha svanasana — *posture du chien tête en bas*

Cette posture est excellente pour étirer et muscler le corps tout entier. Il s'agit d'une flexion avant semi-inversée à associer à une posture debout. Fatiguant en début de pratique, l'exercice se révélera plus reposant à mesure que vous développperez force et souplesse. Si votre dos a tendance à s'arrondir dans la posture du chien tête en bas, exercez-vous en pratiquant la posture du chiot. En vous aidant à ouvrir les épaules sans forcer, la posture pourra être maintenue plus longtemps. En cas de problèmes aux poignets, préférez à la posture complète sa variante plus douce.

1 Mettez jambes et mains au sol, en plaçant ces dernières à environ 15 centimètres à l'avant des épaules. Vérifiez que les majeurs pointent droit devant avant de bien écarter les doigts.

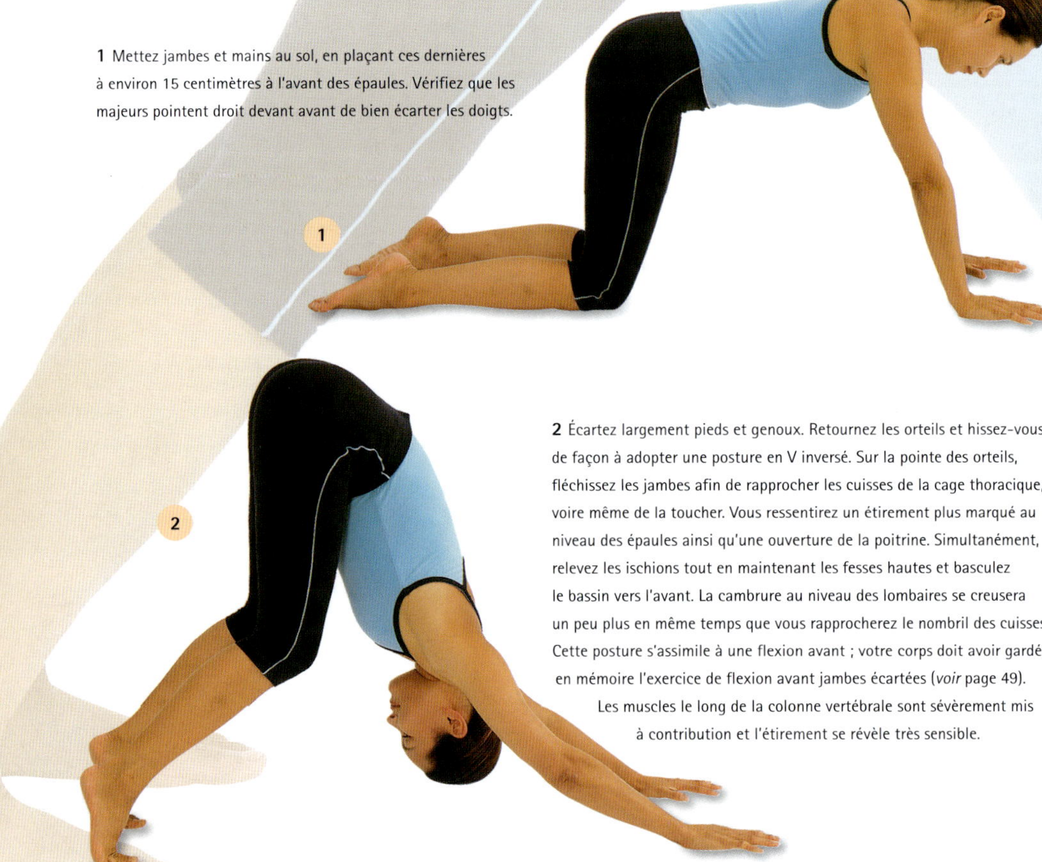

2 Écartez largement pieds et genoux. Retournez les orteils et hissez-vous de façon à adopter une posture en V inversé. Sur la pointe des orteils, fléchissez les jambes afin de rapprocher les cuisses de la cage thoracique, voire même de la toucher. Vous ressentirez un étirement plus marqué au niveau des épaules ainsi qu'une ouverture de la poitrine. Simultanément, relevez les ischions tout en maintenant les fesses hautes et basculez le bassin vers l'avant. La cambrure au niveau des lombaires se creusera un peu plus en même temps que vous rapprocherez le nombril des cuisses. Cette posture s'assimile à une flexion avant ; votre corps doit avoir gardé en mémoire l'exercice de flexion avant jambes écartées (*voir* page 49). Les muscles le long de la colonne vertébrale sont sévèrement mis à contribution et l'étirement se révèle très sensible.

3 Maintenez les hanches à niveau et étirez les jambes. Si vous y parvenez, toute la région comprise entre vos hanches devra être étirée. Pratiquez l'exercice plusieurs fois, sans relâcher votre attention au risque de perdre cette sensation d'élongation au creux des reins. Poursuivez l'exercice en faisant pivoter les pieds de façon à les placer en parallèle – l'intérieur des talons doit s'aligner sur les gros orteils. Tirez les talons vers le sol – à moins que vous ne fassiez preuve d'une grande souplesse tout le long de l'arrière des jambes, vos talons auront tendance à décoller du sol. Répartissez la pression exercée au niveau des paumes des mains et des doigts. Augmentez la distance séparant les avant-bras des oreilles en tournant les bords extérieurs des aisselles l'un vers l'autre. Maintenez la posture durant 10 à 15 respirations. Relâchez-vous dans la posture de l'enfant (*voir* page 29). Détendez les bras. Pour décontracter les poignets, reportez-vous à la page 96.

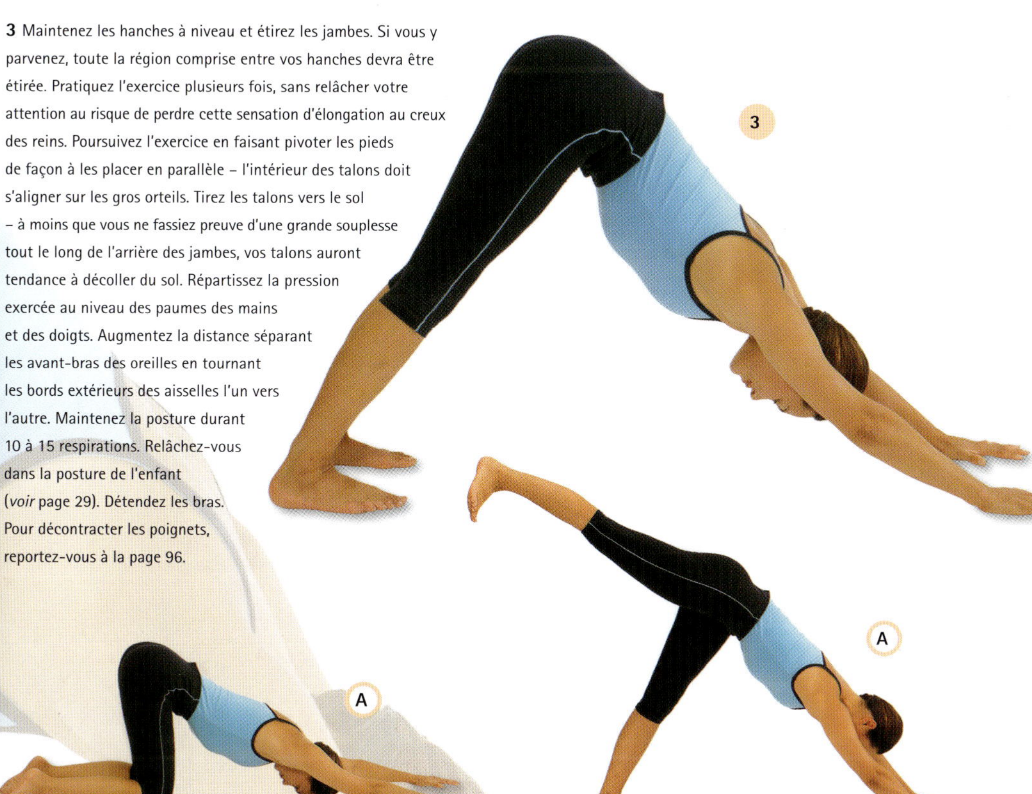

Variante A : posture du chiot
Voici une variante plus douce de la posture du chien tête en bas, pour un étirement bénéfique des épaules. Agenouillez-vous. Tendez les mains loin devant et abaissez le front vers le sol. Placez les genoux dans l'alignement des hanches et relevez les fesses bien haut, loin des talons. Étirez bien le dos à partir du coccyx tout en dirigeant votre énergie de la taille vers les bras.

Variante A : jambe relevée
Pour effectuer une inversion marquée, débutez la posture pieds joints. Tournez les orteils du pied droit vers l'extérieur et relevez la jambe droite. Maintenez les épaules à niveau. Laissez la hanche droite relevée et étirez le dos jusqu'aux talons. Après 5 à 10 respirations, abaissez la jambe et étirez les deux jambes (ou relâchez-vous dans la posture de l'enfant) avant de réaliser l'exercice de l'autre côté.

CONSEILS

Le yoga ne se limite pas à l'exécution de postures et votre pratique ne doit pas s'arrêter là. Intégrez le yoga à votre vie en abordant le quotidien avec conscience et vigilance.

Sirsasana – *posture sur la tête* / sasankasana – *posture du lièvre*

Notre tête pèse environ 4 kg. Le cou ne peut supporter le poids de notre corps renversé que si nous sommes bien préparés. Il est capital d'appréhender l'élévation à travers les épaules et de veiller à l'alignement. Il ne s'agit pas d'une posture pour débutant et je vous recommande de demander le concours d'un maître qui corrigera la position de votre colonne vertébrale. Si vous ne vous sentez pas prêt à la posture sur la tête, optez pour celle du lièvre.

La posture sur la tête est un classique du yoga, souvent la première des postures à laquelle pense celui qui aborde le sujet. L'ironie veut que la tête soit justement ignorée dans l'exécution de la posture. Si vous abordez cette posture pour satisfaire votre ego, cela ne signifie pas que votre corps est prêt à suivre.

La posture doit s'inscrire dans une pratique quotidienne et raisonnée, lorsque le corps est chaud. Avant d'aller plus loin, visualisez votre corps, reposant calmement et en équilibre parfait.

1 La posture doit toujours être pratiquée sur une surface rembourrée à l'aide de couvertures repliées par exemple. Installez la couverture à proximité d'un mur, ou dans un angle de la pièce. Agenouillez-vous devant la couverture. Jugez de l'écartement des coudes en posant les avant-bras sur la couverture, puis en les écartant légèrement sans dépasser l'alignement des épaules. Formez le triangle de support de la posture en croisant les doigts. Les jointures des doigts doivent se retrouver à 5 centimètres du mur.

2 Pour réaliser la posture en toute sécurité, l'essentiel est de hisser le corps à partir des coudes jusqu'aux épaules. Pieds joints, placez-vous sur la pointe des orteils et tendez les jambes de façon à adopter une position en V inversé. Hissez le corps en prenant appui sur les coudes et en remontant les épaules vers les hanches. Le mouvement éloigne les épaules des oreilles tout en redressant la tête par rapport au sol. Si vous ne parvenez pas à remonter la tête, inutile de poursuivre ! Travaillez la souplesse des épaules et/ou leur résistance avant de vous lancer. Pour la souplesse des épaules, pratiquez l'exercice détaillé page 73, mais aussi *gomukhasana* (*voir* page 68) ou encore *garudasana* (*voir* page 93). Pour développer la force des bras, pratiquez la posture du chien tête en bas (*voir* page 100).

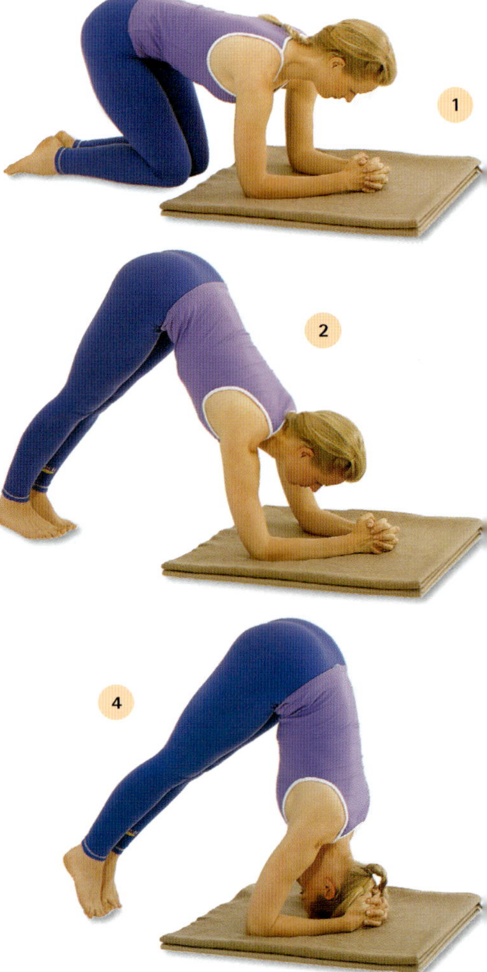

3 Posez les genoux au sol et calez la tête entre vos doigts croisés. Pour aligner correctement la nuque, ne posez que le sommet de la tête au contact du sol. Hissez les genoux en exerçant une pression modérée au niveau de la tête. Ancrez les coudes au sol, répartissez le poids du corps sur les côtés des paumes des mains au sol et hissez les épaules vers les hanches. Si vous ne parvenez pas à minimiser la pression exercée au sommet du crâne, ne changez pas de position à l'étape suivante. Gagnez en maîtrise en travaillant un peu plus la préparation avant de poursuivre.

4 Une fois l'exercice assimilé, ramenez les pieds en arrière autant que possible, jusqu'à ce que naturellement vous ressentiez le besoin de les dresser en l'air. Jambes fléchies, talons rapprochés du fessier, commencez à hisser les pieds. Ne relevez pas les jambes d'un coup. Appliquez les conseils suivants pour maintenir un parfait alignement. Hissez-vous progressivement à partir des coudes, jusqu'aux hanches, en passant par les épaules.

5 Si vous réussissez à rester en équilibre, sans un mur pour vous retenir, maintenez les jambes fléchies et redressez les cuisses de façon à pointer les genoux vers l'avant. Vos talons sont encore proches des fesses. Tendez les jambes vers le haut. Si vous travaillez à proximité d'un mur, tendez les jambes et étirez-vous vers le haut jusqu'à la pointe des pieds.

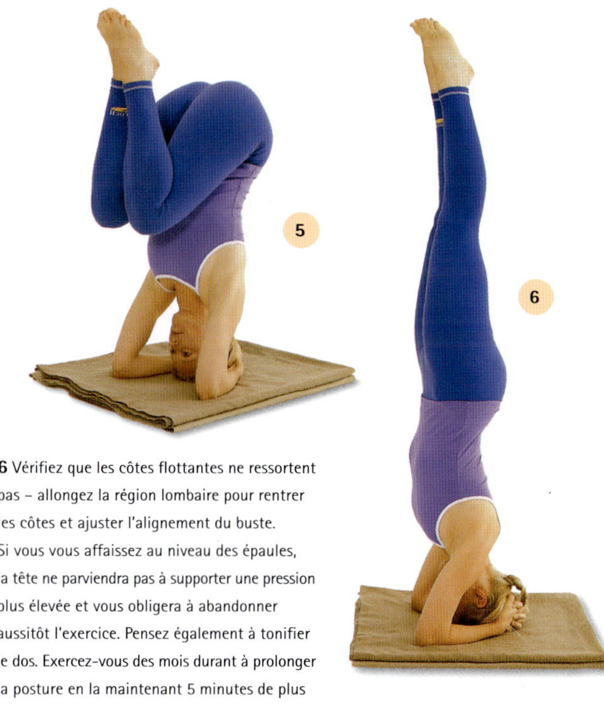

6 Vérifiez que les côtes flottantes ne ressortent pas – allongez la région lombaire pour rentrer les côtes et ajuster l'alignement du buste. Si vous vous affaissez au niveau des épaules, la tête ne parviendra pas à supporter une pression plus élevée et vous obligera à abandonner aussitôt l'exercice. Pensez également à tonifier le dos. Exercez-vous des mois durant à prolonger la posture en la maintenant 5 minutes de plus à chaque fois. Quittez la posture en inversant les mouvements effectués pour hisser le corps à la verticale. Relâchez-vous en pratiquant la posture de l'enfant, suivie de la posture de la chandelle.

MISE EN GARDE

Les postures sur la tête, posture de la chandelle, *halasana* et *karnapidasana* sont déconseillées en période de menstruation et en cas de problèmes auriculaires ou oculaires, tels décollement de la rétine ou glaucome. En présence de problèmes cardiaques, d'hypertension, d'anciennes blessures au cou ou pendant la grossesse, demandez conseil à un maître.

Variante A : posture du lièvre

Il s'agit d'une variante plus douce que la posture sur la tête. Placez-vous dans la posture de l'enfant (*voir* page 29). Saisissez des mains les côtés des pieds. Relevez les fesses, inspirez et roulez la tête de façon à poser le sommet du crâne au sol. Sur l'expiration, relâchez-vous dans la posture de l'enfant. Répétez l'exercice cinq fois.

Sarvangasana – *posture de la chandelle*

Cette posture d'apaisement équilibre le système hormonal. À pratiquer quotidiennement.

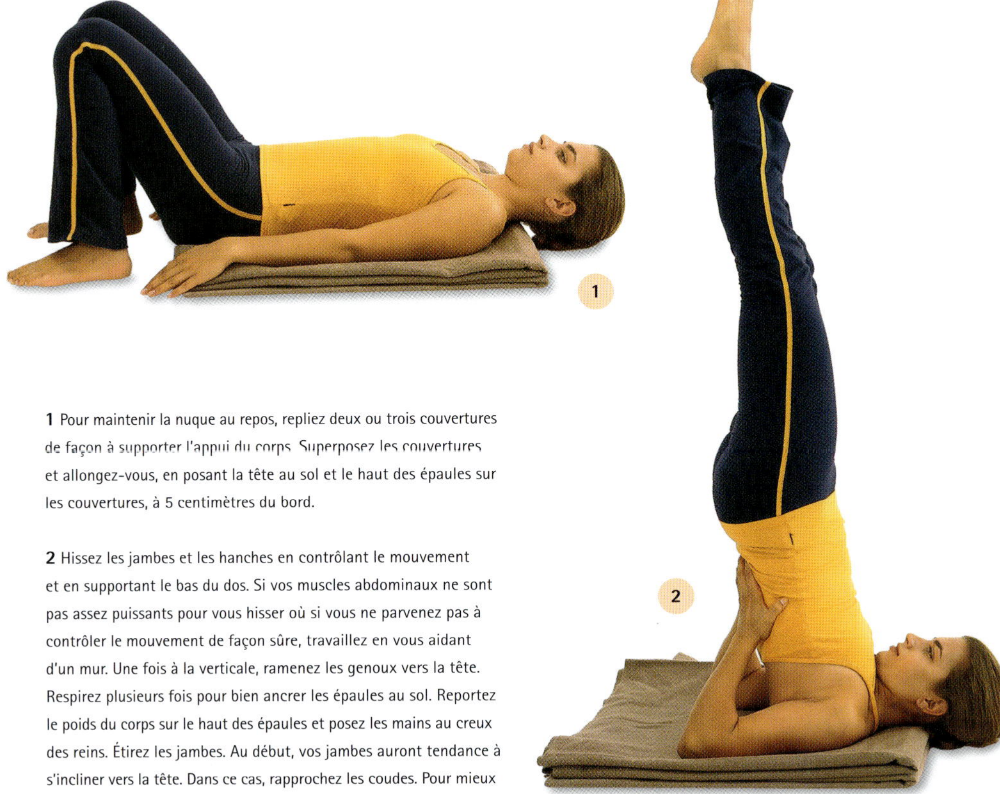

1 Pour maintenir la nuque au repos, repliez deux ou trois couvertures de façon à supporter l'appui du corps. Superposez les couvertures et allongez-vous, en posant la tête au sol et le haut des épaules sur les couvertures, à 5 centimètres du bord.

2 Hissez les jambes et les hanches en contrôlant le mouvement et en supportant le bas du dos. Si vos muscles abdominaux ne sont pas assez puissants pour vous hisser où si vous ne parvenez pas à contrôler le mouvement de façon sûre, travaillez en vous aidant d'un mur. Une fois à la verticale, ramenez les genoux vers la tête. Respirez plusieurs fois pour bien ancrer les épaules au sol. Reportez le poids du corps sur le haut des épaules et posez les mains au creux des reins. Étirez les jambes. Au début, vos jambes auront tendance à s'incliner vers la tête. Dans ce cas, rapprochez les coudes. Pour mieux supporter le bas du dos, plaquez la paume des mains directement sur la peau, plutôt que sur les vêtements. Travaillez simultanément à réduire le pli formé au sommet des cuisses, à la jonction du torse. Visualisez le flux d'énergie circulant des cuisses aux talons.

3 Maintenez la tête bien droite, sans la tourner d'un côté ou de l'autre. Si en apparence il semble que la nuque supporte à elle seule tout le poids du corps, les muscles de cette région du corps doivent pourtant rester relativement détendus. Si possible, demandez à un ami de vérifier que les muscles de votre nuque ne sont pas trop contractés. Toute rougeur à ce niveau ou la moindre douleur vous obligerait à quitter la posture. Prenez le temps de vous placer dans la posture, entre 1 à 10 minutes selon votre préparation.

4 *Halasana* ou *karnapidasana* (*voir* pages 106 et 107) peuvent succéder à la posture de la chandelle. Pour quitter la posture, mettez vos muscles abdominaux à contribution et descendez progressivement. Écartez les couvertures et allongez-vous sur le dos. Relâchez la nuque en tournant la tête d'un côté et de l'autre. La région lombaire et les organes abdominaux communiqueront des sensations différentes : une torsion et une flexion avant rétabliront l'équilibre. Commencez la séance en pratiquant *matsyasana* pour détendre la nuque. Repliez les genoux vers la poitrine et roulez d'un côté et de l'autre. Faites suivre par une torsion couchée (*voir* page 86) et la posture de la demi-pince (*voir* page 61), conseillées après la posture de la chandelle. Pratiquez *paschimottanasana* (voir page 63), puis *savasana* (voir page 30).

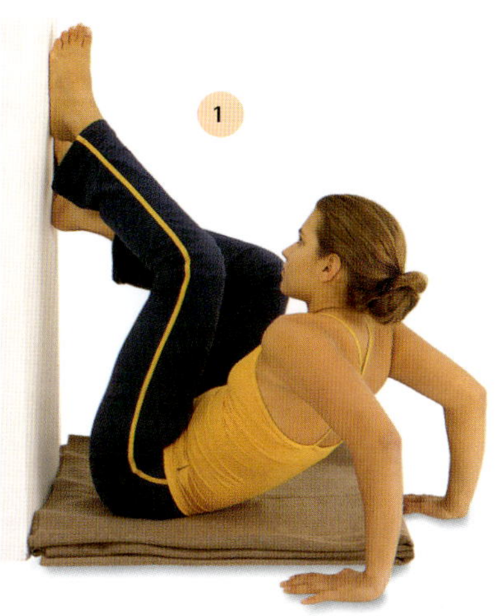

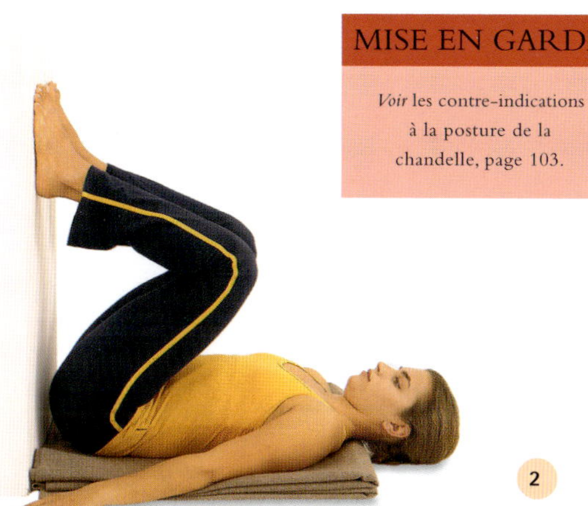

Posture de la chandelle contre un mur

Un exercice plus progressif qui vous aidera à vous hisser et à vous familiariser avec la posture de la chandelle.

1 Installez-vous sur des couvertures repliées, légèrement à l'écart du mur – sachant que la tête doit reposer au sol et les épaules au sommet des couvertures, à vous de trouver la position permettant d'allonger tout le torse. Si vous disposez d'un tapis de sol antidérapant, placez-le sur les couvertures. Asseyez-vous dessus, à proximité du mur. Prenez appui sur les bras et remontez progressivement les jambes en arrondissant le dos pour vous allonger sur le tapis.

2 Si vous avez trouvé l'emplacement idéal, votre tête doit reposer au sol, le sommet des épaules à 5 centimètres du bord des couvertures et les fesses contre le mur. Levez la tête et vérifiez que votre corps soit perpendiculaire au mur.

3 Vous êtes prêt à vous hisser ! Jambes fléchies, plaquez les pieds au mur et relevez les hanches. Maintenez le bas du dos et redressez-vous en rapprochant les hanches de l'aplomb des épaules. Si vous préférez, tendez une jambe après l'autre en maintenant un pied contre le mur. Une fois les deux jambes tendues contre le mur, éloignez une jambe après l'autre du mur en les ramenant vers la tête. Quittez la posture en inversant les mouvements effectués pour hisser le corps.

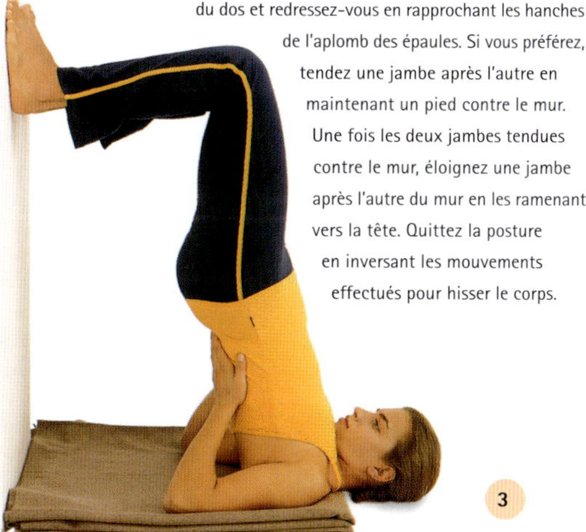

CONSEILS

Quelques variantes permettront de garder l'esprit alerte dans la posture de la chandelle. Abaissez un pied au sol tout en maintenant la jambe fermement tendue vers l'avant. Autre option, joignez les plantes des pieds et ouvrez les genoux dans une sorte de posture du cordonnier à l'envers, jambes ouvertes en un large V.

Halasana – *posture de la charrue*

Si la posture de la chandelle ne vous pose pas de problème, poursuivez avec cette posture.

Ses effets et les contre-indications sont identiques à ceux de la posture de la chandelle.

1 À partir de la posture de la chandelle, faites basculer les jambes à l'arrière de la tête. N'étirez pas trop la nuque en pointant les orteils pour toucher le sol. Si vous n'y arrivez pas, reposez les orteils sur un support plus haut, comme une chaise par exemple, placée à quelques centimètres à l'arrière de la tête. Si vous n'utilisez pas de support, continuez à soutenir le dos à l'aide de vos mains.

2 Une fois vos orteils au repos, étirez les bras le long du sol. Ce mouvement vous permettra de vous enrouler un peu plus sur le haut des épaules et à creuser un peu plus la flexion avant tête en bas. Croisez les mains et accentuez la posture en étirant les bras et les jambes dans des directions opposées. Concentrez-vous pour maintenir la posture durant 5 minutes. Supportez les cuisses à l'aide d'une chaise (*voir* page 115), la posture vous paraîtra plus reposante.

3 Quittez la posture en douceur, en sollicitant les muscles abdominaux pour ramener et abaisser les deux jambes au sol. Se reporter à la posture de la chandelle pour les *asanas* complémentaires.

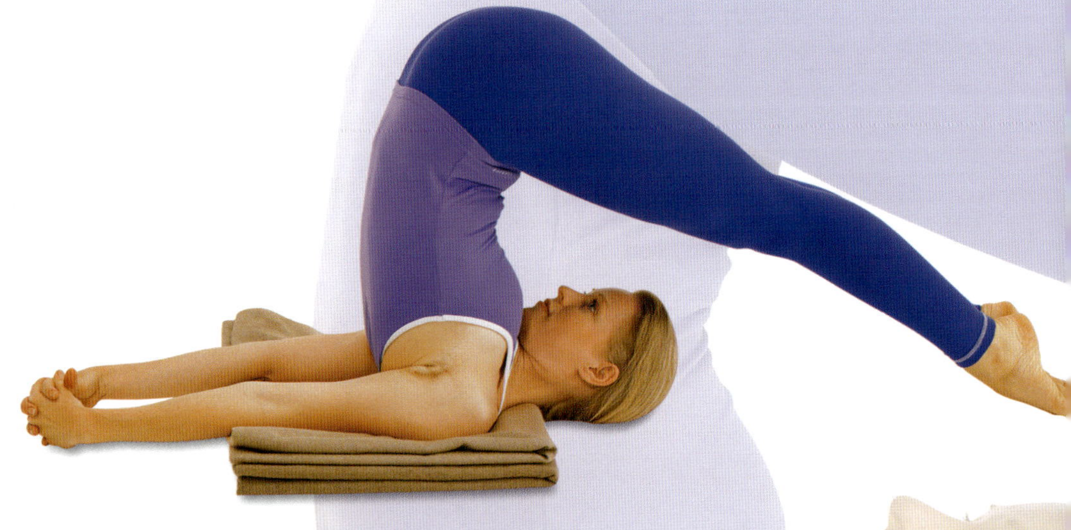

Roulades – *de halasana à paschimottanasana*
Rien de tel qu'une roulade entre *halasana* et *paschimottanasana* pour masser les muscles de la colonne vertébrale. Si la posture de la charrue ne vous pose aucun problème, allongez-vous sur un support rembourré et faites appel à une petite impulsion et à beaucoup de force abdominale pour rouler lentement d'une posture à l'autre. Inspirez en roulant pour vous placer en *halasana*, expirez pour vous placer en *paschimottasana*.

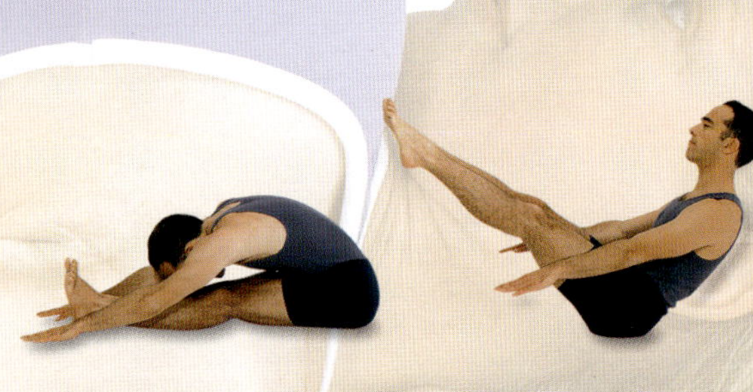

Karnapidasana – *posture genoux contre oreilles*

Recroquevillez-vous en position fœtale après les postures de la chandelle et de la charrue.

Si la posture de la charrue ne vous pose pas de problème, pratiquez cet étirement vers l'avant. Commencez par installer des couvertures repliées au sol puis allongez-vous et rapprochez les genoux de la tête. Si vos genoux ou le sommet de vos pieds ne touchent pas le sol, surélevez les jambes à l'aide d'un support ou rentrez les orteils. Accentuez la posture en étirant les bras au sol et en croisant les doigts. Si vos genoux touchent le sol, repliez les bras à l'arrière des genoux. Maintenez la posture durant 10 à 20 respirations avant de revenir en *halasana*.

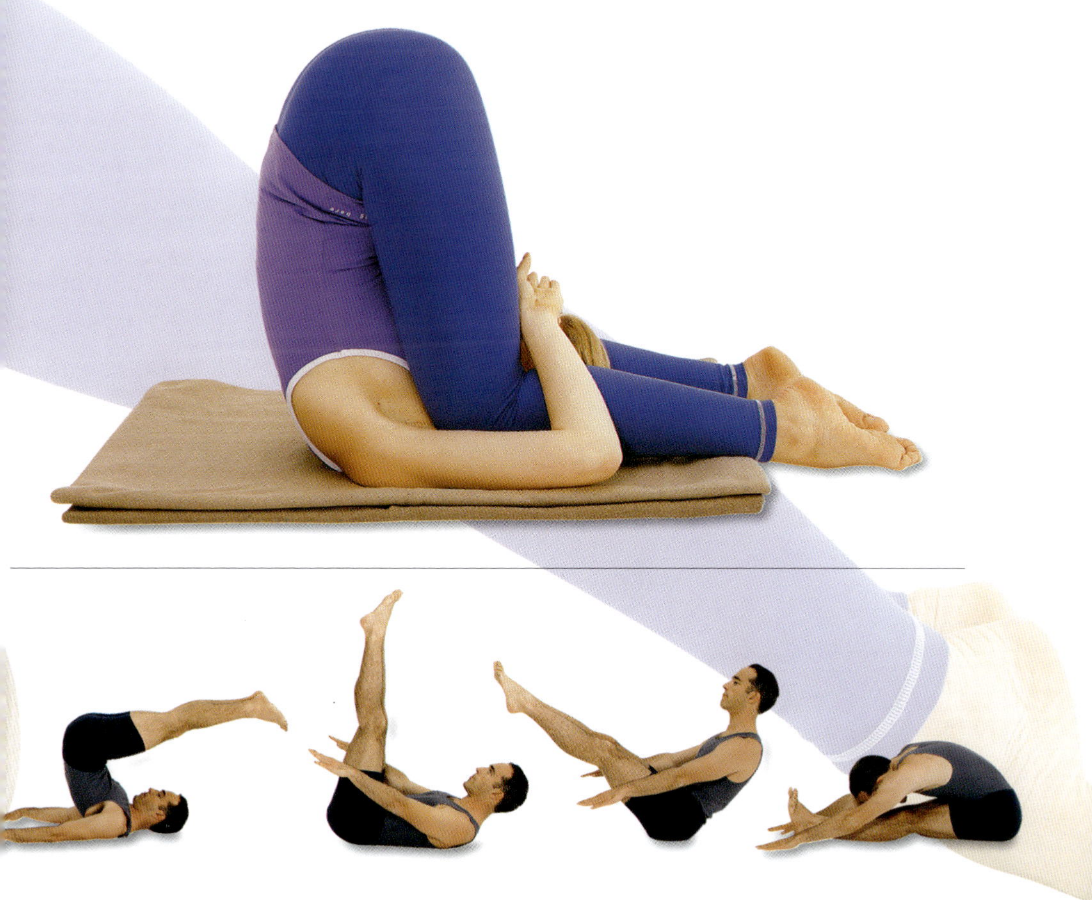

Yoga dynamique

La salutation au soleil est un ensemble

de postures échauffant le corps et activant

le cœur. Absorbé dans l'harmonisation

du mouvement et de votre respiration,

vous étirez et renforcez vos muscles,

développant ainsi endurance, coordination

et confiance. Il existe une série de variantes

à *surya namaskar*, en fonction des aptitudes

de chacun ; demandez conseil à votre

professeur si nécessaire.

Le soleil s'impose comme le symbole de cette lumière intérieure brillant en chacun de nous. Le salut est un exercice de respect profond envers cette lumière ; les mouvements d'enroulement et de déroulement sont un hommage à la création. L'exécution fluide et gracieuse d'un mouvement par respiration devient méditation en mouvement. Démarrez votre pratique avec trois cycles et finissez avec six, en offrant chaque respiration au ciel, comme dans une prière. Puis écoutez votre corps : quelle posture sollicite-t-il ?

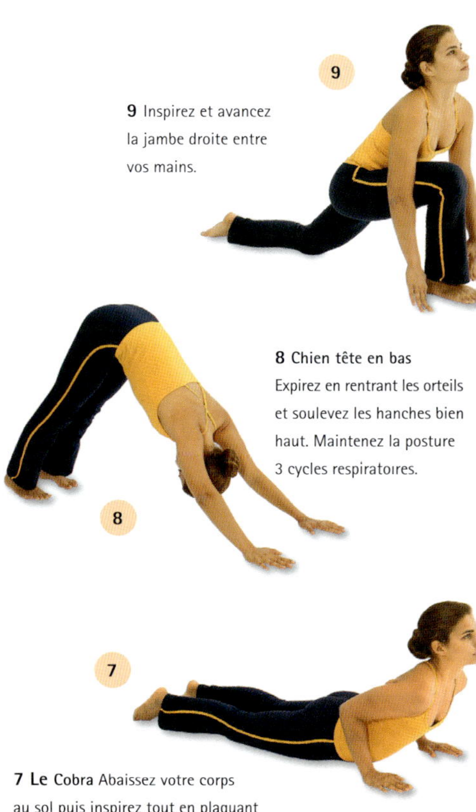

9 Inspirez et avancez la jambe droite entre vos mains.

8 Chien tête en bas Expirez en rentrant les orteils et soulevez les hanches bien haut. Maintenez la posture 3 cycles respiratoires.

7 Le Cobra Abaissez votre corps au sol puis inspirez tout en plaquant les mains au sol pour relever le torse dans la posture du cobra.

CONSEILS

Prenez le temps de ressentir votre progression en retenant les postures durant plusieurs respirations lentes. En salutation au soleil, pratiquez ujjayi, *le souffle victorieux, (voir page 131).*

Surya namaskar – *salutation au soleil*

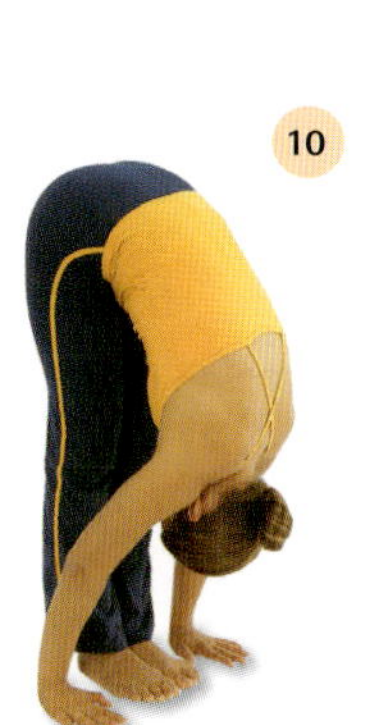

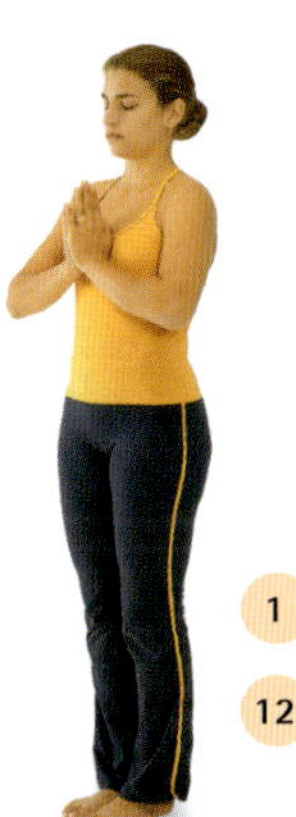

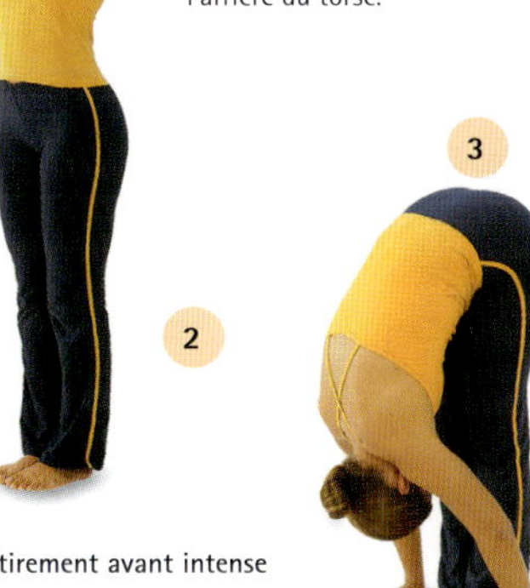

DÉPART

1 Posture de la montagne Mains jointes, ancrez-vous au sol par les pieds et ressentez la connexion avec la terre à travers la plante des pieds.

2 Inspirez, bras au ciel
L'avant du torse s'allonge, allongez tout autant l'arrière du torse.

10 Étirement avant intense
Expirez en avançant la jambe gauche puis penchez-vous entièrement sur vos jambes. Si celles-ci sont droites, plaquez les mains au sol.

11 Activez les muscles des cuisses et de l'abdomen, tout en inspirant en direction du ciel. Soulevez-vous pleinement à partir des hanches, excepté les épaules.

ARRIVÉE

12 Expirez et ramenez les bras en posture de la montagne avant d'entamer l'exercice de l'autre côté.

3 Étirement avant intense
Expirez et penchez-vous vers la terre.

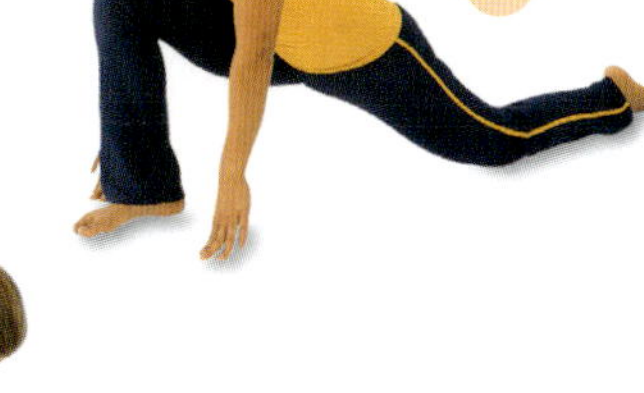

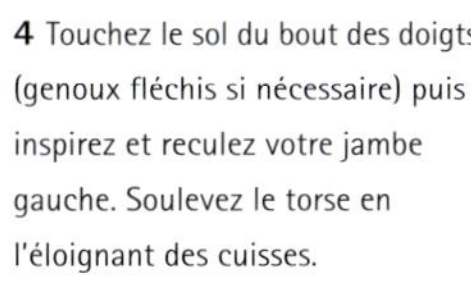

4 Touchez le sol du bout des doigts (genoux fléchis si nécessaire) puis inspirez et reculez votre jambe gauche. Soulevez le torse en l'éloignant des cuisses.

6 Tout en continuant d'expirer, avancez les épaules devant les poignets, de façon à ce que les coudes forment un angle droit quand vous abaisserez le corps à 5 centimètres du sol.

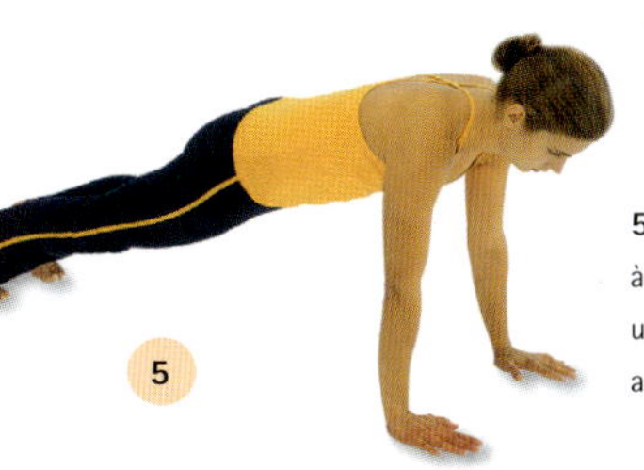

5 Expirez et alignez les pieds à la verticale, formant ainsi une ligne droite des talons aux épaules.

Yoga fortifiant

Les postures fortifiantes sont apaisantes pour le système nerveux. Grâce au support, les étirements s'exécutent en toute sécurité, permettant de rester dans la posture plus longtemps. Les postures fortifiantes aident à se recharger en énergie.

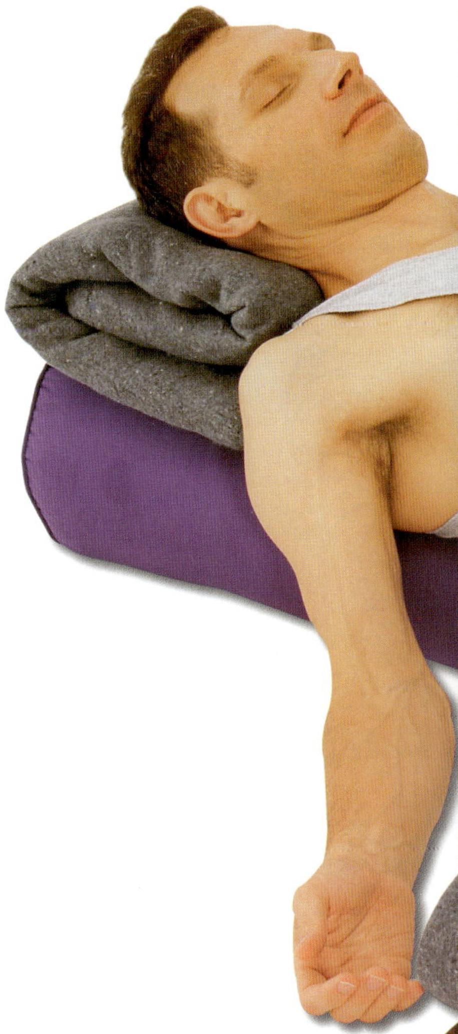

Ce type de postures est idéal pour faire le plein d'énergie en cas de maladie chronique ou pour se constituer des réserves dans lesquelles nous puiseront en période de grande lassitude. La relaxation en *shavasana* (*voir* page 30), la posture de l'enfant (*voir* page 29) et le debout roulé (*voir* page 38) sont également des pratiques fortifiantes. Intégrez ces postures à votre pratique courante, soit en les exécutant quelques jours par mois (surtout en période d'ovulation pour les femmes), soit en inscrivant une ou deux postures dans des séances plus actives. Trouvez le bon accessoire dans la maison en faisant preuve d'imagination : utilisez coussins du canapé, couvertures, chaises, ceintures souples du type des ceintures de peignoirs. Un masque oculaire permettra en outre de se couper des sollicitations sensorielles.

Supta konasana – *posture en angle avec support*

Cette posture ouvre le bassin, soulage les dysfonctionnements menstruels et stimule le système digestif. Pour s'abandonner dans une sérénité absolue à la posture, utilisez plusieurs couvertures pliées.

Prenez un traversin ou pliez des couvertures pour former un support plus long que votre torse. Asseyez-vous à l'une des extrémités de ce support et joignez les plantes des pieds, talons dirigés vers l'aine. Allongez-vous sur le traversin et placez un coussin supplémentaire sous votre tête, ainsi plus haute que le cœur. Laissez les genoux s'abaisser latéralement et utilisez oreillers ou couvertures repliées à hauteur égale pour supporter vos cuisses. Trouvez le juste équilibre entre ouverture des hanches et bien-être : si l'étirement devient trop extrême, il vous sera difficile de vous détendre. Si nécessaire, couvrez-vous. Posez les bras ouverts d'un côté et de l'autre, paumes vers le haut. Si vos coudes ne viennent pas naturellement toucher le sol, utilisez serviettes ou couvertures en guise de supports pour les avant-bras. Fermez les yeux ou couvrez-les et reposez-vous 5 à 10 minutes. Tout en vous redressant, étirez-vous vers l'avant en posture de l'enfant, ou en une variante, gros orteils joints, genoux écartés et bras tendus devant vous.

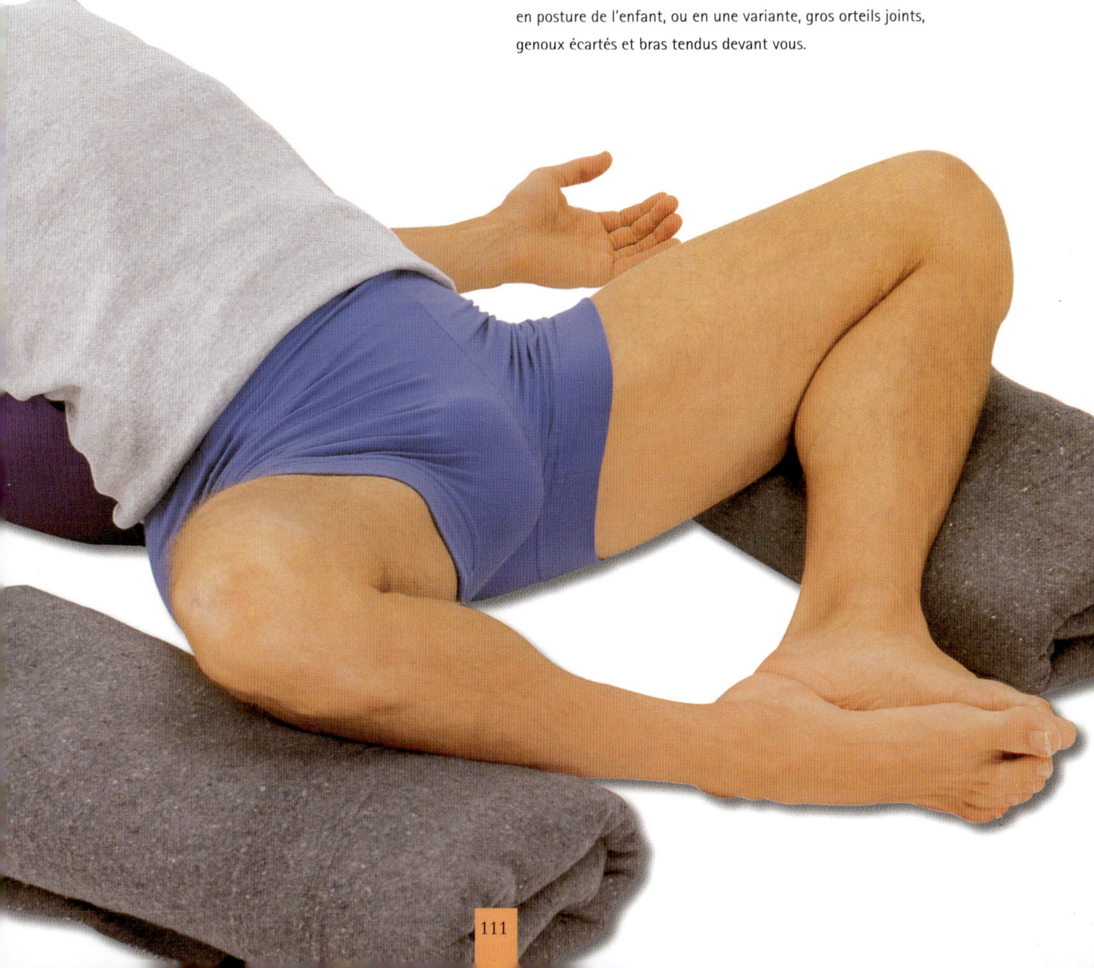

Flexion avant avec chaise

Le principe peut s'appliquer à différentes flexions avant, comme *trianga mukkhaikapada*, *paschimottanasana*, *janu sirsasana*, *ardha baddha padma paschimottanasana*, *baddha konasana* et *paschimottanasana*.

Asseyez-vous au bord d'une couverture repliée, jambes largement écartées. Posez une deuxième couverture sur l'assise de la chaise. Poussez la chaise face à vous, suffisamment loin pour pouvoir la toucher du front en vous penchant en avant. Pour maintenir la poitrine bien ouverte, tendez les bras jusqu'à saisir l'arrière de l'assise ou le dossier de la chaise – cherchez la position la plus confortable pour vous. En cas d'étirement trop intense, installez des coussins sur la chaise pour rehausser le front. Maintenez la position jusqu'au relâchement du corps, avant d'avancer un peu plus la chaise pour accentuer l'étirement. Les plus souples pourront poser le front sur un simple coussin. La légère pression exercée sur le front participe à détendre le lobe frontal, pour mieux calmer l'esprit et apaiser l'âme. Après cette variante d'*upavista konasana*, pratiquez deux torsions. Faites pivoter le torse du côté d'une jambe, placez la chaise à ce niveau et penchez-vous en avant pour poser le front sur la chaise. Maintenez chaque flexion avant 1 à 2 minutes.

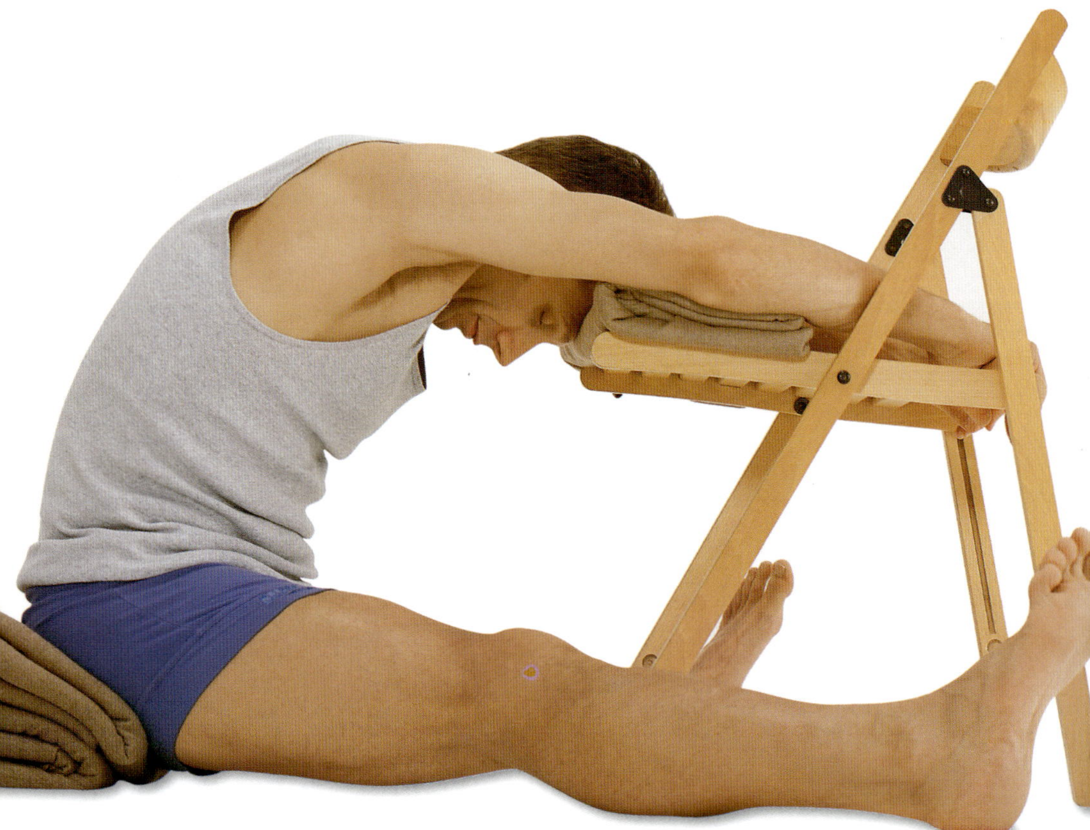

Viparita karani – *posture de la demi-chandelle*

En tant que *mudra* (*voir* page 138), *viparita karani* intervient pour verrouiller l'énergie vitale dans le corps. Sachez apprécier les bienfaits d'une posture inversée sans l'effort induit par la stabilisation. Pour soulager les gonflements des jambes après une journée intense, ou pour apaiser les douleurs dues aux varices, pratiquez la posture 10 minutes chaque jour. Pour une femme, en période d'ovulation, oubliez le traversin et allongez-vous à même le sol.

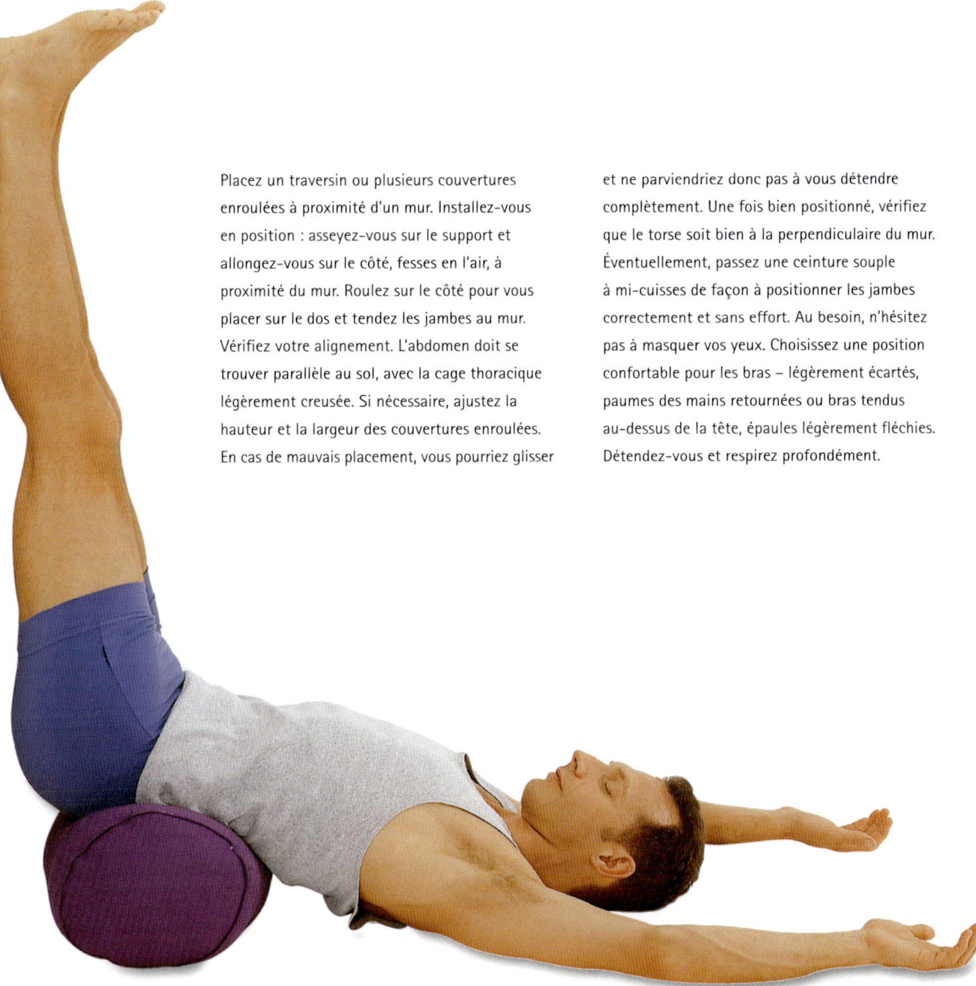

Placez un traversin ou plusieurs couvertures enroulées à proximité d'un mur. Installez-vous en position : asseyez-vous sur le support et allongez-vous sur le côté, fesses en l'air, à proximité du mur. Roulez sur le côté pour vous placer sur le dos et tendez les jambes au mur. Vérifiez votre alignement. L'abdomen doit se trouver parallèle au sol, avec la cage thoracique légèrement creusée. Si nécessaire, ajustez la hauteur et la largeur des couvertures enroulées. En cas de mauvais placement, vous pourriez glisser et ne parviendriez donc pas à vous détendre complètement. Une fois bien positionné, vérifiez que le torse soit bien à la perpendiculaire du mur. Éventuellement, passez une ceinture souple à mi-cuisses de façon à positionner les jambes correctement et sans effort. Au besoin, n'hésitez pas à masquer vos yeux. Choisissez une position confortable pour les bras – légèrement écartés, paumes des mains retournées ou bras tendus au-dessus de la tête, épaules légèrement fléchies. Détendez-vous et respirez profondément.

Makrasana – *posture du crocodile*

Cette posture de repos, dos légèrement **cambré**, participe à détendre le corps sans interrompre la dynamique des flexions arrière plus accentuées. Ajustez l'angle d'ouverture des avant-bras afin de trouver la courbure idéale de la flexion et l'inclinaison parfaite de la nuque et la tête.

Couchez-vous face au sol, pieds largement écartés, orteils tournés vers l'extérieur. Croisez les bras et glissez les avant-bras légèrement en avant des épaules. Baissez la tête pour poser le front sur les avant-bras. À chaque inspiration, dilatez l'abdomen pour le plaquer au sol. Une agréable sensation de massage vous envahit. Cette posture vous permettra d'étirer et de fortifier tout le dos à chaque respiration.

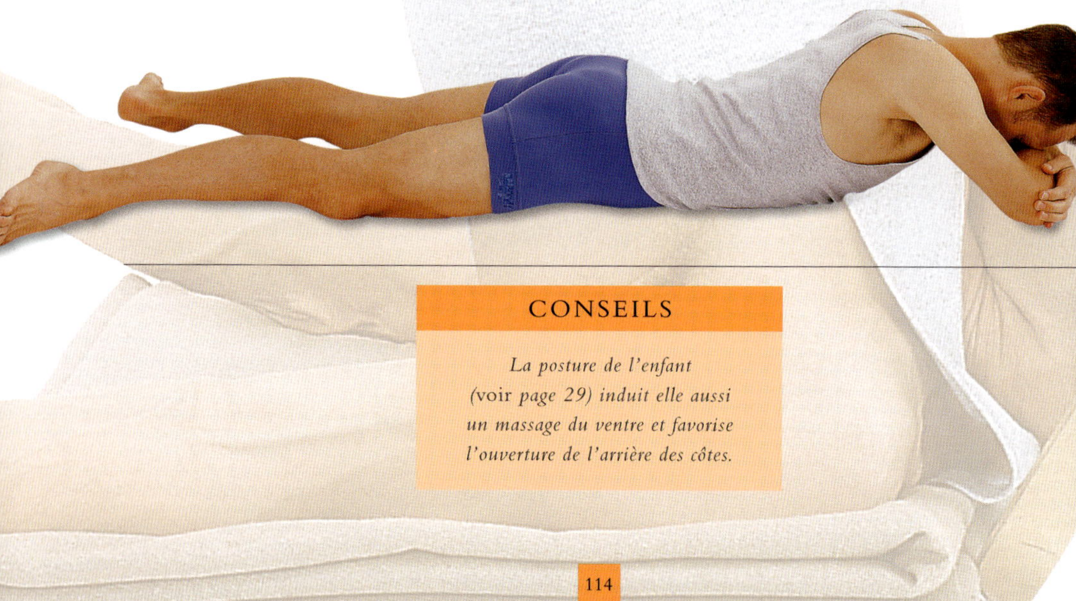

CONSEILS

*La posture de l'enfant
(voir page 29) induit elle aussi
un massage du ventre et favorise
l'ouverture de l'arrière des côtes.*

Salamba halasana – *posture de la charrue avec support*

Choisissez une table basse ou une chaise à dossier ouvert pour faire reposer vos jambes.

Pour les contre-indications de la posture, référez-vous à *sirsasana* (*voir* page 103).

Placez-vous en *halasana* (*voir* page 106) et reposez les jambes sur une chaise d'une hauteur d'assise correspondant à celle des hanches. Calez les pieds de la chaise près des épaules. Placez la chaise aussi près que possible afin de pouvoir supporter les cuisses à hauteur des hanches, seule condition à un relâchement total. Si la chaise n'est pas assez haute, installez des couvertures repliées pour rehausser l'assise. Tendez les bras au sol vers l'arrière ou, si les pieds de la chaise le permettent, tendez-les au-dessus de la tête, épaules fléchies à 90° environ. Maintenez la posture 2 à 5 minutes. En quittant la posture, détendez-vous un moment, allongé au sol bien à plat.

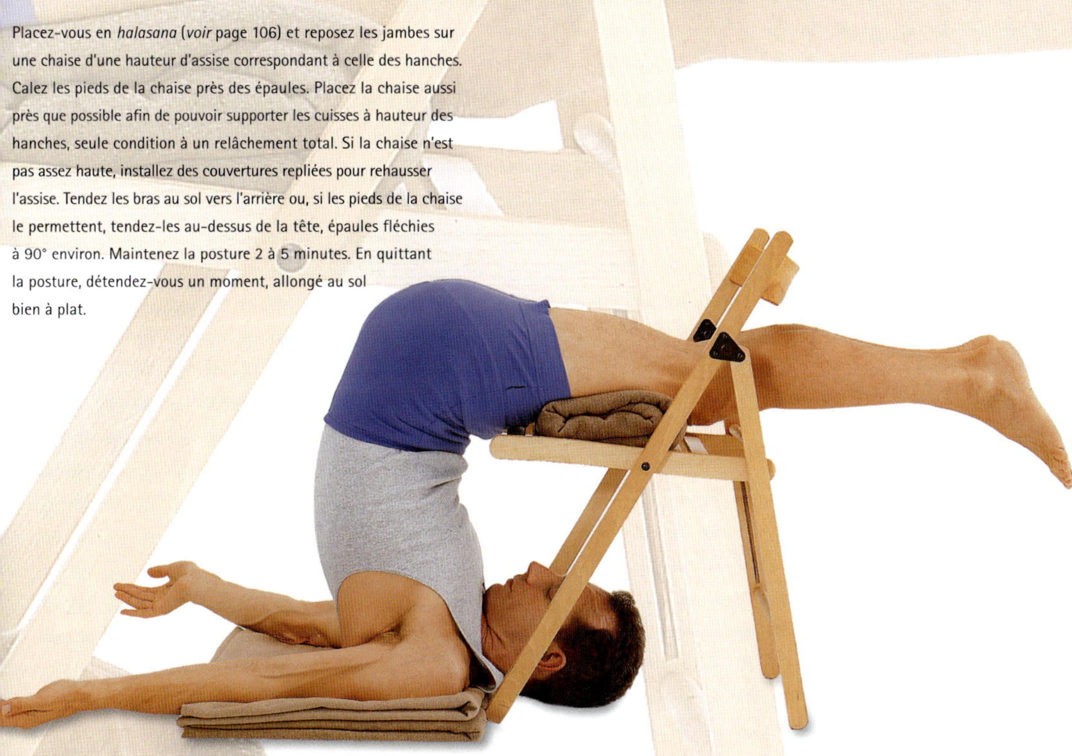

CONSEILS

Transférez votre conscience du souffle acquise en asanas *dans votre quotidien. Quel que soit le moment où la sonnerie de votre téléphone retentit, respirez pleinement trois fois avant de répondre. Vous devriez vous trouver plus enclin à entretenir une conversation.*

Yoga avec chaise

Voici une sélection d'exercices à pratiquer au bureau, d'autre part conseillés aux personnes âgées ou handicapées. Fermez la porte et coupez votre téléphone afin de mettre de votre côté toutes les chances d'une bonne relaxation.

Se recentrer

Asseyez-vous sur votre chaise, pieds bien ancrés au sol. Posez le dos des mains sur vos cuisses. Tenez-vous dos droit de façon à ne pas être appuyé contre le dossier. Détendez bras et épaules, et maintenez le menton parallèle au sol. À chaque inspiration, concentrez-vous sur l'ouverture de l'abdomen, des côtes et de la cage thoracique. Le torse dans sa globalité s'anime au rythme des douces pulsations de la respiration. Même l'arrière du corps s'ouvre vers le ciel avant de se détendre en profondeur et en cadence. Aspirez l'air depuis l'arrière de la taille vers le haut. À chaque expiration, laissez-vous envahir par cette sensation de relaxation naturelle et passive. Toutes vos mauvaises pensées se dissipent, votre tête s'allège au point qu'elle semble flotter au bout de votre colonne vertébrale. Plus vous pratiquerez cet exercice, plus vite vous apprendrez à vous recentrer. Procédez ainsi dès que vous le pouvez, en laissant les tensions derrière vous lorsque vous revenez à votre authentique et paisible moi intérieur.

Flexion arrière

En fonction du type de chaises, vos étirements n'auront pas les mêmes effets sur votre colonne vertébrale. Testez plusieurs modèles afin de trouver celle qui vous convient le mieux. Le dossier de cette chaise devra se situer en dessous ou au niveau du bas des omoplates. Si votre chaise est dotée d'un dossier surélevé, asseyez-vous sur un ou plusieurs annuaires afin de surélever votre assise. Étirez-vous à partir des hanches et penchez-vous en arrière par-dessus le dossier de votre chaise. Laissez votre tête reculer et s'affaisser tout en étirant le menton. Éventuellement, asseyez-vous dos au mur et trouvez le bon angle afin de faire reposer votre tête contre le mur de façon relaxante.

Levez les bras au-dessus de la tête et étirez-les intensément tels deux rayons d'énergie afin d'approfondir la flexion arrière et de stimuler cet étirement. Veillez à ne pas vous affaisser ; maintenez activement les vertèbres décollées les unes des autres. Respirez 5 à 10 fois, cage thoracique pleinement ouverte.

Torsion

Asseyez-vous, hanche gauche calée contre le dossier de la chaise, genoux et pieds écartés à l'aplomb des hanches. Si vous ne parvenez pas à toucher le sol, faites reposer vos pieds sur un support. Levez les bras à la verticale puis soulevez le torse à partir des hanches. Maintenez ce soulèvement en procédant à une torsion vers la gauche, tout en maintenant le dossier. Travaillez à partir d'une base stable, hanches et genoux à niveau. Respectez les instructions de la page 84 afin de faire pivoter progressivement la colonne en l'étirant. Maintenez la posture durant 10 respirations et changez de côté.

Flexion avant relaxante

Asseyez-vous, pieds écartés selon la largeur de corps. Si vos pieds ne touchent pas le sol, posez-les sur un ou plusieurs annuaires. Penchez-vous vers l'avant dos plat, côtes reposant sur les cuisses. Telle une poupée de chiffon, vos bras pendent à partir de leurs articulations, le dos de vos mains repose sur le sol, doigts légèrement courbés. Le haut de votre corps s'alourdit. Laissez pleinement tête et épaules se détendre vers le sol. Tout vos soucis s'éloignent. À présent, respirez pleinement : l'avant de votre torse se dilate sur vos cuisses et entre elles. Concentrez-vous sur votre expiration et sur son ampleur exprimée sans effort. Restez ainsi 1 à 5 minutes avant de vous redresser, en douceur.

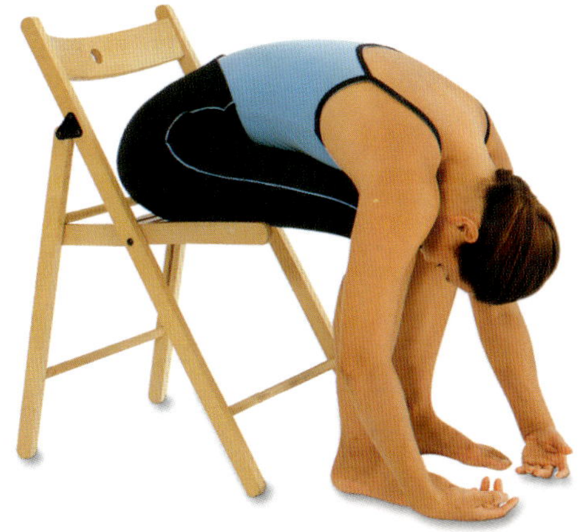

Travail de main

Restimulez-vous avec votre propre masque oculaire. Frottez vos mains l'une contre l'autre pour générer de la chaleur. Posez les coudes sur votre bureau et la tête dans les mains, paumes sur les yeux fermés. Penchez-vous en avant afin d'exercer une légère pression sur les paupières. Rentrez en vous-même et concentrez-vous sur le flux de votre respiration.

Étirements d'épaule

La position des bras dans *gomukhasana* (*voir* page 68) et *garudasana* (*voir* page 93), facile à exécuter sur une chaise, conviendra à toutes les personnes travaillant en bureau.

CONSEILS

Votre corps demande à bouger. Étirez-vous dès que vous pouvez contre un mur ou en vous accrochant à l'encadrement d'une porte. Asseyez-vous au sol et écoutez votre corps : lorsque vous changez de position, vous aurez envie de vous étirer. Servez-vous de votre canapé comme support de dos pour vous tenir accroupi ou pour exécuter la posture du cordonnier (voir page 65).

Organiser sa pratique

À chaque séance, intégrez au moins un exercice de chaque catégorie : posture paisible de recentrage, étirement latéral, flexion avant, flexion arrière, torsion, renforcement abdominal, équilibre et posture inversée. Sans oublier la relaxation !

Yoga du matin

L'esprit est plus serein le matin. Profitez de ce moment de sérénité pour pratiquer. Consacrez-vous d'abord à des exercices de *pranayama* avant les *asanas*, en vous octroyant une pause détente entre les deux. *Surya namaskar* et les postures debout font travailler, réchauffent et sollicitent le corps entier. Les flexions arrière revitalisent et insufflent de l'énergie pour le reste de la journée.

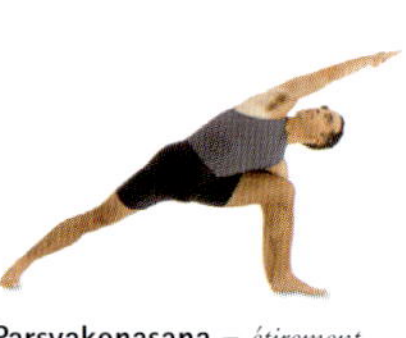

Parsvakonasana – *étirement latéral en angle* (voir *page 45*)

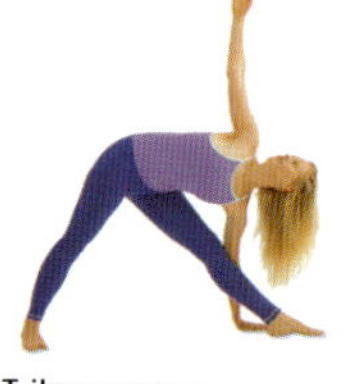

Trikonasana – *posture du triangle* (voir *page 48*)

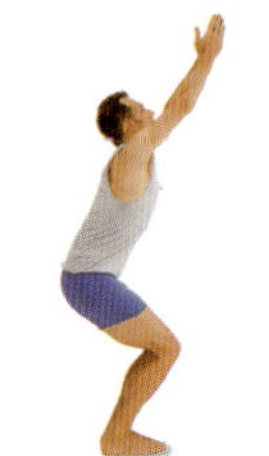

Utkatasana – *posture puissante* (voir *page 46*)

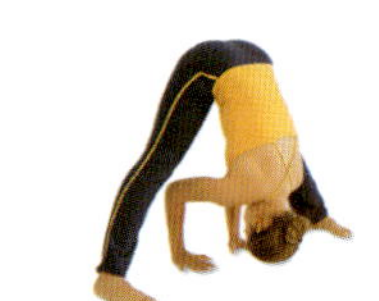

Prasarita padottanasana – *flexion avant jambes écartées* (voir *page 49*)

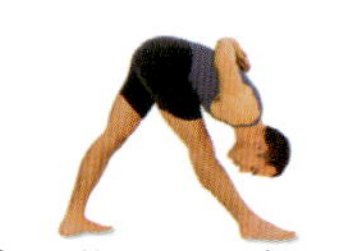

Parsvottanasana – *étirement en triangle* (voir *page 52*)

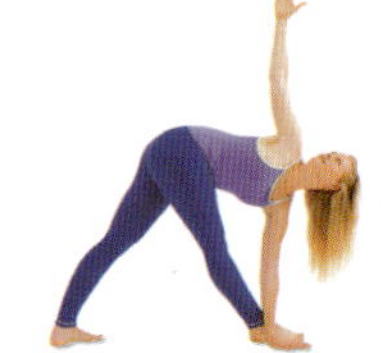

Pavritta trikonasana – *posture du triangle inversée* (voir *page 53*)

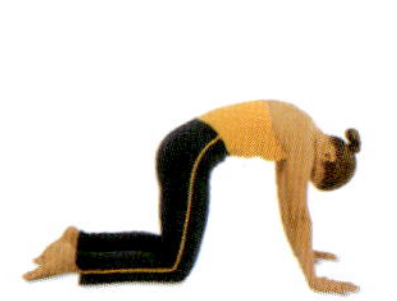

Biralasana – *posture du chat* (voir *page 37*)

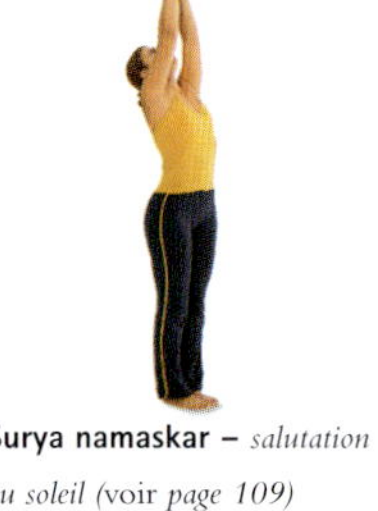

Surya namaskar – *salutation au soleil* (voir *page 109*)

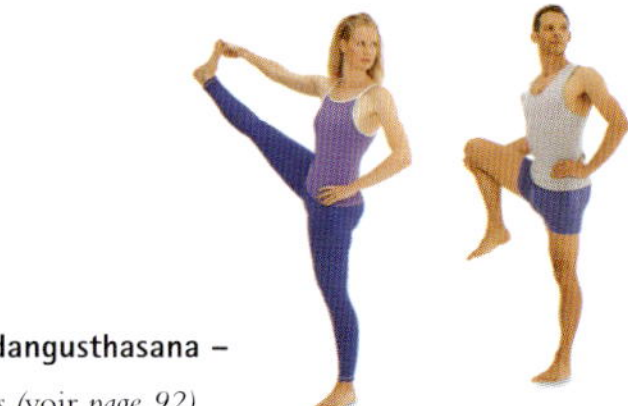

Utthita hasta padangusthasana – *étirement des jambes* (voir *page 92*)

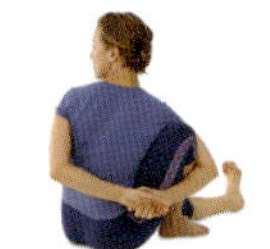

Marichyasana III –

posture du sage inversée

(voir *page 89*)

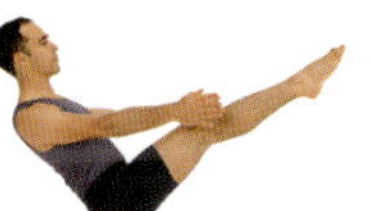

Navasana –

posture de la barque

(voir *page 95*)

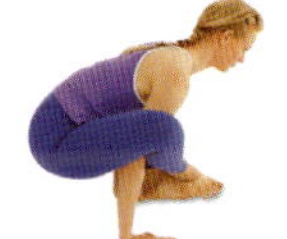

Bhujapidasana –

posture d'équilibre sur

les bras (voir *page 96*)

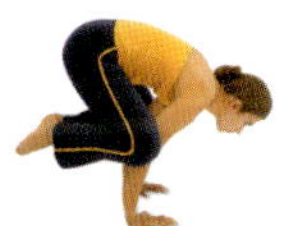

ou bakasana –

posture de la grue

(voir *page 97*)

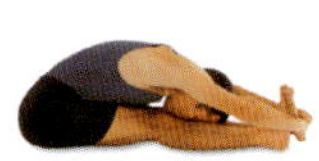

Paschimottanasana –

posture de la pince

(voir *page 63*)

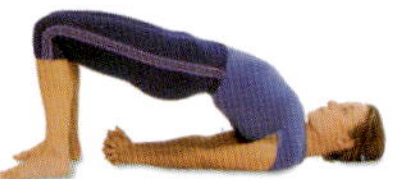

Setu bandhasana –

posture du pont (voir *page 78*)

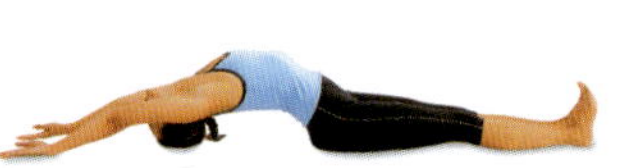

Matsyasana –

posture du poisson (voir *page 79*)

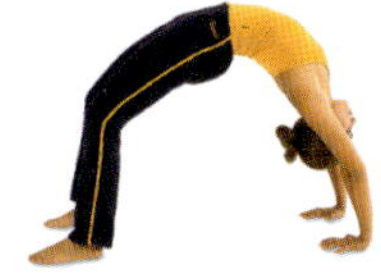

Urdva dhanurasana –

posture de l'arc vers le haut (voir *page 80*)

Autre série de flexions arrière recommandée :

salabhasana – *posture de la sauterelle* (voir *page 75*) ;

bhujangasana – *posture du cobra* (voir *page 76*) ;

ustrasana – *posture du chameau* (voir *page 77*).

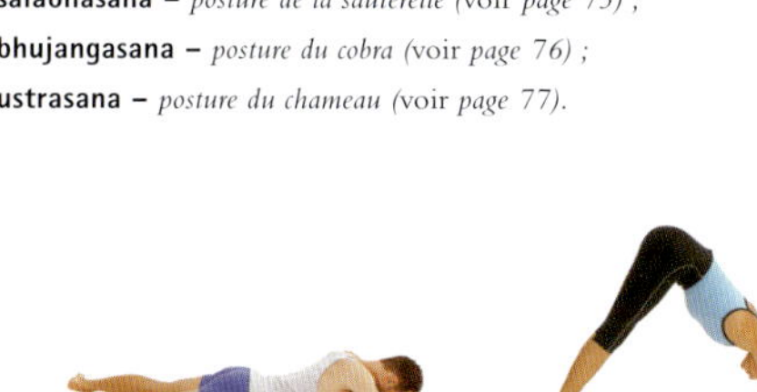

Makrasana – *posture du*

crocodile (voir *page 114*)

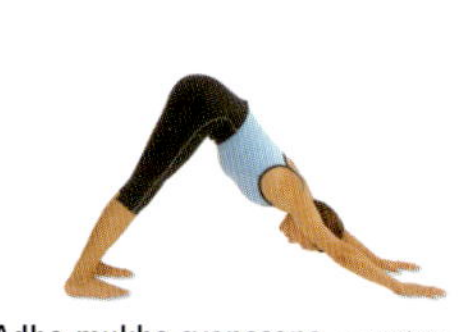

Adho mukha svanasana – *posture*

du chien tête en bas (voir *page 100*)

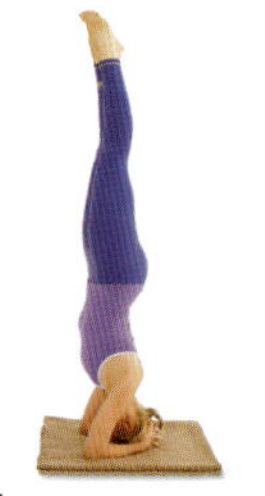

Sirsasana – *posture*

sur la tête (voir *page 102*)

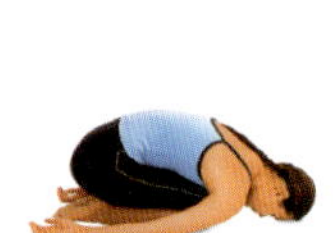

Balasana – *posture*

de l'enfant (voir *page 29*)

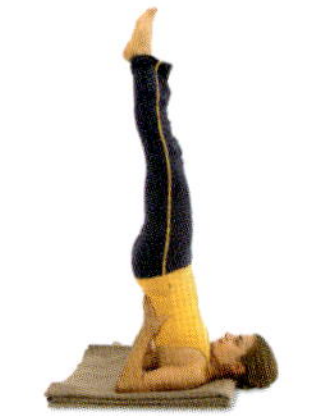

Sarvangasana – *posture de*

la chandelle (voir *page 104*)

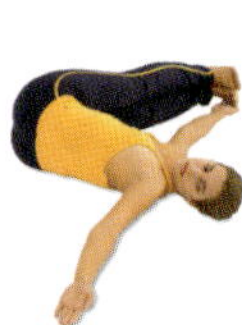

Jathara parivartanasana – *pivot*

couché sur le dos (voir *page 86*)

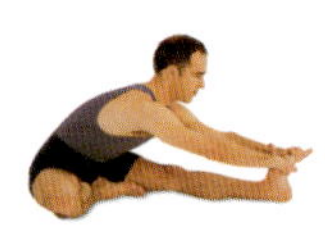

Janu sirsasana – *posture*

de la demi-pince (voir *page 61*)

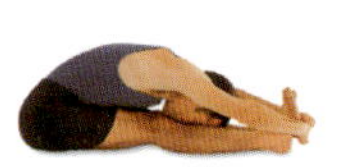

Paschimottanasana – *posture*

de la pince (voir *page 63*)

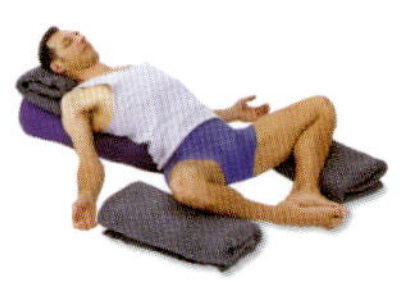

Supta konasana – *posture en*

angle avec support (voir *page 111*)

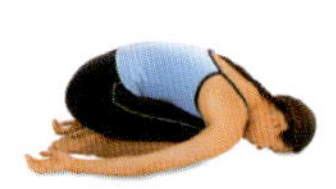

Balasana – *posture de l'enfant*

(voir *page 29*)

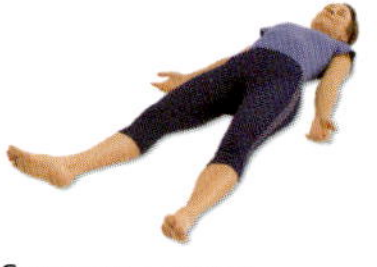

Savasana – *posture*

du cadavre (voir *page 30*)

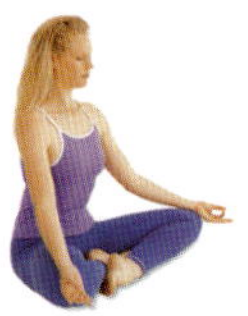

Méditation

(voir *page 139*)

Yoga du soir

Le soir, votre corps est plus souple, donc plus disposé aux étirements. Cependant, votre esprit étant imprégné des sensations de la journée, votre concentration est plus aléatoire. L'esprit se purifie dans les postures d'équilibre ; quant aux torsions, elles dissipent les tensions de la journée. Préférez des postures relaxantes comme les flexions avant, les postures fortifiantes ou inversées. Après une série d'*asanas*, reposez-vous avant de procéder à des exercices de *pranayama*. Pour des réveils alertes, pratiquez *nadi suddhi pranayama* (*voir page 132*). Pour une sélection d'*asanas* en fonction de maux particuliers, reportez-vous au dernier chapitre.

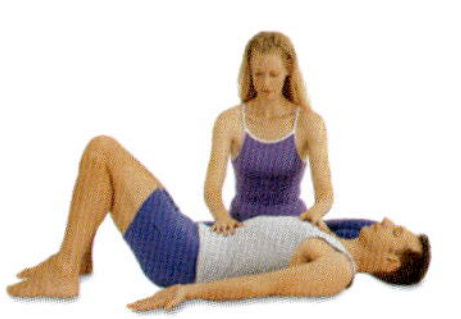

Connaître sa respiration

(voir *page 128*)

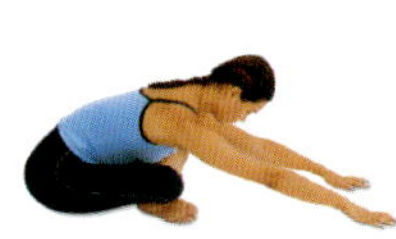

Sukhasana – *posture en tailleur penchée vers l'avant* (voir *page 39*)

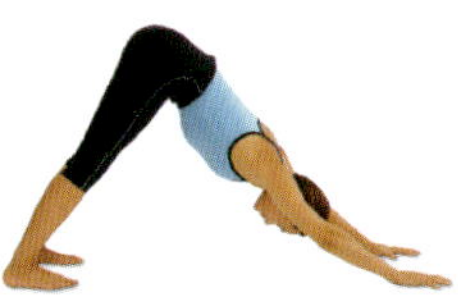

Adho mukha svanasana – *posture du chien tête en bas* (voir *page 100*)

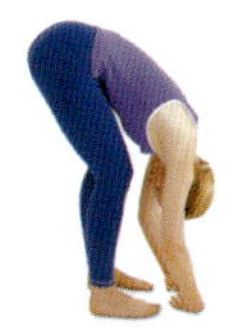

Debout roulé (voir *page 38*)

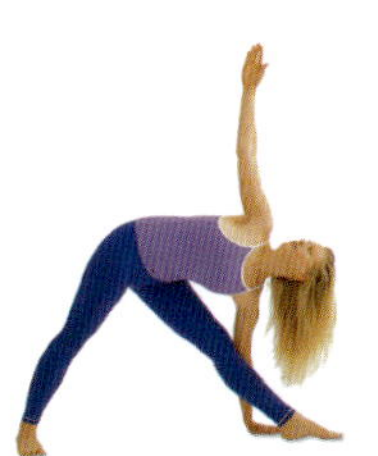

Trikonasana – *posture du triangle* (voir *page 48*)

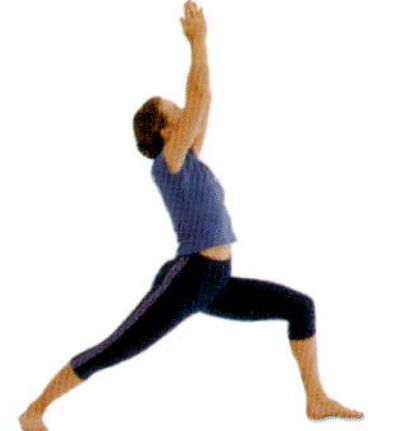

Virabhadrasana I – *posture du guerrier I* (voir *page 47*)

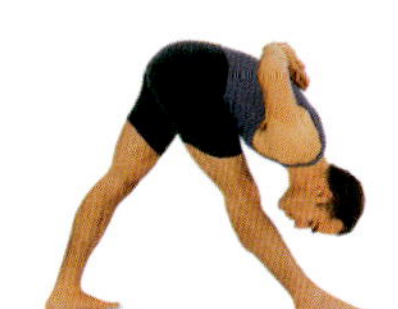

Parsvottanasana – *étirement en triangle* (voir *page 52*)

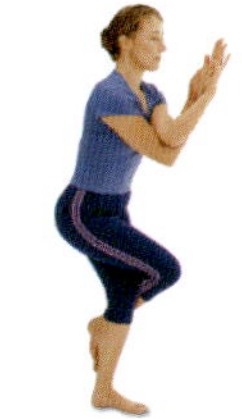

Garudasana – *posture de l'aigle* (voir *page 93*)

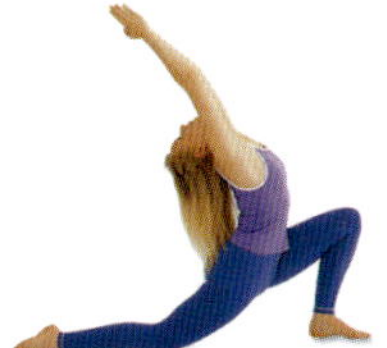

Anjaneyasana – *posture du croissant de lune* (voir *page 74*)

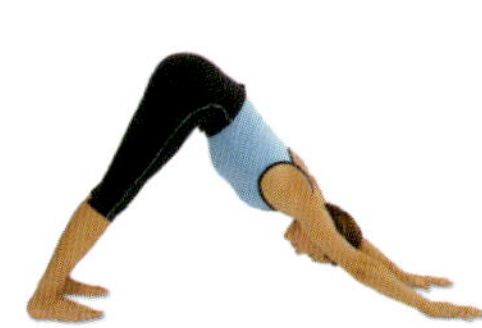

Adho mukha svanasana – *posture du chien tête en bas* (voir *page 100*)

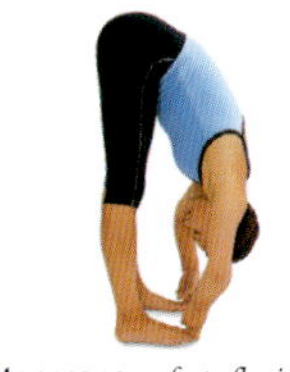

Uttanasana – *forte flexion avant* (voir *page 50*)

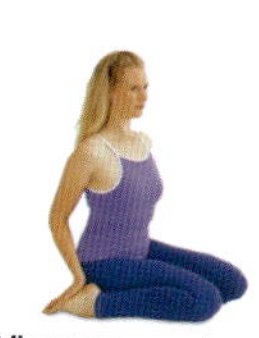

Virasana – *posture du héros* (voir *page 59*)

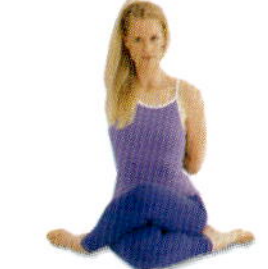

Gomukhasana – *posture de la tête de vache* (voir *page 68*)

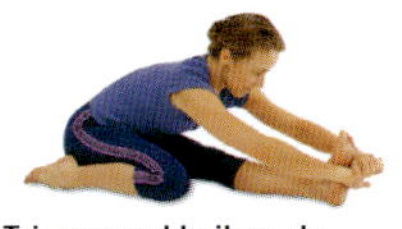

Trianga mukhaikapada paschimottanasana – *flexion avant en demi-héros* (voir *page 60*)

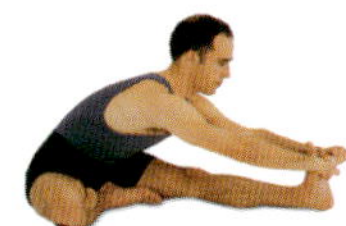

Janu sirsasana – *posture de la demi-pince* (voir *page 61*)

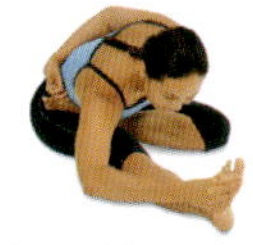

Ardha baddha padma paschimottanasana – *flexion assi. avant en demi-lotus* (voir *page 62*)

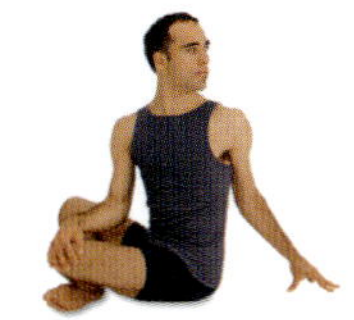

Pavrita sukhasana – *torsion en tailleur (voir page 84)*

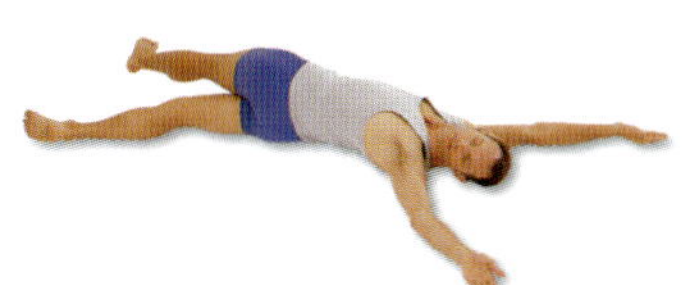

Torsion ouverte *(voir page 88)*

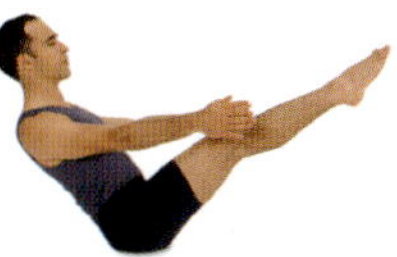

Navasana – *posture de la barque (voir page 95)*

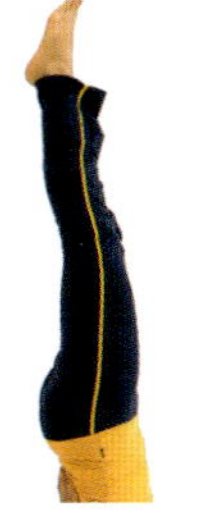

Sarvangasana – *posture de la chandelle (voir page 104)*

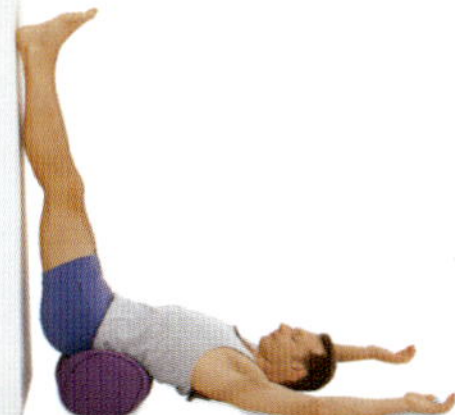

ou viparita karani - *posture de la demi-chandelle (voir page 113)*

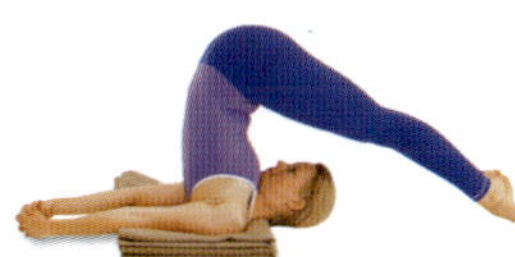

Halasana – *posture de la charrue (voir page 106)* **ou salamba halasana –** *posture de la charrue avec support (voir page 115)*

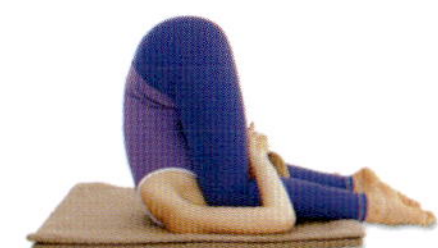

Karnapidasana – *posture genoux contre oreilles (voir page 107)*

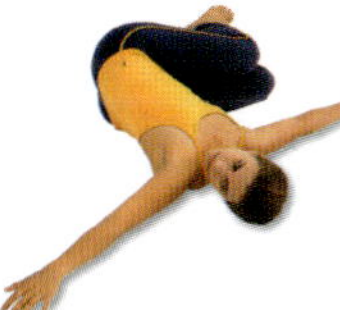

Torsion couchée *(voir page 86)*

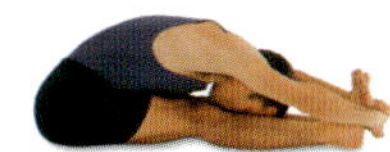

Paschimottanasana – *posture de la pince (voir page 63)*

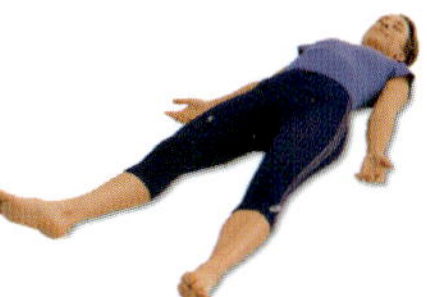

Savasana – *posture du cadavre (voir page 30)*

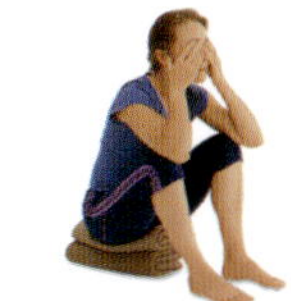

Bhramari – *souffle de l'abeille bourdonnante (voir page 130)*

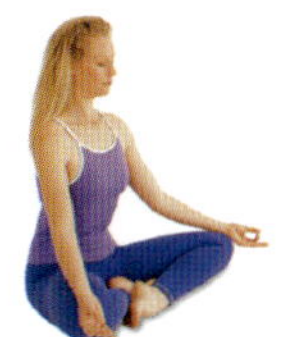

Méditation *(voir page 139)*

CONSEILS

Intégrez dans vos séances un exercice pour lequel vous avez un penchant et dans lequel vous vous sentez bien ; pensez à en inscrire un autre qui constitue un vrai défi.

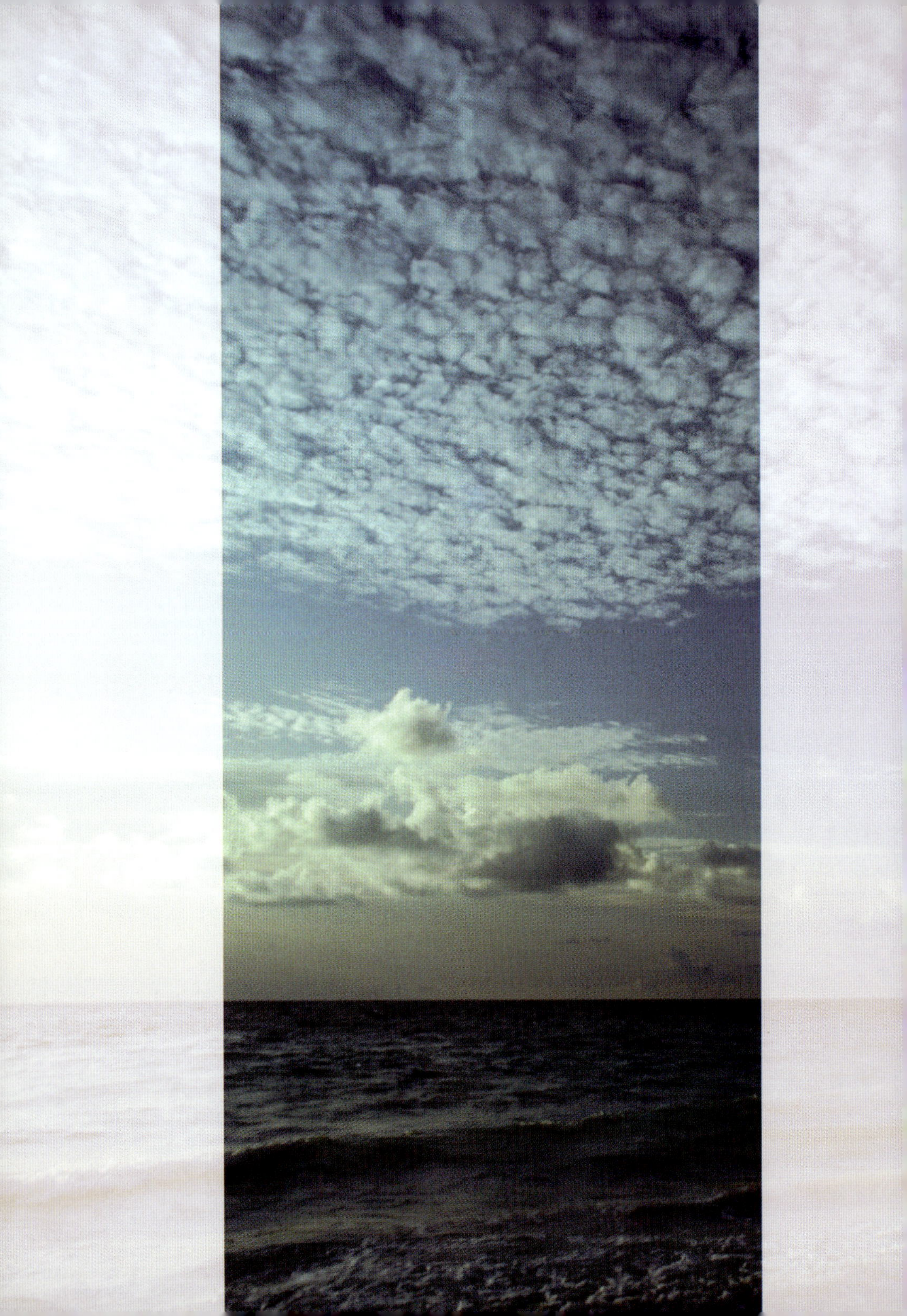

Chapitre 3

Pranayama

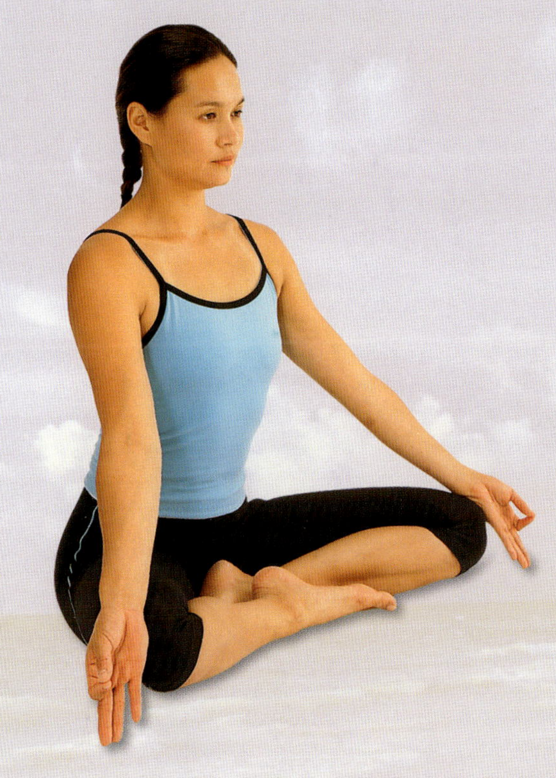

Pranayama

Ne vous êtes-vous jamais émerveillé devant

l'énergie déployée par des enfants jouant

dans une cour de récréation ? Et ne vous

êtes-vous jamais senti plus fatigué que

vous n'auriez dû l'être ? Un peu comme

si la balance entre dépense d'énergie

et énergie disponible ne s'équilibrait plus.

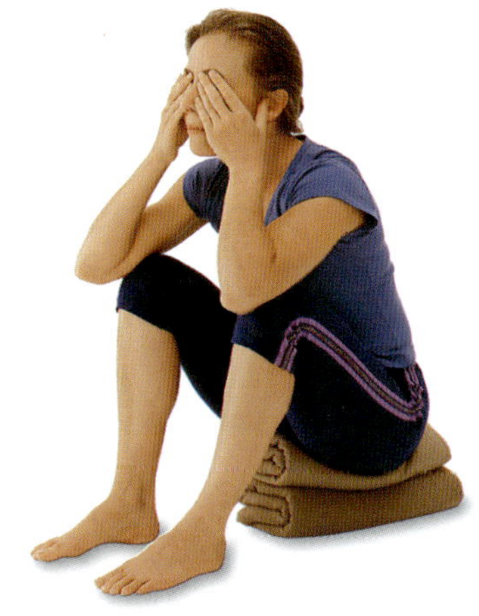

En règle générale, nous considérons l'alimentation comme notre fournisseur d'énergie ; c'est oublier deux autres sources d'importance. Ainsi, les idées nous procurent une énergie sans limites. Peut-être vous êtes-vous déjà senti envahi par une idée au point de travailler toute la nuit sans éprouver de fatigue. La respiration est la troisième source d'énergie, reconnue par les yogis depuis des millénaires.

Pour désigner l'interdépendance de la respiration, de la vie et de l'énergie, les yogis ont un seul mot, *prana*. La mort survient lorsque le *prana*, l'énergie vitale, délaisse le corps. Inversement, en présence de taux de *prana* élevés, le corps débordera d'énergie. On peut traduire *pranayama* par « régulation » ou « contrôle de la respiration », on parle aussi de capacité pranique. Les exercices du *pranayama* utilisent des techniques respiratoires destinées à accroître la vitalité, à améliorer la faculté de concentration et à ouvrir la conscience.

Prenez maintenant conscience de votre respiration et restez en éveil jusqu'à la fin de cette introduction.

Nous n'avons pas besoin de réfléchir pour respirer : le phénomène est instinctif. La respiration est sous contrôle de la *medulla oblongata* (bulbe rachidien), siège d'importantes fonctions physiologiques. Dans le *pranayama*, la respiration passe de processus réflexe à un acte volontaire qui, semble-t-il, active le cortex cérébral, zone plus évoluée de notre cerveau. Parce qu'il insuffle un élément volontaire à ce processus, le *pranayama* génère d'incomparables effets physiologiques, psychologiques et spirituels.

La respiration consiste en une absorption d'oxygène distribuée à nos cellules. Une respiration naturelle efficace permet à chaque cellule de recevoir l'énergie dont elle a besoin pour bien faire son travail : digérer, grandir, guérir, désintoxiquer. En principe, un corps sain se compose de cellules bien alimen-

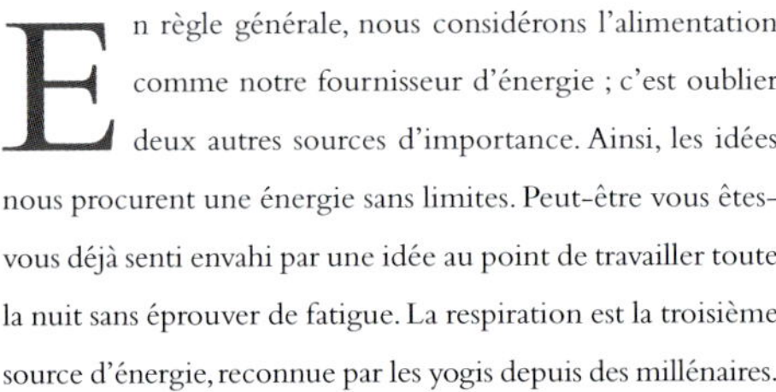

tées. Une respiration profonde et consciente a un impact positif sur la santé et enrichit les différents processus cellulaires. Respirer mieux, c'est se sentir mieux.

Lorsque l'on touche le ventre d'un bébé, on peut sentir un mouvement ample et libre. La cage thoracique et le ventre s'épanouissent à chaque souffle. Il apparaît lors du processus une sensation de réelle liberté. En avançant en âge, nous subissons certains traumatismes. Enfant, nous disposons d'une faculté de compréhension limitée et, en réponse aux agressions, nous élevons des barricades dans notre corps. À certains moments, notre respiration cesse d'être un flux joyeux et libre pour s'adapter à nos réflexes de protection. Adultes, nous respirons certes toujours de manière automatique, mais rares sont ceux d'entre nous qui parviennent encore à respirer pleinement. Ces enfants dont l'énergie nous fascine gardent pour un temps une respiration pleine et entière, libre et naturelle.

Tous nos actes sont soumis à notre respiration qui est intrinsèquement liée à notre esprit. Respiration et esprit sont l'expression d'une même entité. Rappelez-vous votre dernière colère ou grosse frayeur : votre respiration s'est accélérée, votre souffle est devenu court. Comparez cet état à votre souffle, en état de somnolence dans un fauteuil confortable. Votre respiration ici est plus profonde, plus lente. Si l'esprit affecte la respiration, l'inverse est aussi vrai. Les yogis savent depuis longtemps que, lorsque le souffle s'apaise, l'esprit suit. Le *Hatha yoga pradipika*, traité fondateur du yoga, nous dit : « Une respiration perturbée implique une perturbation de l'esprit. En contrôlant sa respiration (le *pranayama*), le yogi accède à la stabilité de l'esprit. »

La respiration est un pont tendu vers notre système nerveux et l'enrichir peut améliorer notre mental et notre état émotionnel. En observant notre respiration, nous atteignons un point de concentration susceptible d'apaiser l'incessant bavardage de notre esprit. Par une respiration pleine, l'esprit se détend dans une pensée limpide et paisible, le tourbillon des émotions se ralentit et un sentiment de bien-être nous envahit. Enfin,

comme la méditation, le *pranayama* favorise l'introspection, l'approfondissement de la conscience et l'éveil.

Une respiration consciente encourage l'action consciente et la vie consciente en parfaite sérénité. La respiration est miracle, clé du retour au soi. Une bonne respiration constitue notre meilleure alliée dans la vie, la meilleure méthode de gestion face à la peur, à l'agitation, à la colère et à la confusion.

La respiration consciente est aussi un défi pour notre mental. Vous souvenez-vous d'avoir été conscient de votre respiration pendant ces quelques minutes de lecture ?

À propos de la pratique

Les exercices du *pranayama* se classent en deux catégories. Lors des exercices de retour à la respiration naturelle (*voir* page 36 et 128), vous vous immergez dans votre respiration et abandonnez peu à peu toute façon de respirer inadéquate. Ces exercices, où vous n'ajoutez rien à votre respiration, constituent un excellent point de départ. Relâchez toute pression afin de respirer « correctement » ou faites ces exercices en laissant votre instinct vous guider. Vous pouvez répéter les mêmes mouvements des semaines ou des mois entiers jusqu'à acquérir la connaissance de votre respiration pour les exécuter ensuite à volonté. La deuxième catégorie d'exercices vous mènera à une pratique plus évoluée. Si vous souhaitez développer cette pratique, rapprochez-vous d'un maître expérimenté.

La conscience de la respiration a un rôle fondamental. On peut exercer sa pratique quotidiennement. Quelques minutes suffisent. Pratiquez *shavasana* (*voir* page 30) entre le *pranayama* et les *asanas* afin d'apaiser vos énergies.

MISE EN GARDE

Les inspirations très profondes sont déconseillées en cas d'hypertension ou de problèmes cardiaques. Évitez les expirations très longues en cas d'hypotension ou de dépression.

À propos de respiration

Augmentez la profondeur de votre prochaine inspiration d'environ 30 % et observez vos épaules. Si celles-ci se relèvent un peu trop, cela signifie que vous respirez moins efficacement que vous le devriez.

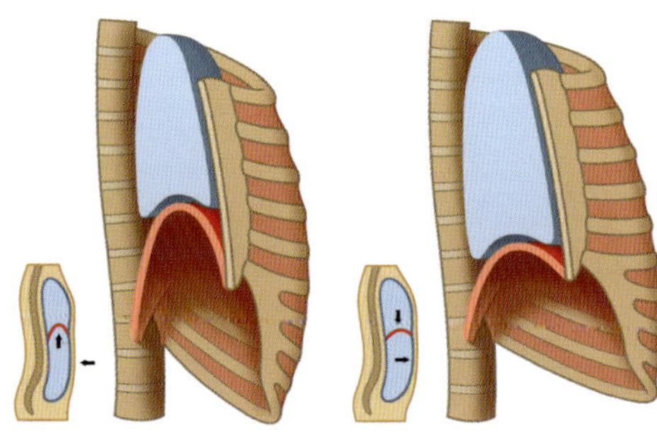

L es épaules se relèvent du fait de l'action des muscles autour du cou et des clavicules. En participant à la respiration, ils doivent agir au seul titre de muscles accessoires. Trop les solliciter n'est pas un moyen efficace pour aspirer de l'énergie. Le mouvement des épaules ne doit donc compter que pour un faible pourcentage dans l'effort exercé à l'inspiration.

Les muscles les plus importants impliqués dans la respiration sont ceux de la paroi abdominale, les muscles intercostaux et le diaphragme. Muscle interne difficile d'accès, le diaphragme reste méconnu. Tel un trampoline, ce muscle large et mince couvre la largeur entre thorax et abdomen. Détendu, le diaphragme se dilate vers le haut. À chaque inspiration, il se contracte et la concavité se modifie alors que ce muscle en forme de dôme bouge vers le bas. Ce mouvement vers le bas augmente l'espace à l'intérieur de la cage thoracique, créant un vide de sorte que les tissus spongieux des poumons puissent aspirer l'air de l'extérieur.

À l'expiration, le diaphragme relâche sa contraction et se relève, réduisant ainsi la taille de la cage thoracique et laissant l'air s'écouler des poumons. Le mouvement vers le bas du diaphragme (inspiration) accroît la pression sur les organes de la cavité abdominale. Le mouvement ascensionnel (expiration) relâche cette pression. Cette augmentation et cette réduction de pression affectent la santé des organes abdominaux. Alors que le diaphragme oscille entre sa contraction vers le bas et son relâchement ascensionnel, un mouvement et un massage délicat des organes se produit. Le rythme respiratoire et le mouvement libre du diaphragme stimulent la pulsation naturelle requise par des organes sains. Pour vous accorder avec le mouvement de votre diaphragme lié à votre respiration, pratiquez pleinement la posture du crocodile (*voir* page 114).

Comment s'asseoir

Nos corps étant aussi spécifiques que nos personnalités, il n'existe pas de position absolue
pour le *pranayama* ou la méditation. En réalité, en matière d'assise, deux règles prévalent.
La première consiste à s'asseoir droit, tête, cou et dos alignés. La seconde exige
un bien-être absolu ; la moindre gêne, le moindre inconfort interféreront en effet avec
votre concentration, fausseront votre respiration et annuleront les effets de votre travail.

Le *pranayama* présente la particularité de pouvoir être pratiqué par tous. Si vous pouvez respirer, vous pouvez faire du yoga ! Si vous êtes malade ou affaibli, allongez-vous. Utilisez éventuellement le support de couvertures et coussins pour la relaxation (*voir* page 32) ou laissez votre cage thoracique s'assouplir en reposant sur le sol, un oreiller sous les genoux. Évitez de vous laisser gagner par le sommeil en fléchissant les jambes, pieds au sol écartés au niveau des hanches, genoux penchés l'un vers l'autre. Si vous sentez l'endormissement vous engourdir, écartez les genoux.

Sukhasana – *posture facile*
Avant de pratiquer les postures en tailleur, échauffez
vos jambes (*voir* page 62) pour les détendre au
niveau des hanches. En *sukhasana*, asseyez-vous
jambes croisées et faites glisser les pieds sous
les genoux. Il vous sera difficile de vous tenir assis
droit avec les épaules à l'aplomb des
hanches si vos genoux se trouvent
beaucoup plus hauts que vos
hanches. Utilisez des coussins
ou des couvertures repliées
pour surélever votre assise
si nécessaire.

Siddhasana – *posture parfaite*
Assis sur une surface rembourrée,
repliez une jambe, talon au contact
du périnée (zone entre anus
et parties génitales). Fléchissez
la seconde jambe et alignez
le talon de ce pied sur
le premier talon. Posez
le dos de vos mains
sur les genoux.

Vajarasana – *posture de la foudre*
Agenouillez-vous, jambes et chevilles jointes et
asseyez-vous sur les talons. En amenant votre
poids vers le bas, vos chevilles vont s'écarter
automatiquement. Maintenez-les aussi proches
que possible. Si cette position génère de
l'inconfort dans le haut de vos pieds,
soutenez-les avec une couverture.
Si vous préférez, placez une
couverture pliée sous les talons
avant de vous asseoir.

Sur une chaise
Asseyez-vous en retrait du dossier afin de garder
votre colonne vertébrale droite. Si vous ne
parvenez pas à toucher le sol avec
les pieds, faites-les reposer sur une
couverture ou un annuaire. Roulez
une couverture pour obtenir un long
coussin et placez-la sur vos genoux.
En posant le dos des mains sur
la couverture, vos coudes vont opérer
une plus grande flexion et
vos paumes vont s'assouplir.

Connaître sa respiration – *respirer dans toutes les directions*

Cet exercice, généralement pratiqué à deux, peut être envisagé en solo. En position 1, posez vos mains à l'endroit où les aurait placées votre partenaire. En position 2, laissez retomber vos épaules et relâchez les coudes au sol, tout en posant les paumes des mains de chaque côté du torse. Une autre option consiste à vous ceinturer le haut du torse, en plaçant les mains sous les aisselles. En position 3, lestez coudes et épaules, puis relâchez-vous le plus possible en plaçant les mains à l'arrière des côtes. Votre partenaire peut diriger sa respiration vers les mêmes régions que vous. Vous finirez peut-être par respirer au même rythme.

Respiration vers l'avant

1 Allongez-vous à plat sur le dos, jambes fléchies. Écartez légèrement les pieds par rapport aux hanches en maintenant les genoux joints. Votre partenaire doit être assis confortablement à vos côtés de façon à pouvoir rester en position durant toute la séance. Toute tension perturberait l'un et l'autre. Votre partenaire doit placer une paume de main sur votre nombril et l'autre au sommet de votre poitrine, pouce légèrement en dessous de la base de la gorge. Une pression du doigt participera à accroître la conscience de ce point du corps. Demandez à votre partenaire de lire les instructions en s'arrêtant après chaque indication, pour vous laisser le temps d'approfondir chaque phase.

2 Fermez les yeux. Observez les mouvements du corps à l'inspiration. Quelle partie bouge en premier ? Arrivez-vous à déterminer l'origine du souffle ? Quelle est l'étape suivante ? Analysez le mouvement. Que se passe t-il au niveau de l'abdomen ? Comment la cage thoracique se modifie-t-elle ? Et la poitrine ? Quelle partie du corps se dilate le plus ? Laissez le souffle vous pénétrer. Comment réagissent les épaules, la gorge ? Ressentez-vous une contraction ou une gêne à ce niveau ? Que se passe t-il au niveau du visage et des narines ?

3 Reportez votre attention sur l'expiration. Où trouve t-elle son origine ? Où prend-elle fin ? Les mouvements au niveau du torse sont-ils aussi accentués que lors de l'inspiration ? L'expiration s'apparente à un lent relâchement du corps qui semble s'enfoncer dans le sol. Ressentez-vous une sorte de tassement au centre du torse lorsque vous expirez ? Est-ce que l'expiration s'achève trop tôt ? Pouvez-vous prolonger cette expiration en faisant preuve de patience, sans chercher à inspirer trop vite ?

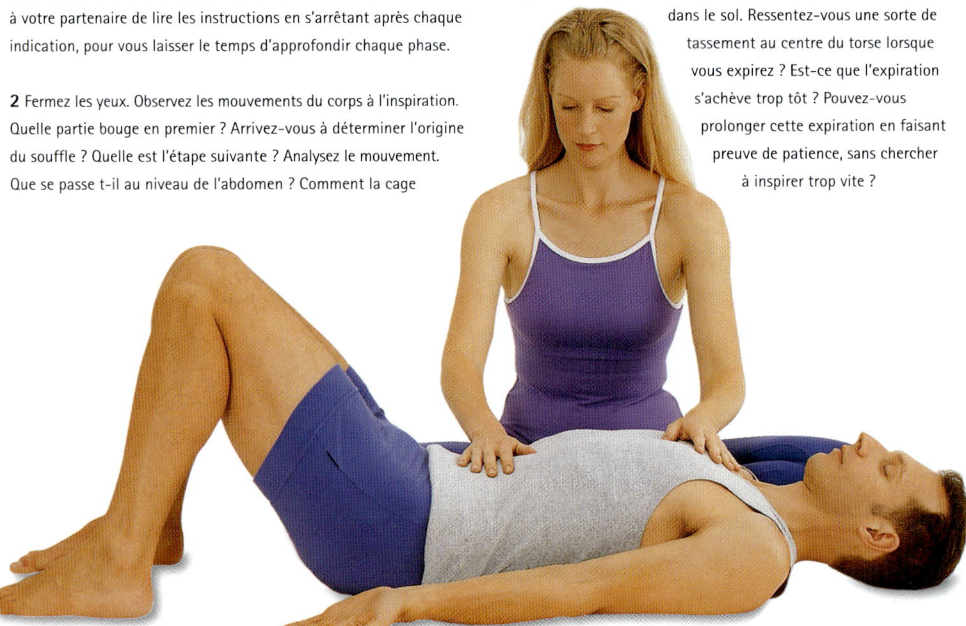

Respiration latérale

1 Restez détendu lors du changement de position de votre partenaire, qui place alors ses mains de chaque côté de votre torse, juste sous les aisselles. Observez la dilatation de la cage thoracique à chaque inspiration, le déplacement vers le haut et sur les côtés, à chaque pénétration du souffle. Si vous ne percevez pas le mouvement, expirez profondément pour accentuer l'inspiration. Observez le mouvement d'affaissement et de rétractation de la cage thoracique à chaque expiration.

2 Reportez votre attention sur la synchronisation des mouvements de l'abdomen et de la poitrine. En inspirant, votre abdomen se dilate, puis vient le tour de la cage thoracique qui se dilate vers le haut et les côtés, avant que le haut de la poitrine s'ouvre. Si vous ne percevez pas le mouvement, amplifiez votre respiration pour prendre conscience de votre rythme. Quand expirez-vous ? Pouvez-vous isoler les mouvements de l'abdomen, de la cage thoracique et de la poitrine, ou se confondent-ils ?

Respiration vers l'arrière

1 Restez concentré, agenouillez-vous et penchez-vous en avant dans la posture de l'enfant. Vous devez être parfaitement détendu. Pour toutes modifications de la posture, reportez-vous page 29. Votre partenaire doit placer ses mains juste en dessous de vos omoplates, doigts écartés.

2 Prenez votre respiration à partir de l'arrière du corps. Mentalement efforcez-vous de diriger le souffle vers les mains de votre partenaire. Imaginez de petits ballons placés sous ses mains et visualisez le trajet de l'air qui cherche à les gonfler. Faites preuve de patience en vous exerçant à ce mouvement, jugé difficile par beaucoup et exigeant une longue pratique avant d'être exécuté en toute conscience.

3 Au début, la présence d'un partenaire vous aidera à limiter la dilatation du torse à l'inspiration en exerçant une légère pression au niveau de l'abdomen, juste sous le nombril. Visualisez le trajet du souffle se dirigeant vers l'arrière du corps. Une légère pression au niveau du dos lors de l'expiration vous aidera à mémoriser la région à dilater lors de l'inspiration. À mesure que vous assimilerez l'exercice vous sentirez tout votre dos reprendre vie. Il s'ouvre et s'épanouit à chaque inspiration, avant de se relâcher à chaque expiration.

CONSEILS

Une fois apte à isoler la respiration dans votre dos, faites en sorte de l'aspirer tout le long de la colonne vertébrale. À chaque inspiration, visualisez le trajet de votre souffle depuis la base de l'épine dorsale jusqu'à la tête. Toute inspiration revitalise la colonne vertébrale, chaque expiration renforce cette énergie, alimentant le corps en prana.

Bhramari – *souffle de l'abeille bourdonnante*

Émettre des sons constitue un excellent moyen d'insuffler de la constance à votre respiration. L'expiration se rallonge, donnant plus de profondeur à votre inspiration, tandis que votre souffle devient lent et régulier. N'ayez pas honte de faire du bruit. Les sons permettent à l'esprit de se concentrer. Le traité sanskrit *Hatha yoga pradipika* nous dit : « Par cette pratique, l'homme devient seigneur des yogis et accède à l'extase. » Abandonnez-vous aux vibrations et jouissez simplement de l'effet apaisant de *bhramari* sur votre esprit.

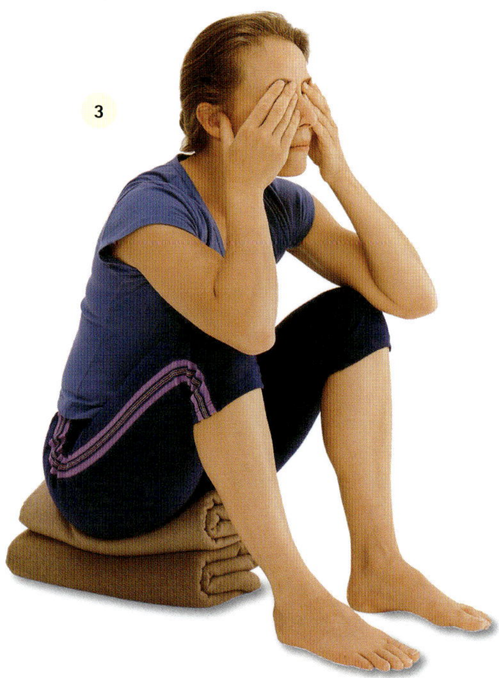

1 Asseyez-vous confortablement, dos droit, ou allongez-vous, jambes fléchies. Fermez la bouche et détendez les mâchoires, sans serrer les dents. Plaquez la langue au palais, sans forcer : la tension créée transformera le sifflement à l'expiration nasale en un bourdonnement.

2 Inspirez profondément et expirez en émettant un son semblable à un bourdonnement. Les cordes vocales sont alors très peu tendues et la hauteur du son est plutôt basse. La régularité de l'expiration maintient le son à même hauteur. Les vibrations sont générées par la voûte du palais à l'arrière de la bouche. Dilatez la cavité buccale pour augmenter la résonance au niveau des cavités nasales. Fixez votre attention sur les vibrations de façon à les diriger vers la gorge, le sommet du crâne et éventuellement le reste du corps. Pratiquez *bhramari* 2 minutes, puis jusqu'à 5 minutes. Terminez par une détente en position assise ou couchée, yeux clos pour mieux goûter les effets de l'exercice. Si vous ressentez vertige, acouphène ou agitation mentale, mettez-vous à respirer normalement.

3 L'exercice peut être réalisé en position assise sur une couverture, jambes repliées, genoux face à vous. Couvrez-vous les yeux des mains et bouchez-vous les oreilles à l'aide des pouces. Absorbez-vous dans le bourdonnement qui semble emplir tout votre crâne.

CONSEILS

Ne permettez pas au stress de s'immiscer dans vos exercices. Une volonté de bien faire trop importante altère poumons, diaphragme et système nerveux, qui en retour affectent corps et esprit.
La constance du souffle conduit à la constance de l'humeur.

Ujjayi pranayama – *souffle victorieux*

Ujjayi se compose de *uj*, « vers le haut » et *jaya*, « victoire » ou « conquête ». Le propos consiste à vaincre tout déséquilibre du *prana* dirigé vers le haut par le souffle *ujjayi*. Lorsque l'exercice vous deviendra familier et aisé, intégrez-le à vos séances d'*asanas*.

Pour vous figurer l'*ujjayi pranayama*, imaginez-vous en train d'aspirer de l'air avec une paille. La glotte se situe à l'arrière du larynx, près de la pomme d'Adam chez les hommes. Cette partie de la gorge se referme lorsque vous vous gargarisez ou lorsque vous retenez votre respiration. L'air parvient cependant à passer en partie la barrière de la glotte, générant au passage une friction. Ce phénomène accroît la température du corps qui peut dès lors s'étirer un peu plus durant la pratique des *asanas*. L'*ujjayi pranayama* contracte la gorge, entraînant un meilleur contrôle du souffle : la respiration devient plus calme, plus profonde et plus longue. L'augmentation de l'apport d'oxygène favorise la purification et la nutrition des cellules.

1 Asseyez-vous en posture de méditation. Inspirez par le nez et expirez par la bouche. À chaque expiration émettez un long « haaaa » par la bouche, comme pour embuer un miroir.

2 Après plusieurs cycles respiratoires, fermez la bouche à mi-expiration, tout en continuant à émettre un « haaaa » lèvres jointes. Le son se transformera en quelque chose de plus doux évoquant un « mm » que vous pouvez ressentir à l'arrière de la gorge. Vérifiez la justesse du son en vous bouchant les oreilles avec les paumes des mains pour mieux percevoir le bruit de gorge émis. Une musique semblable à celle de l'océan.

3 Passez à l'expiration. Ouvrez à nouveau la bouche et émettez un « haaaa » semblable à une aspiration d'air. Fermez la bouche à mi-expiration et essayez à nouveau de percevoir le doux bruit de friction au niveau de la gorge. Bouchez-vous les oreilles et goûtez à nouveau à ce son océanique.

4 Vous êtes prêt à prolonger le « mm » du souffle intérieur, bouche fermée. Au début, pratiquez *ujjayi* en position assise, durant 10 à 20 respirations. Faites des pauses pour reprendre le cours normal de votre respiration chaque fois que vous en ressentez le besoin. Cet exercice de respiration se veut doux dans tous les sens du terme. Le son émis vous aide à intérioriser la conscience de votre être. Inutile de respirer bruyamment ou de façon agressive. Le son émis doit être audible par une personne proche, pas dans la pièce entière ! Mesurez la qualité de votre respiration non pas en terme de volume, mais plutôt de quiétude et de durée. Reportez votre attention sur la constance et la régularité que ce souffle vous procure. Aucun sentiment d'urgence ne doit perturber votre respiration. Vous respirez régulièrement, sans gêne aucune. Chaque inspiration se prolonge pour emplir complètement les poumons et un flux d'air calme et régulier traverse vos narines tout le temps de l'expiration.

CONSEILS

Quelques cycles d'ujjayi permettent de se recentrer. À pratiquer en cas de tension, même en marchant. Intégrez le souffle victorieux à vos asanas afin d'aider votre esprit à se concentrer. Au début, la gêne générée par certaines postures viendront contrarier la conscience de votre respiration. Puis, le travail de votre souffle ayant porté ses fruits, vos postures s'épureront.

Nadi suddhi pranayama – *respiration alternée*

Voici un exercice de purification (*suddhi*) des canaux où circule l'énergie (les *nadis*). Parce qu'il aide à équilibrer le système nerveux, l'exercice se révèle bénéfique en cas de stress ou d'agitation. L'esprit se calme mais le mental reste en alerte. À pratiquer après une journée de travail éreintante, pour vous calmer ou pour préparer l'esprit au sommeil.

1 Asseyez-vous confortablement. Repliez l'index et le majeur de la main droite. Inspirez à fond, par les deux narines.

2 Fermez la narine droite avec le pouce de la main droite et expirez complètement par la narine gauche.

3 Maintenez le pouce sur la narine droite et inspirez profondément par la narine gauche.

4 Fermez la narine gauche avec l'annulaire et le petit doigt de la main droite.

5 Relâchez le pouce et expirez par la narine droite.

6 Inspirez par la narine droite.

7 Fermez la narine droite et expirez par la narine gauche.

Un cycle est accompli. Complétez l'exercice avec 3 à 7 cycles supplémentaires avant de relâcher le bras et de respirer calmement par les deux narines. Attendez un peu avant de commencer le cycle suivant. Effectuez 3 à 7 cycles et terminez par une relaxation en *savasana* (*voir* page 30).

Un flux d'air constant circule dans les narines. Durant chaque inspiration et expiration, le flux d'air conserve sa vitesse. La respiration est calme, jamais tendue. Essayez de visualiser un cendrier chargée de fines cendres sous vos narines. Si vous inspirez trop profondément, les cendres pénètrent vos narines. Si vous expirez trop violemment, les cendres se dispersent.

Durant l'exercice, maintenez le coude droit surélevé pour éviter toute pression au niveau de la poitrine et empêcher les poumons de se remplir. Une contraction peut apparaître au niveau de l'épaule, si nécessaire n'hésitez pas à changer de main. Ouvrez les yeux de temps en temps pour vérifiez le bon alignement de la tête, qui ne doit s'incliner ni d'un côté, ni de l'autre.

Prédominance d'une narine

Vous remarquerez peut être qu'une narine semble plus ouverte que l'autre. Selon l'anatomie dite ésotérique, chaque narine est reliée à un canal où circule l'énergie (*nadi*), ces canaux remontent de chaque côté de la colonne vertébrale. À la narine droite correspond *pingala nadi*, intellectuellement plus alerte et plus actif – l'équivalent du *yang* ou énergie masculine en médecine chinoise. C'est lui que l'on doit ouvrir en priorité lors d'un examen par exemple. Il agit sur l'intellect, la pensée rationnelle, la faculté d'analyse, la force physique

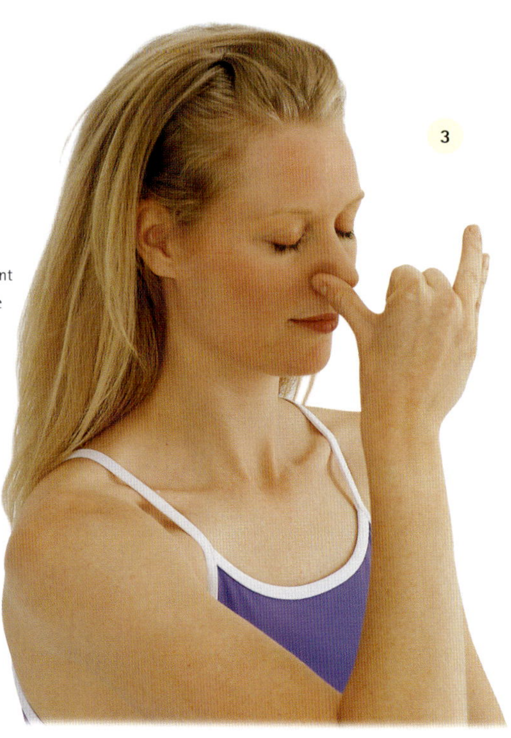

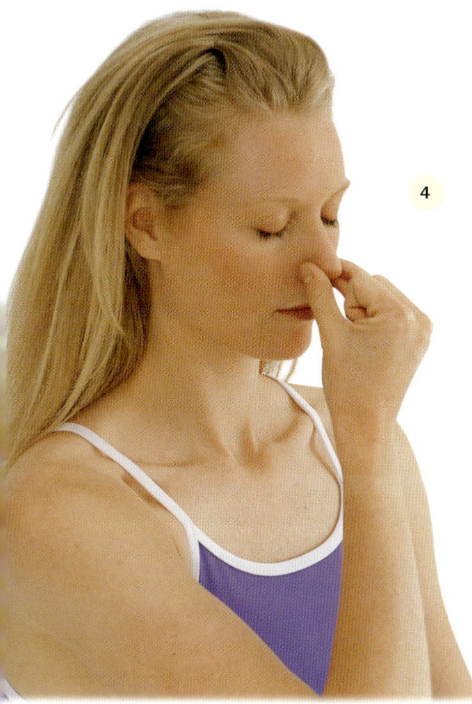

La prédominance d'une narine par rapport à l'autre s'inverse toutes les 30 à 120 minutes au cours d'une journée. La nutrition, les émotions ou la fatigue jouent un rôle déclencheur prédominant dans cette inversion. En cas d'insomnie, vérifiez si la narine droite est dominante et inversez la tendance. Pour ce faire, couchez-vous du côté opposé à celui de la narine que vous souhaitez « ouvrir ». Une promenade alerte vous aidera à ouvrir la narine droite.

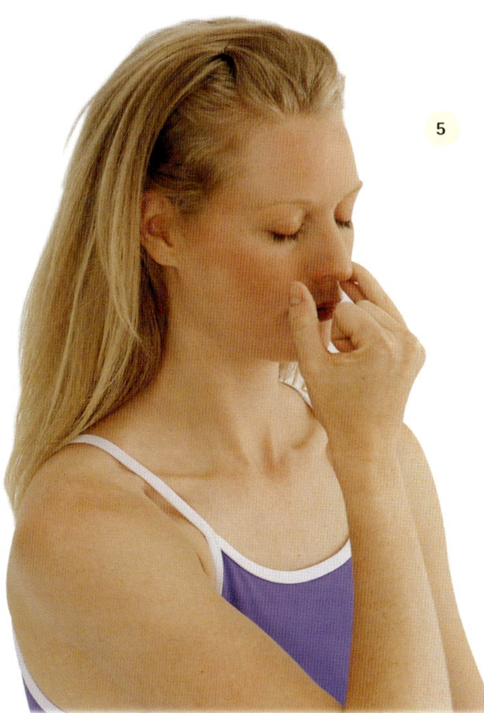

mais aussi la digestion. À la narine gauche correspond *ida nadi*, le *yin* féminin mettant l'accent sur l'intuition, la créativité, l'imaginaire et la pensée holistique. Une narine à ouvrir avant toute prise de décision relevant de la subjectivité, avant de jouer un morceau de musique ou encore pour économiser son énergie. *Nadi suddhi pranayama* vous aidera à équilibrer ces deux voies essentielles du *prana*. Pour vérifier en toutes circonstances lequel de vos *nadi* est le plus actif, placez le dos de la main sous vos narines et expirez.

CONSEILS

La pratique de nadi suddhi affûtée *fait en sorte qu'inspirations et expirations sont d'égale longueur. Optez pour un nombre de pulsations raisonnable puis, après quelques semaines, augmentez ce compte. Votre respiration doit s'écouler naturellement, sans effort. Forcer est contre-productif dans le pranayama ; en cas de tension, réduisez le nombre de pulsations.*

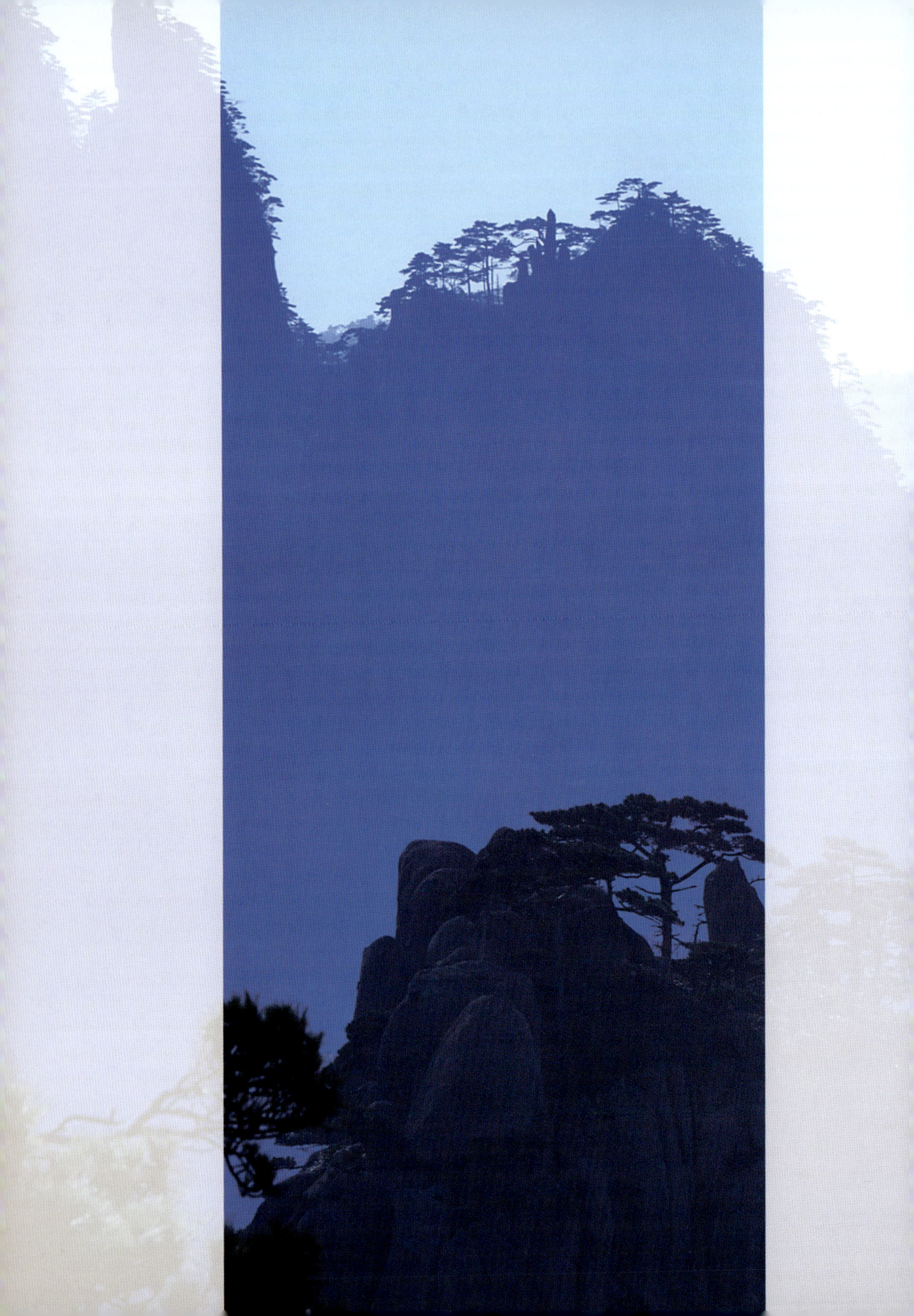

Chapitre 4

Méditation

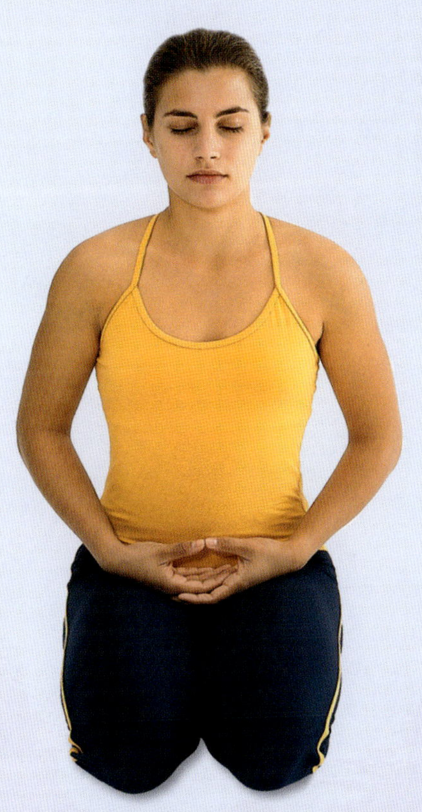

Méditation

Regarder le soleil en face brouille la vision.

C'est en le regardant de biais que l'on

parvient à le voir. La méditation procède

du même principe. Il importe de faire la mise

au point pour réduire l'éclat des distractions,

voir au-delà des fausses perceptions

et entrer en contact avec la sérénité

et la joie inhérentes à toutes choses.

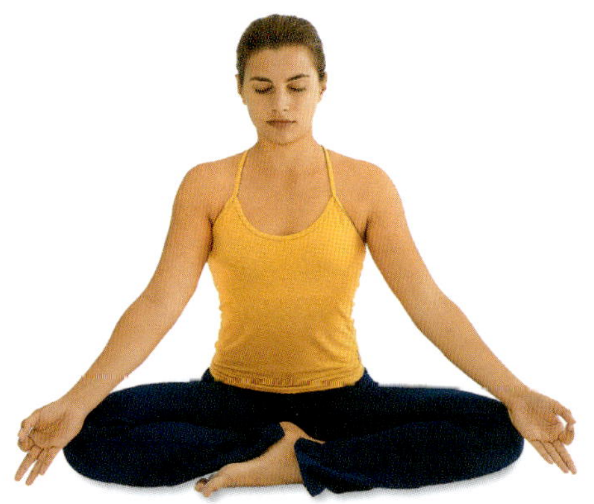

Septième des huit branches du yoga, la méditation apaise l'esprit et approche l'état culminant du yoga, cette cessation de toutes fluctuations de la pensée. Au cours de la méditation, nous accédons à l'intervalle situé entre la fin d'une pensée et le début de la suivante.

Les méditateurs ne renient pas les défis du quotidien mais possèdent une meilleure compréhension de leurs perceptions et de leurs réactions. En tant que sujet cérébral s'abandonnant à l'état *thêta*, plus profond que le sommeil, le méditateur accède à un espace de vigilance sereine. En état méditatif, nous sommes observateur, pas acteur. Nous observons nos pensées dans le détachement, sans intervenir. Cette neutralité signifie que nous ne leur concédons pas la moindre énergie susceptible de perturber l'esprit. Après s'être observé dans un miroir poussiéreux, la méditation offre l'occasion de dépoussiérer le miroir pour de nouvelles perceptions et un reflet véridique.

La recherche – pression sanguine

De nombreuses recherches ont été accomplies sur la méditation, notamment la méditation transcendantale (MT), qui implique une méditation avec *mantra* durant 20 minutes, deux fois par jour. Une étude réalisée en 1996 sur l'hypertension chez les sujets afro-américains en Californie a démontré que la MT abaissait de façon significative la pression artérielle, loin devant tout autre technique de relaxation, système d'éducation ou modification du mode de vie. Des sujets ayant pratiqué la MT durant 3 mois virent ainsi une diminution de 10 à 12 points dans le calcul de leur pression systolique et de 6 à 8 points de leur pression diastolique (résultats similaires à ceux de médicaments antihypertenseurs). Grâce à la méditation, les risques de crise cardiaque chez les participants à cette étude se voyaient réduits de 11 %, contre 8 à 15 % pour les attaques d'apoplexie.

Stress et troubles associés

Des chercheurs de la Harvard Medical School ont eu recours à l'IRM pour enregistrer l'activité cérébrale de méditateurs. Ils ont découvert que la méditation active des parties du cerveau responsables du système nerveux autonome qui gère les fonctions de notre corps que nous ne pouvons contrôler, la digestion et la pression artérielle par exemple. Ces fonctions étant souvent altérées par le stress, cela peut signifier qu'en réduisant la montée d'adrénaline induite par le stress, la méditation a la capacité de diminuer les vecteurs de stress comme l'hypertension, la maladie cardiaque, l'asthme, l'insomnie, les problèmes digestifs et autres.

Une étude sur les taux de stress publiée dans *American Journal of Health Promotion* vaut d'être relevée. Soixante-deux personnes sujettes à des taux de stress élevés participèrent, vingt-sept autres personnes composant le groupe témoin. Trente-cinq pratiquèrent sur deux mois 28 heures « d'entraînement cérébral » impliquant méditation, postures de yoga et techniques anti-stress. Après 3 mois, on notait chez les participants une baisse de 54 % des désordres psychologiques, et une diminution de 46 % des symptômes médicaux. Le groupe témoin ne manifesta aucune amélioration en matière de symptômes psychologiques et rapporta une légère augmentation d'affections.

Soigner

Le mot méditation vient du latin *meditor*, « soigner ». On a constaté que la méditation permettait de réduire certains coûts de santé. Au Canada, des recherches ont été menées sur un groupe de 677 personnes à l'initiative d'un organisme d'assurance. Après l'apprentissage de la MT, les frais de santé de ces personnes furent réduits de 5 à 7 % par an. Au bout de 7 ans, ces coûts de santé étaient réduits de presque 50 %. Une autre étude initiée par un organisme de statistiques pour une assurance maladie fut publiée dans *Psychosomatic Medicine*. L'enquête portait sur 2 000 personnes pratiquant la MT depuis 5 ans. Il fut démontré que ces personnes consultaient moitié moins les médecins et les salles d'opération qu'un autre groupe, d'âge, de profession et de couverture médicale équivalents. Les méditateurs révélaient peu d'affections dans dix-sept catégories de maladies et 87 % d'hospitalisations en moins pour maladie cardiaque et 55 % pour cancers.

Intelligence

Une étude publié dans la revue britannique *Personal and Individual Differences* a montré que les étudiants adeptes de la MT ont vu leur QI augmenter de 5 points en 2 ans et de 9 en 4 ans.

Vieillissement

Il a également été démontré que la méditation ralentissait le vieillissement. Une étude est parue dans *The International Journal of Neuroscience*. Un groupe de cinquantenaires pratiquant la MT depuis plus de 5 ans manifesta ainsi une réduction de 12 ans de leur âge biologique. Selon les termes d'un scientifique, « les méditateurs avancent certes en âge, mais ne semblent pas vieillir pour autant ».

Un ancien guérisseur déclarait : « L'Homme est malade parce qu'il n'est jamais tranquille. » En Inde, les maîtres se réfèrent souvent à notre esprit simiesque qui s'agite dans tous les sens. Les *Vedas*, textes religieux anciens, prétendent que l'esprit est plus difficile à contrôler que le vent. Accomplir la cessation des pensées peut sembler insurmontable. Mais ne vous découragez pas ! Même si vous ne parvenez pas jusqu'à ce point, d'incomparables bienfaits jalonnent le chemin. Le mot latin *meditor* vient du sanskrit *madha*, la sagesse. La méditation améliore la qualité de vie et procure ce sentiment de paix intérieure résidant au noyau de chacun d'entre nous. Cet état de superconscience nous permet de nous recentrer. Nous puisons dans une énergie universelle positive, dans quelque chose de plus grand que nous-mêmes. Et cela s'accompagne de la sensation d'être pleinement reconnu et accepté, un peu comme le sentiment que l'on a lorsque l'être aimé qui connaît tout de vous, le bon comme le mauvais, continue de vous aimer. La méditation est source d'une grande force intérieure comme d'un bien-être absolu au quotidien.

Yogamudrasana – *posture de l'union psychique*

Cette posture apaise l'esprit et prépare à la méditation. À pratiquer éventuellement avant de vous absorber dans votre respiration (*voir* page 128), *bhramari* (*voir* page 130) ou plusieurs cycles de *nadi suddhi pranayama* (*voir* page 132).

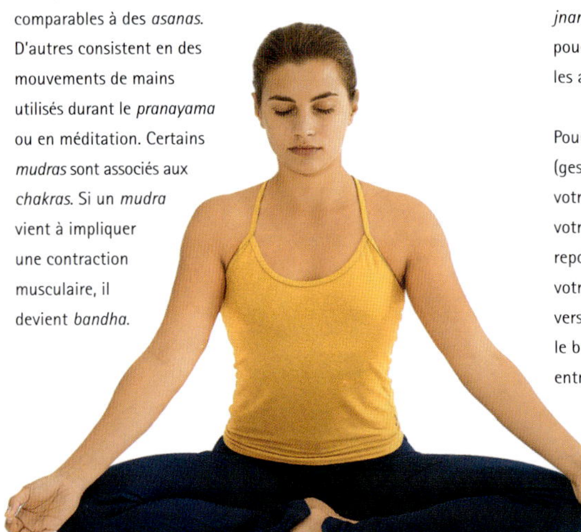

Assis en *siddhasana* (*voir* page 127) en fléchissant d'abord la jambe droite vers l'intérieur, relevez le talon gauche face au droit. Amenez votre poignet gauche avec la main droite derrière votre dos. Inspirez et étirez le torse vers le haut puis expirez et penchez-vous vers l'avant en amenant votre tête sur le sol. Détendez-vous au moins 1 minute, en vous concentrant sur votre respiration et votre esprit. Puis, yeux clos, redressez-vous et répétez l'exercice, de l'autre côté.

Pour la sérénité de votre esprit, le bien-être physique est indispensable. Si cette position assise génère un inconfort, asseyez-vous sur vos talons. Si nécessaire, faites reposer votre front sur une couverture.

À propos des mudras

Autant les *bandhas* (*voir* page 15) sont de puissantes clés énergétiques, autant les *mudras*, ou sceaux d'énergie, agissent avec douceur. Pour les yogis, les *mudras* stimulent le flux de *prana* dans le corps et l'y scellent pour ne pas le perdre. Certains *mudras* sont comparables à des *asanas*. D'autres consistent en des mouvements de mains utilisés durant le *pranayama* ou en méditation. Certains *mudras* sont associés aux *chakras*. Si un *mudra* vient à impliquer une contraction musculaire, il devient *bandha*.

Mudras utiles à la méditation

Les *mudras* influencent les corps subtils et favorisent la réceptivité aux plus hauts états de conscience.

Pour *gyana mudra* (également appelé *jnana mudra*), joignez le bout des pouces et les index tout en gardant les autres doigts tendus.

Pour *bhajrava mudra* (geste de Shiva), placez votre main droite sur votre gauche. Laissez reposer vos mains sur votre giron, paumes vers le haut tandis que le bout de vos pouces entre en contact.

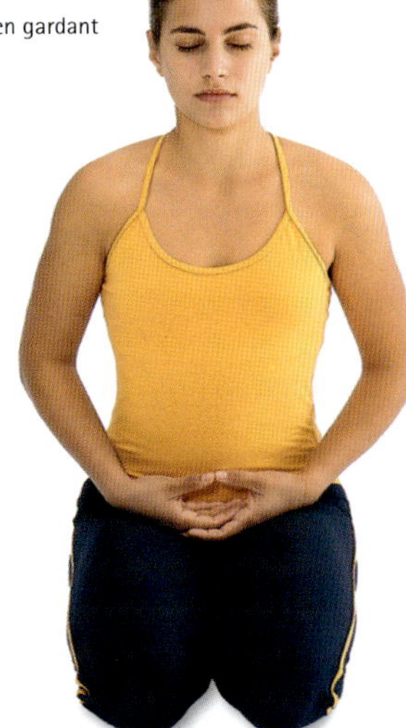

Savoir méditer

1 Préparer le corps

Le moment propice à la méditation se situe en fin d'*asanas*, lorsque le corps est chaud et relâché. Éventuellement, procédez à quelques étirements des membres qui détendront le corps et vous inscriront dans le moment présent. Pratiquer *yogamudrasana* (*voir* page 138), connaître sa respiration (*voir* page 128), le souffle de l'abeille bourdonnante (*voir* page 130) ou plusieurs cycles de *nadi suddhi pranayama* (*voir* page 132).

2 Préparer l'esprit

Décidez de la durée de l'exercice. Choisissez un endroit calme où vous asseoir et débranchez votre téléphone. Couvrez-vous d'une couverture ou d'un châle si nécessaire. Rentrez dans votre position méditative. Assurez-vous de l'alignement de vos dos, cou et tête. Reportez-vous à la partie sur le *pranayama* (*voir* page 127) pour les différentes positions assises.

En guise de rituel, certaines personnes opteront pour une prière intime ou un chant pour entrer pleinement dans la séance. Quoi qu'il en soit, soyez clair avec vous-même, ne perdez pas de vue le but supérieur de votre démarche et vos motivations.

3 Détendre le corps

En position assise, faites mentalement l'inspection de votre corps. En commençant par les orteils, relaxez vous atome après atome jusqu'au sommet de la tête. Une fois détendu, engagez-vous à ne plus bouger, car tout mouvement serait source de distraction.

4 Se concentrer

La respiration reste le média privilégié de la concentration profonde. Commencez par observer le flux de l'air à travers vos narines. Puis les infimes sensations qui les parcourent : l'air frais qui les pénètre, l'air chaud qui s'en écoule. Inutile d'évaluer votre respiration ou de modifier votre façon de respirer. Contentez-vous d'en être conscient, avec patience. Vous êtes un observateur détaché. Pratiquer le détachement est utile dans les moments de l'existence où chagrin ou soucis vous mettent sous pression. Éventuellement, respirez par séquences de 10.

5 Élargissement de la conscience

Dirigez vos pensées vers un thème comportemental ou une vertu, comme la liberté envers tout attachement, la paix intérieure ou l'accomplissement de soi.

6 Pour finir

Pour achever l'état méditatif, répétez une prière ou optez pour un chant. Lorsque le moment est venu de sortir de la méditation, ne vous levez pas d'un bond pour vivre votre journée tel un automate. Votre grande force vous a permis de réunifier votre moi intérieur. Restez attentif et intégrez vos sensations méditatives à votre vie quotidienne et à vos relations.

Techniques de méditation

La méditation est personnelle. Plus qu'une technique ou une pratique, elle est expérience. Aucune méthode ne vaut mieux qu'une autre. Expérimentez diverses manières de faire avant de vous décider, puis sélectionnez la technique avec laquelle vous vous sentez le plus d'affinités et conservez-la au moins quelques mois.

Méditation des chakras

En amenant votre conscience en un endroit donné de votre corps, vous allez méditer sur un *chakra*. À chaque *chakra* correspond un son-graine que vous pouvez utiliser comme *mantra*. Éventuellement, on préférera méditer sur la couleur pure du *chakra* (*voir* page 147 pour les *mantras* et les couleurs des *chakras*).

Trataka – observation d'un point précis

Pratique idéale pour *dharana*, la concentration, sixième branche du yoga. Choisissez de fixer la flamme d'une bougie, un tableau, un symbole ou une divinité par laquelle vous vous sentez attiré. Au bout d'un certain temps, d'exercice de concentration *trataka* devient méditation.

Méditation en marche

Toute action accomplie dans la concentration peut être méditative. Une méditation en marche vous sera utile si vous êtes souvent assis dans une position inconfortable, ou bien si vous vous sentez toujours engourdi de sommeil. Asseyez-vous puis, une fois prêt, levez-vous. Laissez vos yeux errer librement sur le sol. Puis marchez, concentré sur vos pieds. Ressentez le roulis de vos plantes de pieds, votre poids peser sur elles avant qu'elles ne se décollent du sol pour entamer le prochain pas. Restez concentré avec zèle sur les modifications du poids porté par chaque pied alors que vous marchez en rond. Après cet exercice méditatif, asseyez-vous et poursuivez votre méditation.

Méditation mantra

Nombreux sont ceux qui trouvent un grand bénéfice à l'utilisation des *mantras*. Reportez-vous à la page 142 pour plus d'information.

Méditations thématiques

Choisissez un sujet sur lequel vous aimeriez étendre votre concentration, tels l'amour ou la paix. Durant la respiration ou la méditation *mantra*, efforcez-vous de ramener vos pensées à un point unique, la respiration ou le *mantra*. Dans la méditation thématique, vous pouvez étendre votre conscience en affinant la mise au point : ramenez vos pensées multiples autour d'une seule pensée.

Le but n'est pas d'empêcher la pensée mais d'atteindre à la conscience sur un point unique. Observez le flux de vos pensées, semblable aux vaguelettes d'un lac, mais abstenez-vous de les suivre. Si vous suivez une pensée qui n'est pas le point unique de votre méditation, vous lui prêtez l'énergie de vous distraire. Exercez-vous à contrôler votre esprit et amenez-le en douceur à se concentrer sur le sujet de votre choix. Le tourbillon constant de votre esprit finira par vous indiquer la voie vers la sérénité.

Ci-contre : le but de la méditation n'est pas d'empêcher toute pensée mais d'accéder à la concentration sur un point unique.

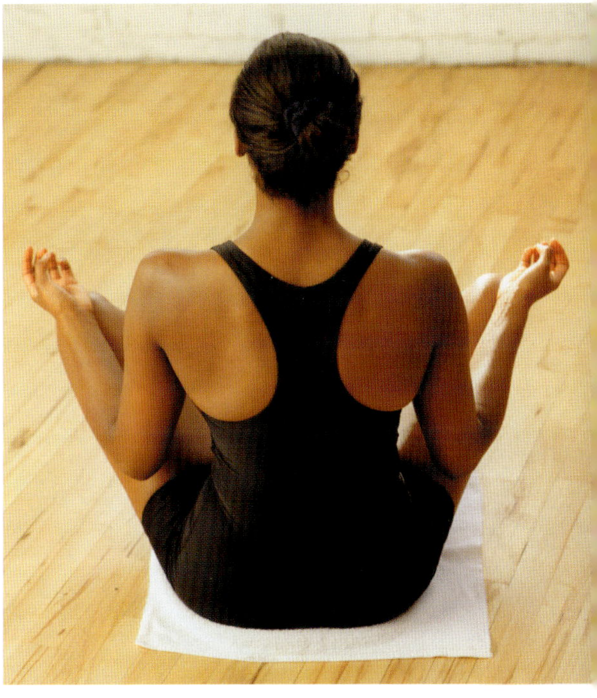

En savoir plus sur la méditation

Pour les yogis, les moments les plus propices à la méditation sont le lever du soleil, midi, le coucher du soleil ou minuit, mais il importe surtout de libérer un espace dans son emploi du temps. Choisissez un moment pendant lequel vous ne serez pas dérangé et soyez réaliste lorsque vous déciderez du temps que vous pouvez consacrer à chaque séance. Faites en sorte de respecter ce moment et de ne pas quitter votre méditation trop tôt.

Traditionnellement, on considère que les postures face est ou face nord sont d'excellents conducteurs vers la méditation.

Être assis en étant calme peut se révéler difficile, chaque sensation physique étant amplifiée. Les petites démangeaisons, par exemple, prennent d'immenses proportions. Ne perdez pas de vue que tout évolue : ces sensations sont transitoires et peuvent procurer l'énergie d'une meilleure mise au point. Pour un esprit actif, être concentré (c'est-à-dire ne rien faire d'autre qu'être attentif) peut devenir ennuyeux. Plutôt que d'inventer des choses susceptibles d'atténuer cet ennui, restez dans la méditation, acceptez l'ennui.

Si la méditation mène à la paix, elle conduit aussi l'esprit à d'autres accomplissements. Engagé dans ce processus d'introspection, il se peut que vous vous trouviez confronté à des pensées ou à des pans de votre caractère que vous préféreriez oublier. Se trouver face à certains sentiments inavouables augmente votre niveau d'anxiété ; vous vous sentez traqué. Certes, l'expérience est perturbante, mais rappelez-vous : tout change. Prendre conscience de votre « noirceur » peut vous permettre de vous réformer.

Comme dans le yoga, les expériences rencontrées en méditation varient d'un jour à l'autre. Ne classez pas vos méditations sous les étiquettes « bonnes » ou « mauvaises ». Une méditation peut laisser un « mauvais goût » parce qu'elle aura mis en évidence quelque chose qui dérange. La confrontation, si elle est douloureuse, peut être une occasion unique d'évoluer. Essayez de ne pas trop vous focaliser sur les sensations extrêmes rencontrées. À trop vous accrocher à ces « événements », vous risquez de manquer le but de l'exercice – éprouver un sentiment d'unité avec l'univers. Retenez-vous de porter un jugement sur ce qu'il advient d'exceptionnel ou de banal en méditation et contentez-vous de vivre l'expérience comme mouvement du grand flux de la vie.

En méditation, nous cherchons à atteindre un détachement des choses matérielles. Si cela peut être utile dans l'observation objective, cela ne signifie pas pour autant que nous devons cesser de nous préoccuper de ce qu'il advient en ce monde. Nous devons cultiver un esprit d'ouverture et d'amour.

Mantras et chants

Un *mantra* est un son puissant qui permet de ré-harmoniser le système, un rythme vibratoire qui véhicule la guérison. Réciter un *mantra* ou le vers d'un chant ésotérique libère et apaise.

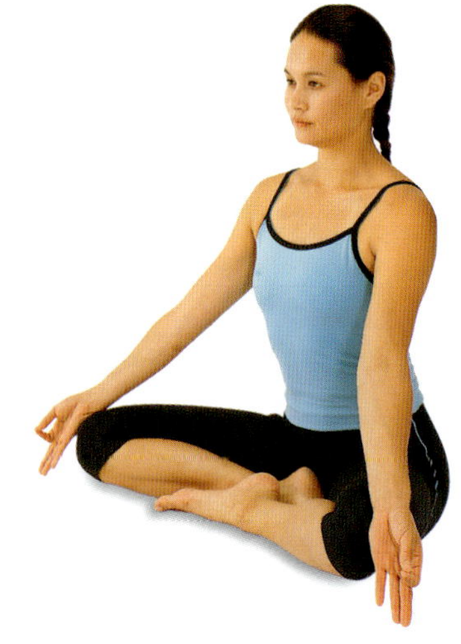

Mantra

Un *mantra* peut consister en une syllabe, un mot ou une phrase répétés encore et encore. Le *mantra* donne un point de concentration à l'esprit. Il est une affirmation positive, un rappel constant et un moyen de revenir au soi. Réciter un *mantra* est un exercice en *dharana* (concentration) qui peut évoluer en *dhyana* (méditation).

Nombre de *mantras* ont leur origine dans le sanskrit, constitué de sons primordiaux, chaque syllabe ayant une résonance particulière dans notre corps. Un *mantra* sanskrit consiste en une combinaison spécifique de vibrations sonores qui, chantées ou méditées, génère un effet original sur le corps, l'esprit et le psychisme. Cette résonance participe à la guérison et à l'élévation spirituelle. Lors de chaque répétition, une certaine vibration énergétique est projetée dans le monde. Pour cette raison, la prononciation se doit d'être observée. Si vous doutez, demandez l'avis d'un maître expérimenté sur la bonne prononciation de votre *mantra*.

Le *mantra* est traditionnellement délivré par le gourou qui enseigne, mais rien ne vous empêche en fait de choisir votre propre *mantra*. Il n'est pas nécessaire d'opter pour un *mantra* à consonance exotique. Vous vous sentirez peut-être plus d'affinité avec un *mantra* issu de votre langue maternelle – paix, amour ou foi par exemple.

Si vous souhaitez utiliser un *mantra* pour la méditation, vous pouvez entamer chaque séance en chantant le *mantra* à haute voix, en laissant sa résonance parcourir votre corps. Répétition après répétition, baissez le volume jusqu'au murmure et, enfin, poursuivez votre méditation en répétant le *mantra* mentalement.

Souvent, le *mantra* intervient en début et en fin de séance de yoga. Cela peut consister à chanter trois fois *om* sous la direction de votre professeur. Vous pourrez associer votre pratique *mantra* à un travail sur certaines parties de votre corps ou à des *chakras* (*voir* page 146). Beaucoup recourent aux *mantras* en période de stress ; même en des lieux publics, un *mantra* pourra se réciter en silence. Le *mantra* est affirmation de soi, un moyen de rappel du soi à sa base.

Quelques mantras courants

Om – Cette syllabe sacrée est considérée comme la mère de tous les sons. Au même titre que d'autres *mantras* sanskrits, on estime qu'elle génère une vibration unique à travers notre corps et notre esprit. C'est la syllabe la plus répandue sur la planète, utilisée à la fois par les Hindous et les Bouddhistes. *Om* se compose des trois sons associés « a-u-m ». Le premier son « a » résonne plus spécifiquement dans le ventre ; le « u » déplace la vibration vers le haut jusqu'à la cage thoracique ; le son long final « m » se concentre au niveau du nez de sorte que sa résonance se ressent plus au niveau de la tête.

Om namah shivaya – Il s'agit de la salutation faite à la divinité hindoue Shiva. Les non-Hindous y recourent également, dans un esprit de respect dû au divin dans son ensemble.

Soham – Ce *mantra* rend également hommage au divin. Prononcé « so-hum », il signifie « je suis le soi universel ».

Shanti – Signifie « paix » en sanskrit.

Om namo bhagavate vasudevaya – Signifie « salutations à la source du divin », le divin en tant que mère, l'éternel féminin de toutes les religions.

Le chant

Si certains éprouvent de la gêne à émettre des sons à haute voix, chanter les intimide moins. Ne vous souciez pas de savoir si votre son est bon ou mauvais. Il ne s'agit pas d'un chant au sens traditionnel du terme ; il s'agit plutôt de récitation. Le but est de sentir le son résonner à travers soi.

La voie de la dévotion du yoga, appelée *bhakti yoga*, est celle où Dieu ou le maître spirituel représentatif de Dieu est adoré. Dans *bhakti yoga*, les vers pieux sont chantés avec une dévotion empreinte de ferveur. Il se créée une sensation de connexion avec quelque chose de plus grand que soi alors que la région du cœur s'ouvre à l'amour universel. Les émotions viennent s'apaiser pour se stabiliser. Cet apogée suivi du repos des émotions est comparable aux pleurs d'une personne se lamentant sur son amour perdu. Les émotions tour à tour ravivées puis apaisées finissent par mener à la guérison émotionnelle.

Même si vous ne cultivez aucun penchant religieux, le chant peut se révéler être une expérience enrichissante et stimulante. Une séance de chant a un effet extraordinairement apaisant. C'est un baume pour le cerveau. Toutes nos préoccupations sont comme balayées dans cet espace de plénitude mentale. Le chant est affirmation de notre projet et allège notre cœur. Si un chant adressé à Dieu ne vous convient pas, choisissez de l'interpréter en hommage à cette lumière intérieure qui vous habite. Cherchez dans votre entourage les amis et proches susceptibles de composer un groupe de chant.

Chants pour débuter et clôturer votre pratique

Om asathoma sadgamaya
Thamasoma Jyotirgamaya
Mrithyorma Amrithangamaya
Om Shanti Shanti Shanti

Om conduis-moi de l'irréel au réel
Des ténèbres à la lumière
De la mort à l'immortalité
Om paix, paix, paix

Om
Swasthi praja bhyah pari pala yantam
Nya yena margena mahi mahi shaha
Go brahmanebhyaha shubhamastu nityam
Lokaa samastha sukhino bhavantu
Om

Om
Louons la prospérité
Que les souverains régissent le monde selon la loi
et dans la justice
Préservons la divinité et la sagesse
Que le peuple du monde accède au bonheur
et à la prospérité
Om

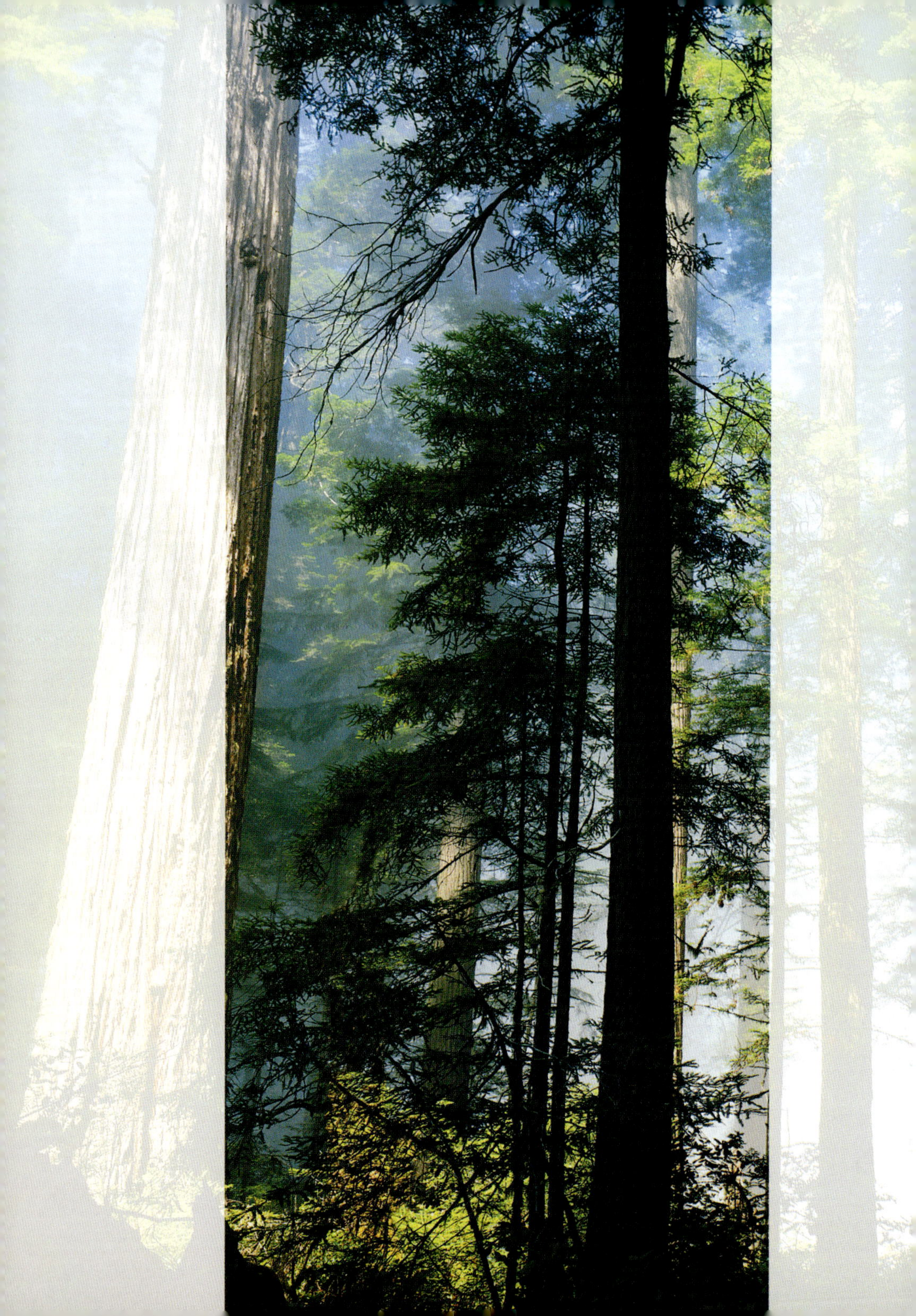

Chapitre 5

La voie
de la kundalini

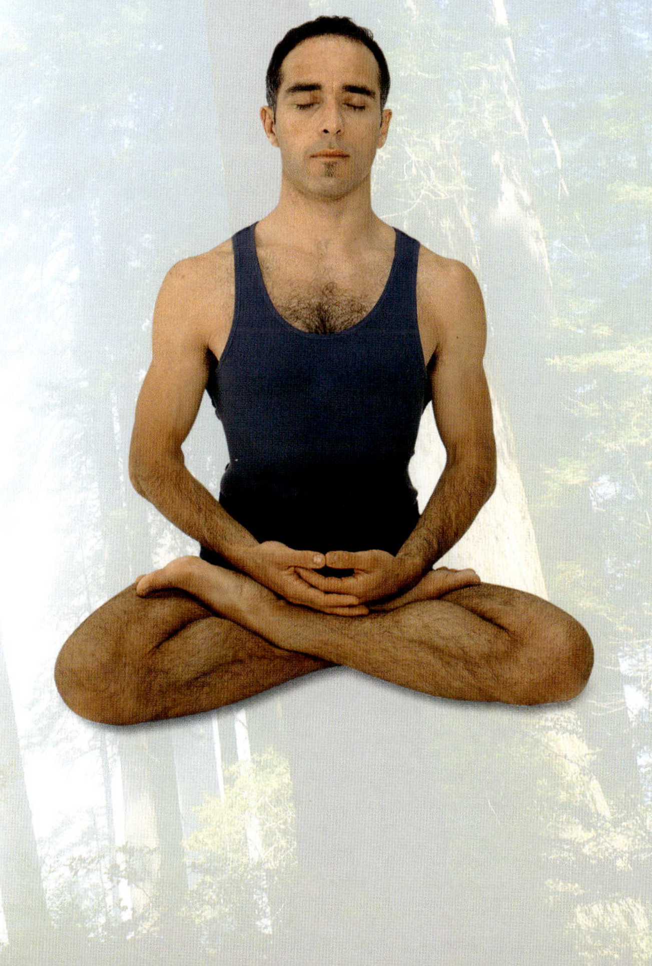

Chakras

Les exercices de *hata yoga* ciblent la colonne vertébrale et visent à faire travailler aussi bien le corps physique que les corps subtils. Torsions, étirements, flexions avant, arrière et latérales s'emploient à éveiller et à équilibrer les énergies subtiles.

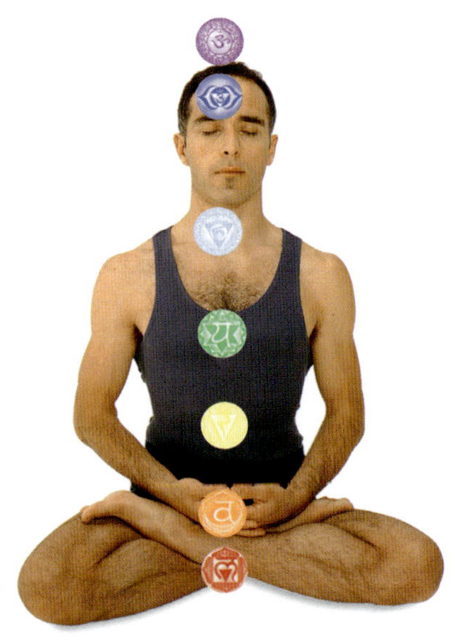

Selon la tradition yogique, notre corps est parcouru de milliers de *nadis* ou canaux subtils d'énergie. Le *sushumna nadi* est un des trois canaux principaux. Ignoré par l'anatomie occidentale, ce *nadi* central du système nerveux prend naissance dans la région du périnée, monte le long de la colonne vertébrale et se termine au sommet du crâne.

Les yogis évoquent le réservoir d'énergie interne que représente la *kundalini*. Cette force énergétique, dont le nom sanskrit signifie « celle qui est enroulée comme un serpent », repose à la base de la colonne. Les exercices de yoga ont pour but de libérer les blocages de l'énergie le long de la colonne mais aussi de purifier le corps et l'esprit pour mieux libérer cette énergie cosmique. Le travail sur les *chakras* peut être une autre voie pour mettre en éveil cette énergie.

Le mot *chakra* signifie « roue » en sanskrit. Un *chakra* est une spirale d'énergie pranique en rotation.

En tant que centre énergétique, un *chakra* peut se retrouver en tout point du corps, même si la tradition veut que l'on distingue sept *chakras* principaux le long de la colonne. Les *chakras* agissent tels des transformateurs. Les *chakras* étant associés aux glandes endocrines et à un groupe de nerfs appelé plexus, on estime que leur rôle est de canaliser l'énergie pranique dans le corps physique. Lorsque tous les *chakras* sont actifs, la force de la *kundalini* remonte sans entrave le long du *nadi* central. Lorsque le serpent de la *kundalini* se déroule et s'élève, il ouvre et éveille les *chakras*. Lorsque l'énergie propulsée par la *kundalini* atteint le *chakra* supérieur dit coronal, la conscience se modifie, des pouvoirs psychiques supérieurs se manifestent et l'initié parvient aux portes de la libération de l'âme, but suprême du yoga.

Chacun de ces sept centres énergétiques agit à sa façon sur le plan physique, émotionnel et spirituel. Les *chakras* inférieurs, du bas de la colonne vertébrale au plexus solaire, sont considérés comme plus influents sur le plan physique que les *chakras* supérieurs, étagés du cœur au crâne. L'erreur commise par de nombreux débutants consiste à concentrer leur travail sur les *chakras* supérieurs, considérés comme plus spirituels. Pourtant, à l'image de la construction d'un édifice, un niveau ne peut être érigé sans base solide. Les énergies telluriques des *chakras* inférieurs offrent la force et la stabilité qui permettent d'équilibrer la quête spirituelle. Lorsqu'un *chakra* est déséquilibré, le yoga nous aide à réactiver ces centres énergétiques en stimulant la circulation d'énergie au niveau des régions présentant un blocage, afin de rééquilibrer le système subtil. La connaissance des *chakras* nous aide à mieux nous connaître et les postures du yoga sont les outils indispensables à cet apprentissage.

1 Muladhara chakra –

chakra racine

Localisation

Le premier *chakra* siège à la base de la colonne vertébrale. Il influence les organes excréteurs – poumons, peau, reins, gros intestin et rectum.

Expression

Le *chakra* racine gouverne notre rapport à la terre, mais aussi notre sentiment d'enracinement. Il est en rapport avec la réussite matérielle de l'être et l'instinct vital. Ce *chakra* vise à la satisfaction de nos besoins élémentaires – nourriture, abri, voire amour. Il dirige notre équilibre émotionnel et notre santé physique. Le *chakra* racine se manifeste à travers notre force vitale et notre résistance. C'est lui qui nous donne l'énergie pour aller de l'avant et nous aide à nous concentrer et à nous discipliner, à nous maintenir en bonne santé et à prendre conscience de nos limites.

En tant que fondement, le *chakra* racine doit être équilibré pour équilibrer les autres *chakras* ; dans le cas contraire, vous progresseriez sans stabilité. Lorsque le *muladhara chakra* est déséquilibré, des problèmes peuvent se manifester au niveau du ventre et de la région lombaire, sous forme de constipation, diarrhée, hémorroïdes, néphrite, sciatique ou dorsalgie.

La force d'enracinement de ce premier *chakra* est telle que tout déséquilibre à ce niveau se traduit sur le plan psychologique par trop de pesanteur ou de légèreté. Un manque d'ancrage participe à la création d'une sensation de décalage et de déconnexion par rapport à la réalité. Le sujet éprouve alors des difficultés de concentration et a tendance à l'emporte-

Les chakras en bref

Chakra	Couleur	Pierre	Influence	Élément	Mantra
Muladhara	Rouge	Rubis	Stabilité, instinct de survie	Terre	Lam
Svadhisthana	Orange	Ambre	Créativité, sexualité, rapport aux autres	Eau	Vam
Manipura	Jaune	Or	Puissance, volonté, action	Feu	Ram
Anahata	Vert	Émeraude	Amour universel, guérison, joie	Air	Yam
Visuddha	Bleu ciel	Saphir	Communication, expression, vérité	Éther	Ham
Ajna	Indigo	Diamant	Intuition, sagesse	Essence	Om
Sahasrara	Violet	Améthyste	Illumination, félicité	Infini	(aucun)

ment. Il a du mal à contenir ses émotions et ses sentiments. D'un autre côté, une tendance trop marquée à la retenue peut se traduire par un matérialisme excessif ou une incapacité à se laisser aller sur le plan émotionnel. Cet état de déséquilibre se traduit par un besoin excessif de tout contrôler et un penchant à exercer son emprise sur autrui.

Le *muladhara chakra* est la force vitale qui alimente l'énergie que nous mettons dans le travail. Lorsque ce *chakra* est déséquilibré, le travail prend une importance exagéré et conduit le sujet à en devenir l'esclave. Une autre manifestation de cet état passe par une diminution de la force créatrice, interférant sur notre goût de vivre et entraînant une incapacité à accueillir les sentiments de joie et de bonheur. Agressivité et entêtement peuvent apparaître dans un second temps, tout comme une tendance à l'égoïsme et à la possessivité, sur le plan matériel et émotionnel. Un déséquilibre du *chakra* racine peut vous conduire à la dépendance et à l'égocentrisme. Lorsque votre survie est en cause, la peur s'installe. Cette peur peut être paralysante et finir par vous empêcher d'atteindre vos objectifs. Le *chakra* racine est éveillé lorsque vous vous confrontez à vos peurs.

Lorsque le *chakra* racine fonctionne bien, la santé des organes concernés – comme les reins et les intestins – s'en ressent. Les glandes surrénales, impliquées dans les processus de réponse au stress, ne souffrent d'aucun dysfonctionnement et ne se fatiguent pas sous les sollicitations répétées de l'organisme. Bonne humeur, tranquillité d'esprit et courage vous gagnent. Un *chakra* racine équilibré apporte confiance en soi, enthousiasme, volonté de vivre et claire perception de soi. La foi en autrui vient alors plus facilement.

Vous avancez serein tout en restant en contact avec l'essentiel. Vous serez à même de vous détacher de l'emprise du matériel. Vous aborderez le travail avec une attitude saine et positive. Une plus grande faculté de concentration vous aidera à vous libérer des contingences et à découvrir d'autres aspects de vous-même. Travail et défis seront affrontés dans la joie et l'enthousiasme. Une attitude qui facilitera la réussite sur un plan matériel.

2 Svadhisthana chakra –

chakra sexuel (ou sacré)

Localisation

Le deuxième *chakra* se situe au niveau du ventre, entre le nombril et la partie génitale. Il gouverne les organes situés dans la région basse de l'abdomen, comme ceux liés au système urinaire ou encore au système reproducteur.

Expression

La localisation de ce *chakra* nous indique son influence sur la sexualité, le rapport aux autres et la créativité. Le *svadhisthana chakra* gouverne nos aptitudes à nourrir notre esprit et à nous concentrer sur nos sensations et le plaisir. Ce *chakra* est impliqué dans notre rapport à autrui, y compris à nous-même.

Le changement est inéluctable. Sans changement, il n'y a ni développement, ni mouvement et donc aucune vie. Le *chakra* sexuel est lié au changement et à la façon de l'aborder. Un deuxième *chakra* bien équilibré vous aide à suivre le cours de la vie et à modifier votre chemin si nécessaire.

Un déséquilibre au niveau de ce *chakra* peut affecter les systèmes urinaire, reproducteur et circulatoire. Impuissance, maladies sexuellement transmissibles et problèmes de vessie doivent vous conduire à prêter attention à ce deuxième *chakra*.

Les personnes présentant un déséquilibre à ce niveau manifestent une certaine difficulté à donner ou à recevoir, sur le plan matériel et émotionnel. L'obésité peut traduire un déséquilibre entre le don et l'acceptation du don. Une personne en surpoids qui consomme plus de calories qu'elle n'en utilise, prend plus qu'elle ne rend. Le deuxième *chakra* facilite l'assimilation des connaissances. Sur un plan cérébral, l'acceptation du don renvoie à la faculté d'intégrer des connaissances en donnant au cerveau la possibilité de prendre et de stocker des informations.

Sentiment de culpabilité, anxiété, imprévisibilité et obstination peuvent indiquer un déséquilibre du deuxième *chakra*. Certains éprouvent des difficultés à faire la part des choses entre leurs propres émotions et celles des autres. Tonus en baisse et manque de créativité sont parfois liés à ce *chakra*. Manque de désir sexuel ou appétit démesuré en la matière, tendance à cultiver la séduction à outrance ou utilisation du sexe comme moyen de se mettre en valeur constituent autant de signes révélateurs d'un déséquilibre du deuxième *chakra*. La victime se débat à la recherche du plaisir à outrance.

Un deuxième *chakra* équilibré apporte une vitalité générale. Le ventre, les système urinaire et reproducteur fonctionnent parfaitement. Sociabilité, patience et sens de l'humour caractérisent les sujets jouissant d'un tel équilibre. Sexuellement comblé et pleinement satisfait de vous-même, vous n'avez plus aucun mal à positiver et à apprécier la vie.

Une des principales forces du deuxième *chakra* gouverne l'attirance des contraires. Un ballet incessant se joue dans cette dualité. Un mouvement est généré et vous suivez allègrement le cours de la vie. Vous analysez le monde et discernez vos désirs ainsi que vos émotions.

Après avoir solutionné votre manque de créativité, vous retrouverez l'aptitude à travailler avec les autres. Vous accepterez les divergences d'opinion et serez à même de cultiver une autre voie tout en restant complémentaire. Les différences rapprochent et les attitudes d'autrui enrichissent votre vie en vous aidant à vous développer et à grandir.

3 Manipura chakra –
chakra du plexus solaire

Localisation

Le troisième *chakra* est situé entre le sommet de la poitrine et le nombril, au niveau du plexus solaire. Il influe sur la digestion et les organes qui lui sont rattachés, comme le fois, l'estomac, la vésicule biliaire, le pancréas et les organes de l'excrétion.

Expression

De par sa proximité avec le système digestif, le troisième *chakra* est lié à la production et au stockage de l'énergie – cette même énergie qui nous permet de vivre. Le *manipura chakra* est en rapport avec les émotions, les actions, la puissance et la volonté. Il nous aide à reconnaître le rôle de l'effort et de l'action dans la réussite.

Le *chakra* du plexus solaire est lié au rapport que nous entretenons avec la puissance, y compris avec notre propre puissance. C'est elle qui participe à réunir les choses. Plutôt que de saisir des faits isolément et de séparer chaque chose, vous trouvez la force dans l'unification. Un troisième *chakra* équilibré vous aide à développer volonté saine et autonomie. Tout déséquilibre entraîne perte de puissance, de l'estime de soi et tendance à se laisser déstabiliser par les opinions d'autrui.

Un troisième *chakra* déséquilibré peut être source d'émotions intenses et incontrôlées, comme la passion, la jalousie, la colère ou la frustration qui finissent par engendrer doutes, peurs et confusion. Ce déséquilibre peut se traduire par une tendance à manipuler autrui. Obsessions ou dépendances peuvent se manifester.

L'incapacité à revendiquer sa propre autonomie entraîne perte de puissance et sentiment de frustration. Un déséquilibre de ce *chakra* perturbe le cours des émotions. Apathie et léthargie annihilent votre énergie et vous poussent au repli sur vous-même. Accablé par l'autocritique, vous perdez toute capacité à vous connecter et à vous nourrir de votre environnement. Une piètre estime de vous-même vous fait douter de vous, jusqu'à souffrir d'auto-récrimination.

Un déséquilibre du feu énergétique peut se manifester par un sentiment de chaleur interne, un refus de nourritures épicées, une soif de boissons glacées, une tendance à la transpiration ou une promptitude à l'emportement. À l'inverse, pas assez de feu crée une sensation de froid, une recherche de chaleur, de nourritures épicées et de boissons chaudes ainsi qu'une sensation de léthargie et de lenteur. Tous les organes associés au *chakra* peuvent présenter des symptômes de déséquilibre. Intérieurement on peut rencontrer ulcères, maux d'estomac, diabète, hypoglycémie et même alcoolisme ; extérieurement, ce sera un ventre dur et tendu, bedonnant ou un diaphragme paresseux.

Un *chakra* du plexus solaire équilibré apporte un surplus d'énergie qui peut se manifester à travers la chaleur du corps et un métabolisme plus actif. Cette énergie est source d'enthousiasme au travail, dans les activités ludiques, dans le développement et la transformation de notre vie. Vous vous sentez alors brillant, extraverti et clairvoyant.

Vous utilisez cette puissance à construire en vous au lieu de l'exercer sur les autres. Cette force intérieure génère confiance, autorité et volontarisme. Vous développez un amour-propre sain et entamez en toute conscience des changements positifs, en opposition à l'attente passive ou à l'espoir démesuré. Vous êtes motivé et sûr de vous. Vous prenez naturellement conscience de votre rôle et abordez les choses sous un angle plus social. Vous n'usez pas de votre autorité pour abuser autrui. Votre force est utilisée à rapprocher les êtres et les choses plutôt qu'à les séparer. Un *manipura chakra* équilibré vous apporte la force intérieure nécessaire pour mener à bien vos actions, avec grâce et facilité.

4 Anahata chakra –
chakra du centre du cœur

Localisation

Au centre de la poitrine, l'*anahata chakra* correspond à l'amour au sens pur et inconditionnel du terme. Il est amour de la nature et de l'humanité toute entière.

Expression

Physiquement, l'*anahata chakra* est lié au cœur, aux systèmes respiratoire et circulatoire, à la poitrine et aux épaules. Ce quatrième *chakra* concentre les forces des trois premiers *chakras*. Le premier renvoie à la solidité et à la stabilité, le deuxième gouverne le changement et le mouvement alors que le troisième met en jeu l'acceptation de soi et les forces de la volonté. Lorsque ces forces se rassemblent, elles peuvent être transformées en énergies susceptibles d'atteindre les objectifs les plus hauts. Le centre du cœur est le point de transition entre les *chakras* inférieurs liés à la conscience physique et les *chakras* supérieurs de la spiritualité.

Le *chakra* du centre du cœur évoque la conscience sociale, l'amour et l'ouverture, le dévouement, la paix, le pardon, l'acceptation, la gentillesse et la joie. Si la force de réunification du deuxième *chakra* est orientée vers les choses et les êtres, celle du *chakra* du centre du cœur s'attache plus à un état de l'être. Un *chakra* moins impliqué dans la sexualité, moins matérialiste et plus conceptuel. Il vise l'union et l'intégration harmonieuse du soi dans un groupe social, sans entraîner la perte du sens du soi. La force de l'*anahata chakra* nous permet d'outrepasser les limites de notre ego. En transcendant l'ego, nous abordons quelque chose de plus profond et de plus fort. En nous éloignant de nos frontières, nous expérimentons la plénitude de l'amour.

Sur le plan physique, un déséquilibre du quatrième *chakra* se traduit par des troubles touchant le cœur, comme l'hypertension, pouvant aller jusqu'à des problèmes respiratoires, de l'asthme ou de l'arthrite. Sur un plan émotionnel, l'amour éprouvé est égoïste. Cet état peut conduire à confondre amour et sexe ou à attendre de l'autre quelque chose en échange de l'amour offert. Ce déséquilibre pousse à imposer sa volonté, avec une tendance à la manipulation. À l'inverse, vous pouvez accuser du désintérêt qui vous pousse à vous poser en victime. Un déséquilibre conduisant à un manque de sensibilité, à l'arrogance, à l'égoïsme ou à la tristesse, voire à la dépression.

Lorsque le *chakra* du centre du cœur est équilibré, les organes et les systèmes auxquels il est associé fonctionnent harmonieusement. Une connexion s'établit avec la vie, engendrant un sentiment de paix, de joie et d'amour envers tous les êtres. Votre rapport à autrui est équilibré et harmonieux. Vos émotions libérées et contrôlées s'expriment clairement et spontanément. Vous êtes ouvert, volontaire et vivez sans craindre la vulnérabilité. Un équilibre est trouvé entre le côté matériel de la vie et les émotions. Ce *chakra* et son pouvoir intégrateur aide à faire face aux dualités. Sachant que l'amour constitue l'ultime force menant à la guérison, ce *chakra* se veut le siège de la cicatrisation.

5 Visuddha chakra –

chakra de la gorge

Localisation

Situé au niveau de la base de la gorge, le cinquième *chakra* se rapporte à la communication et à l'expression.

Expression

Comme sa localisation physique le suggère, le *chakra* de la gorge est en rapport avec le cou et les organes de cette région du corps, comme la glande thyroïde ou les glandes parathyroïdes. Le métabolisme tout entier est affecté par ce *chakra*.

Le *chakra* de la gorge est impliqué dans l'expression de toutes les pensées et les émotions véhiculées par les *chakras* inférieurs. Il affecte notre langage et la façon dont nous nous exprimons. Il est lié à la vérité et à l'honnêteté. Ce *chakra*, qui met en relation nos sentiments et nos intuitions avec nos pensées, agit tel un révélateur tout en nous offrant la possibilité d'intervenir sur ces messages intérieurs. Le *chakra* de la gorge nous aide à bâtir notre futur. Un besoin ou un désir est plus facile à combler lorsqu'il est formulé, ainsi réussissonsnous à modeler notre avenir à travers l'expression verbale. Comme le deuxième *chakra*, le cinquième est étroitement lié à la créativité : l'élaboration du langage, la communication et l'expression font partie du processus créatif. Le *chakra* de la gorge nous éloigne du monde physique des *chakras* inférieurs. Ses frontières, plus fluides et plus éthérées, renvoient à des domaines tels que le partage de l'information et des idées.

Un problème au niveau de ce cinquième *chakra* peut physiquement se traduire par des maux de gorge, des aphonies et divers maux au niveau du cou. Hyper ou hypoactivité de la glande thyroïde, céphalées liées à des contractures musculaires au niveau de la nuque, insomnie ou grippe peuvent témoigner d'un déséquilibre de ce *chakra*. Les personnes souffrant d'un tel déséquilibre affichent une certaine timidité, avec incapacité à mettre en avant leurs opinions ou à exprimer pensées et sentiments. D'autres, à l'inverse, cherchent à dominer conversations et discussions. Certains éprouvent des difficultés à formuler clairement leurs attentes. Esprit acerbe, manque de tact, mythomanie, préjugés, mais encore voix dure et arrogance peuvent aussi témoigner de ce déséquilibre.

Lorsque le *chakra* de la gorge fonctionne harmonieusement, cette région du corps ne souffre d'aucun maux. Rien n'entrave l'expression des sentiments et des idées : la voix est claire et agréable. Créativité, maturité et inspiration facilitent les rapports à autrui, en toute honnêteté, avec tact et générosité. Vos appréciations sont justes et sans préjugés. L'expression verbale est rendue possible par les vibrations du *chakra* qui bat au rythme de votre vie. Vous avancez calme et serein, au lieu de suivre un rythme trépidant et destructeur de vie. Un cinquième *chakra* équilibré vous aidera à trouver paix et altruisme.

6 Ajna chakra –

chakra du troisième œil

Localisation

Le sixième *chakra*, juste au-dessus et entre les sourcils, serait, dit-on, le siège de la sagesse.

Expression

Le sixième *chakra* est en rapport avec le cerveau et le système nerveux. Les oreilles, le nez, les yeux et les sinus lui correspondent. Le système hormonal lui-même peut être affecté par le sixième *chakra* qui touche aussi l'hypophyse et le cerveau. La capacité de nos sens à collecter des informations est une force extraordinaire. Un simple coup d'œil suffit pour enregistrer une somme énorme d'informations. Prenez cette faculté et appliquez-la au *chakra* du troisième œil qui gouverne les fonctions extrasensorielles, comme l'imagination, la visualisation et même la clairvoyance. L'intuition fait le lien entre intellect et pouvoirs psychiques. Entre cette zone du cerveau qui nous pousse à agir et celle qui nous conseille l'inaction, nous choisissons de suivre notre guide intérieur. L'intuition est une ligne de force bien plus puissante que notre volonté. Physiquement, un déséquilibre du sixième *chakra* peut se manifester par des céphalées, des problèmes au niveau des yeux, des oreilles, du nez ou des sinus. Déséquilibre hormonal, insomnies et problèmes nerveux peuvent apparaître. Le centre du troisième œil étant en rapport avec les glandes hormonales et le cerveau, il influe sur la qualité et la quantité des neurotransmetteurs de la sérotonine, impliqués dans la dépression.

À un autre niveau, la dépression peut être liée à une perte de contact avec soi et sa créativité – une incapacité à capter et à utiliser son pouvoir créatif. Lorsque le sixième *chakra* est déséquilibré, apparaissent des troubles de la concentration et de l'attention, sources de confusion et de pessimisme. Désœuvrement et paresse intellectuelle s'installent. Comment expliquer que tant de gens passent des heures entières à effectuer un travail qui ne les intéresse pas ? Notre quotidien doit être source d'enrichissement. Le sixième *chakra* vous aidera à trouver votre source d'enrichissement. La pratique des *asanas* vous aidera à vous échapper vers le monde des émotions ; vous serez plus à l'écoute de votre intuition et du langage de votre corps, qui vous fera prendre conscience de la posture exécutée, mais aussi de la maladie ou du bien-être.

Lorsque le sixième *chakra* est équilibré vous êtes en mesure d'observer pensées et émotions sans pour autant y succomber. Vous avancez vers un seul but, plein de grands idéaux et avec dévotion. Vous êtes imaginatif et portez en vous-même un certain sens de l'unicité. Cette force vous aide à faire face à l'anxiété. Lorsque le *chakra* du troisième œil est pleinement ouvert, vous prenez conscience de vous-même et accédez à la réalisation de tout votre être.

7 Sahasrara chakra –
chakra coronal

Localisation

Le *chakra* coronal se situe au sommet du crâne, à l'endroit de la fontanelle.

Expression

Le *chakra* coronal gouverne le cerveau, le système nerveux tout entier et la glande pinéale. Le *chakra* racine et le *chakra* coronal sont doués de forces opposées. Si le *chakra* racine est le point d'entrée de la vie, le *chakra* coronal s'apparente à son point de sortie. Il transcende le matérialisme et nous libère de nos attaches physiques. La recherche du sens – sachant que toute chose appartient à un ensemble plus vaste – nous rapproche de l'unité. Le septième *chakra* donne un sens à notre quête. Il renvoie à un état de conscience supérieur. Il est en rapport avec l'illumination spirituelle, la réalisation de l'être et la conscience du divin. Le *chakra* coronal prend toute son importance dans la libération de l'âme. Lorsqu'il est harmonieusement ouvert, une fusion des sept *chakras* opère et l'être appréhende l'infini. À ce niveau de conscience, l'âme s'éveille à un ordre plus haut et plus profond, source d'intégration et d'unification. L'être prend conscience de la finitude du corps et de l'infinité de l'âme.

Sur le plan physique, tumeurs cervicales ou pressions accrues au niveau du crâne peuvent être des manifestations d'un déséquilibre du *chakra* coronal. Sur le plan psychologique peuvent se manifester psychoses, névroses ou dépressions. L'insomnie peut être en rapport avec un déséquilibre du *chakra* coronal, qui influe sur la glande pinéale, productrice de mélatonine, indispensable au sommeil. Le déséquilibre du *chakra* coronal est aussi responsable de maux saisonniers, comme l'état dépressif de certaines personnes à l'approche de l'hiver, lorsque la lumière vient à manquer. Sur un plan émotionnel, il peut se manifester par un sentiment d'isolement. Certains souffriront de désorientation, d'un manque d'énergie, de fatigue et d'une tendance à la fermeture d'esprit. Lorsque le *chakra* coronal fonctionne harmonieusement, vous ressentez un sentiment d'unité avec autrui sans pour autant souffrir d'une perte d'identité. Vous êtes attentif aux autres, serein et détendu, empli de ce savoir né de la sagesse et de l'illumination. Vous suivez votre idéal sans vous laisser influencer par les forces adverses ou l'opinion d'autrui.

Chakra	Équilibrer les chakras – généralités	Méditation	Affirmation	Asanas
Muladhara	Franchissez chaque jour une étape et reposez-vous lorsque vous ressentez la fatigue. Le massage vous aide à vous recentrer et à retrouver les sensations du corps. Un massage des pieds est conseillé. Mangez à heures régulières. Évitez de sauter un repas.	Méditez sur la syllabe du *mantra* « lam » correspondant au *chakra*.	Une affirmation utile pour ce *chakra* consiste à se répéter dix fois et plusieurs fois par jour à voix basse ou haute : « J'affronte la vie plein d'amour et d'imagination ».	Toutes les postures debout participent à équilibrer ce *chakra*. Tadasana Virabhadrasana I, II, III Utkatasana Garudasana Bhujangasana Salabhasana Marichyasana II Janu sirsasana Paschimottanasana Savasana
Svadhisthana	Un massage peut vous aider à libérer des émotions passées. Un massage du bout des doigts permet de régénérer les tissus corporels. Ce massage profond peut être cathartique. Un forme de massage plus douce est conseillée à tous ceux qui préfèrent se libérer de leurs émotions sans heurt. La pratique du *pranayama* peut vous aider, à condition de procéder à de profondes expirations.	Méditez sur la syllabe du *mantra* « vam ».	« Je suis ouvert au monde et aborde sans peur les changements dans ma vie. »	Trikonasana Pavritta trikonasana Bhujangasana Salabhasana Dhanurasana Navasana Janu sirsasana Adha badha padma Paschimottanasana Baddha konasana Paschimottanasana
Manipura	Pratiquez le jogging ou la marche à train soutenu en réponse à la paresse. Des tapotements sur l'estomac vous aideront à stimuler cette région du corps. Rires et exercices physiques faciliteront la libération des émotions contenues. Sur le plan émotionnel, débarrassez-vous des attaches qui vous freinent. Cherchez ce qui rend votre vie plus légère et plus gaie. Comment pouvez-vous utiliser votre volonté sans trop d'effort pour parvenir à vos objectifs ?	Méditez sur la délégation de vos responsabilités ou sur la syllabe du *mantra* « ram ».	« Je progresse vers mes objectifs avec calme et gaieté. »	Torsions, flexions et étirements participeront à ouvrir le *chakra* du plexus solaire. Pavritta trikonasana Marichyasana II Ustrasana Chakrasana Navasana Jathara parivartanasana Paschimottanasana Purvottanasana Balasana
Anahata	Pour ouvrir le *chakra* du centre du cœur, exercez-vous au sein de la foule. Concentrez-vous sur un individu. Asseyez-vous et détendez-vous, respirez profondément et prenez le temps d'observer les mouvements des corps, les visages, les yeux et la façon dont les gens parlent. Ne jugez pas. À chaque inspiration, emplissez-vous de compassion pour l'autre et vous-même en vous libérant à chaque expiration.	Méditez sur la syllabe du *mantra* « yam ».	« Mon cœur est ouvert, plein d'amour pour tous les êtres. »	Virabhadrasana I Anjaneyasana Bhujangasana Matsyasana Ustrasana Urdva dhanurasana Marichyasana II Torsion ouverte Balasana
Visuddha	Parce que le *chakra* est en rapport avec le niveau des vibrations, la psalmodie qui joue sur les hauteurs des vibrations apporte une certaine purification. Reportez-vous à la partie sur les *mantras* (page 142). La respiration peut être utilisée pour apaiser le système nerveux et rehausser la qualité de la voix, en la rendant plus pleine, plus profonde et plus claire. Pratiquez les exercices de respiration *bhramari* et *ujjayi* (*voir* page 130).	Méditez sur la syllabe du *mantra* « ham » ou chantez à voix haute.	« Je communique en toute sincérité et sans détour. »	Salabhasana Bhujangasana Matsyasana Ustrasana Setu bandhasana Sarvangasana Halasana Karnapidasana
Ajna	La méditation est la clé qui permet d'ouvrir le *chakra* du troisième œil. Asseyez-vous dans un endroit calme et concentrez-vous sur votre respiration. Laissez votre souffle se déplacer juste au-dessus et entre vos sourcils. Alternez en méditant sur une couleur, en visualisant tour à tour les couleurs des sept *chakras*. Du rouge passez à l'orange, au jaune, au vert, au bleu, à l'indigo et enfin au violet.	Méditez sur la syllabe du *mantra* « om ».	« J'ouvre mon guide intérieur » ou « Je suis mon guide intérieur ».	Matsyasana Setu bandhasana Sarvangasana Balasana Sirsasana Yogamudrasana
Sahasrara	Pour éveiller le *chakra* coronal, appréhendez votre vie avec le plus de conscience possible. Parce que ce conseil est plus facile à énoncer qu'à mettre en application, pratiquez pour vous aider les exercices de respiration, la méditation, l'affirmation de soi et les *asanas*.	La méditation est au cœur même du septième *chakra*. Aucun *mantra* ne lui correspond mais rien ne vous empêche de psalmodier l'ancien *mantra* sacré « om ».	« Mon âme est plénitude et infinité. »	Toutes les postures de méditation assises, dos, cou et tête alignés sont bénéfiques à l'ouverture du *chakra* coronal. Sukhasana Siddhasana Vajarasana Balasana Sirsasana Sasankasana Yogamudrasana

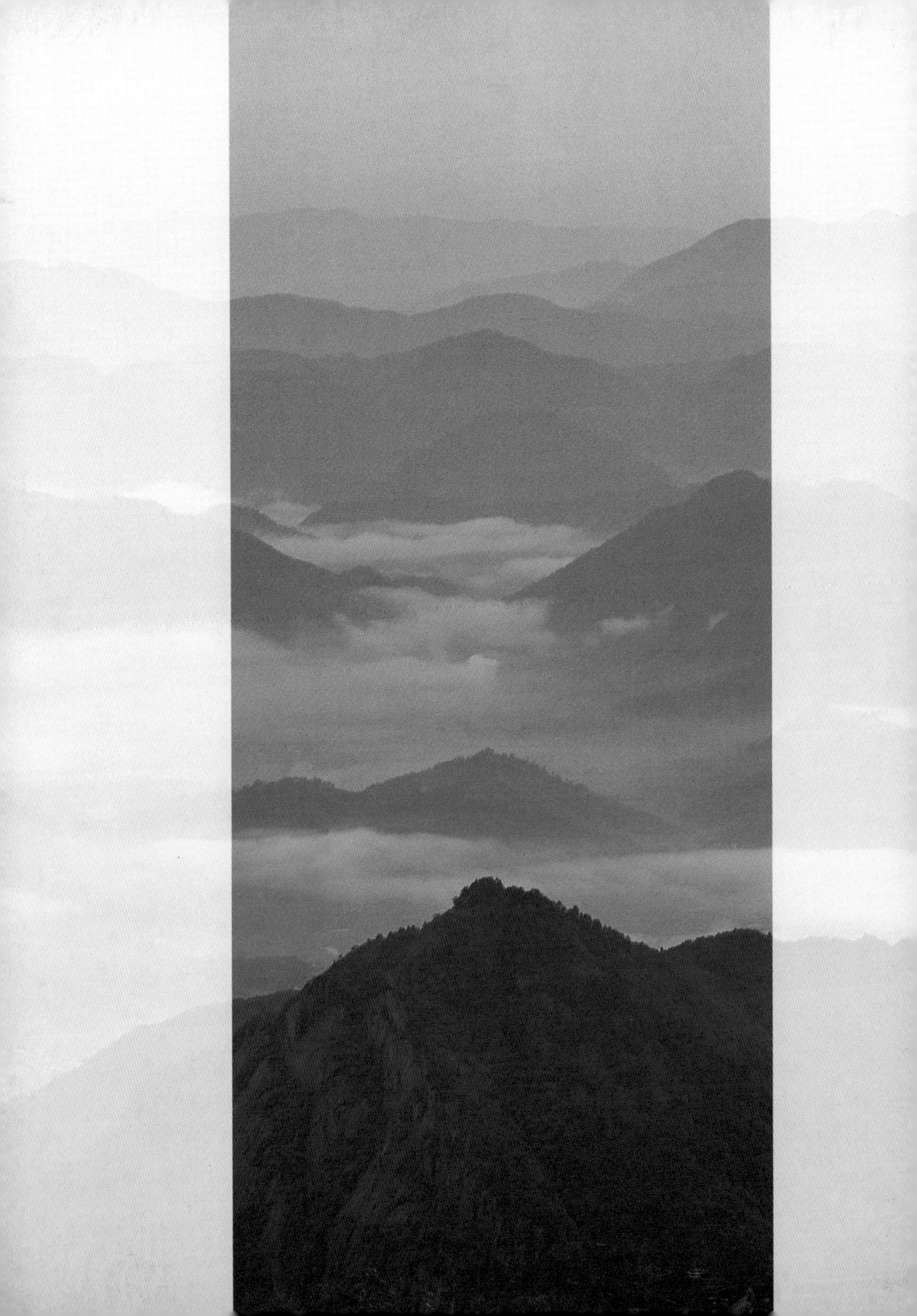

Chapitre 6

Yoga thérapeutique

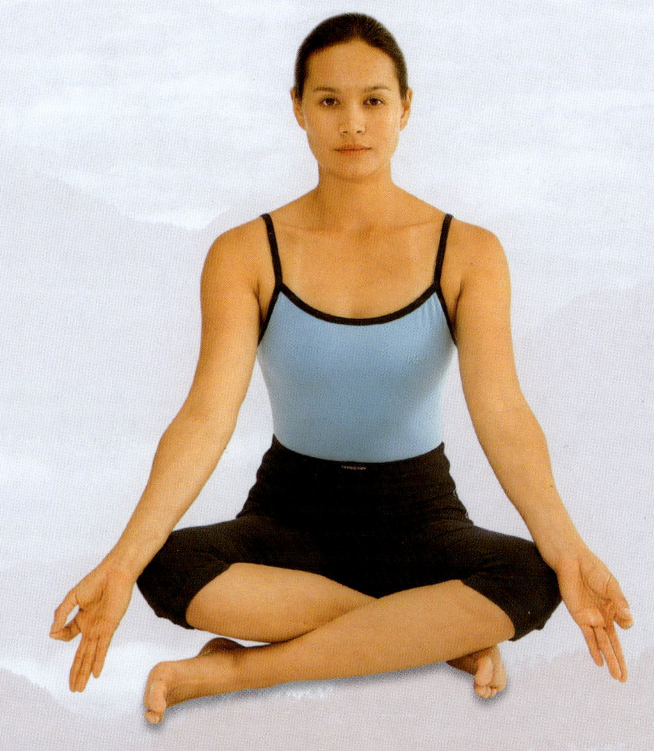

Yoga thérapeutique

Le yoga comme démarche thérapeutique peut s'appréhender selon le point de vue occidental et le point de vue oriental.

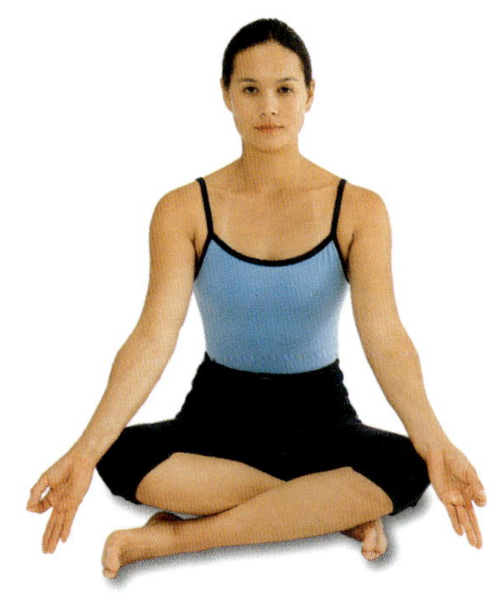

Le point de vue occidental

Sur le plan physiologique, chaque posture de yoga a des actions structurales et fonctionnelles spécifiques. Parce qu'elles exercent une pression sur les organes, les postures dispensent massages et stimulations. S'engager dans la pratique des différents types de postures ouvre et ferme différentes régions du corps. La circulation sanguine s'améliore, les poumons génèrent un souffle plus efficace. Un taux d'oxygène plus important touche les tissus ; cellules, tissus, organes et systèmes bénéficient de cette oxygénation. Au même titre que les étirements, les postures fluides massent les vaisseaux lymphatiques. L'excrétion des déchets est alors facilitée, le système purifié et la fonction immunitaire renforcée. Le corps devient plus fort et le surplus de tension est évacué.

Nombre de postures agissent sur les glandes endocrines en les baignant d'un sang frais qui véhicule l'oxygène et les nutriments vitaux censés régénérer le corps entier. On sait que d'autres postures et les techniques de respiration participent à réguler le système nerveux.

Si vous pratiquez les *asanas* intensément, en allant au bout de vous-même, vous pourrez stimuler le système nerveux sympathique (impliqué dans la réaction « lutter ou fuir ») et disposer d'un moyen efficace de lutte contre le stress. Lorsque ces postures sont suivies de postures stimulant le système nerveux parasympathique, la réaction « se reposer et réparer » est activée et le système est apaisé et détendu. Le rythme cardiaque ralentit, la respiration se fait plus régulière, la pression sanguine chute. Les taux d'hormones de stress diminuent et le mécanisme de guérison est enclenché. De plus, en vous immergeant pleinement dans les sensations de votre corps, vous vous accordez une détente mentale et vous détachez enfin des préoccupations du quotidien.

Les techniques de relaxation ont un effet curatif multiple. Le *pranayama*, comme la méditation, agit également en profondeur. Les deux jouent un rôle actif dans les réactions mentale et émotionnelle de la personne à l'égard de son état de santé, renforçant sa capacité de détachement vis-à-vis de la maladie, l'encourageant, même momentanément, à vivre pleinement. Le yoga nous apprend aussi que le chemin a autant d'importance que l'issue : il importe de savourer le voyage de la vie, quel que soit ce qu'elle nous réserve.

Le point de vue oriental

Si les médecins occidentaux traitent plutôt la maladie en soi, leurs homologues orientaux s'appliquent à traiter la personne globalement. La pensée occidentale sur la maladie demeure un peu réductrice. Un dysfonctionnement cellulaire est source de problèmes dans les tissus, ce qui entraîne un dysfonctionnement de l'ensemble du système.

L'approche orientale décrit la maladie de manière différente. Le yoga est traditionnellement une activité individuelle où un maître s'occupe d'un seul élève à la fois, pouvant ainsi travailler avec lui de manière profonde. La médecine holistique considère que la vraie santé consiste en tout autre chose que la définition admise couramment, soit « l'absence de maladie ». La vraie santé englobe état de suprême bien-être et vitalité sur les plans physique, mental et spirituel. Être en bonne santé tient en réalité dans le mot sanskrit *svastha*, le « je stable ». Une fois cette base acquise, vous irradierez la joie et l'enthousiasme, un état associé à une bonne santé. De l'avis des yogis, les thérapies occidentales sont souvent incomplètes, les traitements étant ordonnés en fonction des symptômes, sans se concentrer sur la racine du mal. Comment dans ces conditions « guérir » un patient ?

Les Orientaux vont au-delà du physique et prennent en considération cinq dimensions, les *koshas*, ou gaines. Le yoga tend à harmoniser chaque gaine de manière à atteindre la vraie guérison. La première dimension concerne le corps physique. Organes, muscles, os et autres tissus sont déterminés par cette gaine, l'*annamaya kosha*. La deuxième gaine englobe l'énergie vitale et les fonctions physiologiques essentielles, celles qui préservent la vitalité et la santé de notre métabolisme : c'est le *pranayama kosha*. En cas de perturbation du *prana*, le corps et notre respiration sont la proie de resserrements et blocages. La troisième gaine se nomme *manomaya kosha*, ou gaine astrale ou encore corps mental, et concerne notre condition mentale et psychologique, aptitudes mentales, idées, goûts et dégoûts, perceptions, connaissance et savoir acquis. Les sentiments tels que la colère, la dépression et l'euphorie entrent dans ce *kosha*, associé à l'inconscient. La quatrième gaine, le *vijnanamaya kosha*, la gaine de la sagesse, se rapporte à notre savoir, à notre intime aptitude à retenir l'information intuitive récoltée par nos sens. Il est question ici de notre capacité à apprendre et à comprendre, à différencier le bien du mal comme à reconnaître l'impact du passé dans notre présent. Si cette gaine est saine, toutes les actions sont accomplies en harmonie avec les lois universelles. La dernière dimension, l'*anandamaya kosha* (gaine spirituelle), renvoie au soi spirituel. En présence d'un *anandamaya* sain, nous sommes épargnés par la maladie et avons la capacité de dépasser notre condition, en étant habité par un sentiment d'unité et de transcendance.

Du point de vue holistique, toute chose est liée à une autre. Un déséquilibre de l'une des cinq gaines peut se propager aux autres et générer divers symptômes. En cas de déséquilibre mental, émotionnel ou pranique, le stress se loge dans la région la plus vulnérable du corps physique. C'est ainsi que la philosophie traditionnelle indienne explique la maladie, que ce soit une maladie de peau, de cœur, ou un cancer. Plus la gaine est subtile, plus son influence est grande. L'énergie vitale (*prana*) affecte plus le corps physique que les altérations du corps n'affectent le *prana*. À une autre échelon encore de subtilité, la puissance de l'esprit, moins dense que le *prana*, affectera le *prana* et le corps physique plus que l'inverse. C'est pourquoi notre pensée a une telle importance. L'esprit, plus subtil en sérénité, est tout-puissant, ce qui explique la puissance de la foi dans la guérison et dans le bien-être absolu.

Nous comprenons ainsi que tout en étant des êtres physiques, nous sommes également des entités mentales, spirituelles et émotionnelles. Nous sommes multidimensionnels ; aucune de ces dimensions ne doit être négligée. Nous avons la possibilité de devenir une personne épatante, complète et saine (sur le plan mental, émotionnel et spirituel) à laquelle il peut arriver d'être atteinte (sur le plan physique) d'une maladie. Cela peut sembler contradictoire, mais il n'est pas incompatible d'éprouver un sentiment de plénitude tout en se sachant malade. Face à cette réalité ambivalente, il est tout à fait possible d'être parcouru par une sensation de bien-être, même à travers un corps agonisant.

Le yoga thérapeutique propose des pratiques qui s'adressent à chaque gaine. Pour travailler plus précisément le *kosha annamaya* (physique), les *asanas*, les *kriyas* yogiques (pratiques purifiantes) et un régime alimentaire sain sont des pratiques fondamentales. Le *pranayama* et les pratiques purifiantes yogiques interviennent sur le *kosha pranayama* (énergie). En ce qui concerne les *koshas manomaya* (volonté) et *vijnanamaya* (sagesse), on privilégiera analyse, apprentissage, expérience, méditation et pratiques dévotionnelles yogiques (tel le chant). Pour le *kosha anandamaya* (félicité), on préférera pratiquer la relaxation, la méditation et l'expérience de l'extase.

Introduction au tableau des affections

Le yoga se propose de traiter l'individu, pas seulement sa maladie. Cela étant dit, il est recommandé de consulter soit un yoga-thérapeute soit un maître expérimenté. En médecine holistique, il n'existe pas de « recettes » thérapeutiques pour soigner une maladie, quelle qu'elle soit. Néanmoins, ce tableau pourra vous servir de guide dans le choix de postures connues pour soulager certaines affections. La consultation d'un praticien spécialisé en médecine naturelle ne peut que vous être bénéfique. Ce thérapeute saura vous aider à identifier la cause de votre maladie mais il fera aussi en sorte de résoudre quantité de petits maux pour lesquels vous aviez cessé d'espérer le moindre soulagement.

	Anxiété	Arthrite	Asthme	Cancer	Constipation	Dépression
Baddha konasana				✓		
Biralasana	✓	✓	★	✓		
Bhujangasana	✓	✓	★	✓	✓	★
Bhujapidasana & bakasana	✓			✓		✓
Chakrasana	✓		✓		✓	★
Connaître sa respiration	★	✓		★		
Conscience du souffle	✓	✓	★		✓	
Debout roulé	★	✓	✓	✓	✓	
Halasana	★			★	★	
Janu sirsasana		✓	✓	✓	★	
Jathara parivartanasana	✓				★	✓
Marichyasana III					★	
Matsyasana			✓			★
Méditation	★	✓	★	★		★
Nadi suddhi	★	✓	✓	★		✓
Navasana	✓			✓		
Paschimottanasana		✓	✓	✓	✓	✗
Pavritta sukhasana	✓	✓		✓	✓	✓
Postures debout	✓	✓		✓	✓	★
Purvottanasana	✓		✓			
Relaxation savasana	★			✓	★	
Salabhasana	✓	✓	★	✓	✓	★
Sarvangasana	★		✓	★	★	
Setu bandhasana	✓	✓	★	✓		★
Sirsasana				✓	✓	
Souffle bhramari	★	✓	✓	✓		✓
Souffle ujjayi		✓	★	✓		✓
Surya namaskar		✓	✓		★	★
Torsion couchée	✓			✓	✓	
Torsion ouverte		✓	✓			★
Upavista konasana		✓		✓	✓	
Viparita karani				✓		
Visualisation apaisante		✓	✓	★		
Yoga avec chaise		✓		✓		
Yoga fortifiant		✓	✓	★		

Légende

✓ Recommandé

★ Posture clé

✗ Déconseillé

Anxiété - Pratiquez une respiration consciente pour déplacer vos pensées loin de vos problèmes et vous ramener au moment présent. Évacuez le stress au moyen des *asanas* et concentrez-vous le plus possible dans le maintien des postures. Après les *asanas*, détendez-vous en *shavasana*.

Arthrite - Pratiquez les mouvements membres-articulations. S'il vous est difficile de retenir la posture, n'insistez pas. Travaillez plutôt la mobilité de vos articulations en entrant et sortant de la posture avec des mouvements fluides. Utilisez des accessoires si nécessaire.

Asthme - Les flexions arrière seront utiles pour élever et ouvrir la cage thoracique et favoriser les respirations pleines. Procédez en douceur pour ne pas fermer la cage thoracique lors des flexions avant. Le *pranayama* permettra de stabiliser le souffle et de développer l'expiration.

Cancer - Privilégiez un mode de vie dénué de stress et cherchez dans la pratique du yoga un modèle de vie pur et sain. Rompez à mesure du chemin parcouru avec la détresse physique et mentale.

Constipation - Salutation au soleil, postures inversées et torsions stimuleront le système digestif et favoriseront l'élimination. Buvez abondamment avant chaque séance d'*asanas*.

Dépression - Pour vous aider à rester dans le moment présent, gardez les yeux ouverts durant les *asanas*. Évitez de maintenir trop longtemps

Affection / Renvoi de page	110	116	33	113	64	88	86	109	131	130	102	78	104	75	30	69	40	84	63	95	132	136	79	89	86	61	106	38	36	128	000	96	76	37	65
…assistent le système nerveux, améliorent la circulation et favorisent la vitalité en général.	✓		✓	✓	✓	✓	✓	✓	✓	✓	✓	★	✓	✓		✓	✓	✓	✓	✓	✓	✓		★	✓	✓	✓		✓		✓	✓	✓	✓	✓
Douleurs dorsales – Il est essentiel de disposer d'un diagnostic correct et de travailler avec un maître qui saura vous conseiller les postures. Commencez par des postures debout douces et un travail sur la respiration. Introduisez ensuite flexions arrière, torsions et flexions avant.	✓		✓	✓	✓		✓	✓			✓		✓	✓		✓	✓	✓	✓	✓			✓	✓	✓	✓			✓			✓	✓	✓	✓
Douleurs du cou – Équilibre des bras et *bhujangasana* feront travailler les muscles de manière à les relâcher. Ne rentrez pas les épaules lors des postures debout et ne vous voûtez pas lors des flexions avant. N'étirez jamais trop le cou. Évitez les postures sur la tête, de la chandelle et de la charrue.											✓	✗		✗	✓	✓	✓									✗							✓	✓	✓
Fatigue – Consultez un médecin qui déterminera la cause d'une fatigue soudaine. *Surya namaskar* revitalise, les postures inversées purifient l'esprit. Régénérez-vous avec des flexions avant et *Shavasana*. Revitalisez-vous avec *pranayama*.	★		✓	✓	✓		✓	✓			✓		✓			✓		✓						✓	✓								✓	✓	
Fièvre – Les *asanas* ne doivent pas être pratiqués. Les exercices de *pranayama* présentés dans cet ouvrage augmentant la température du corps, ils doivent être évités. Pratiquez la relaxation et la visualisation apaisante jusqu'à la convalescence et reprenez votre pratique avec des postures fortifiantes.		✓									✓															✓									
Grossesse – Fréquentez des classes dites prénatales. Ne commencez pas les *asanas* lors du premier trimestre. Les ligaments s'assouplissant lors d'une grossesse, attention aux étirements excessifs. Ne maintenez pas les postures trop longtemps : entrez et quittez-les avec fluidité.				✓				✓										✓								✓									✓
Hernie discale – Les flexions avant devront d'abord être évitées, la région touchée du dos ayant besoin en flexion avant de rester concave. Procédez d'abord à des exercices de stimulation abdominale et des flexions arrière ; attendez 24 heures pour les réactions de votre corps.			★					★		✓		★	★			✓		✓	✓	✓	✓					✓	✓		✓						✗
Hypertension – *Surya namaskar* dilate les vaisseaux sanguins, ce qui diminue la pression sanguine. Si votre pression sanguine est très élevée, mieux vaut maintenir la tête au-dessus du cœur. Pratiquez la relaxation, le *pranayama* et la méditation. Évitez de retenir votre respiration.	✓		✓			✓		✓		✗	✗		★				✓	✓	✓							✗							✗		✓
Insomnie – Esprit et corps se détendent après des étirements. Pratiquez des postures intenses, comme *surya namaskar* et les flexions arrière le matin. Peu avant le coucher, optez pour des flexions avant et des postures inversées. Au coucher, pratiquez *nadi suddhi* et la méditation.	★		✓	✓	✓	✓		✓			✓		★					✓			★	★			✓	★									✓
Menstruation – Postures inversées, torsions intenses et flexions arrière intenses sont déconseillées en période de règles. Les flexions avant sont en revanche recommandées. Pratiquez les postures fortifiantes, excepté celle de la charrue.	★		★				✓			✗	✗	✗		★			✓	✓			★					★	✗					✗	✓		★
Obésité – La salutation au soleil aidera à brûler de l'énergie. Pratiquez à volonté postures debout, flexions arrière et postures inversées. En cas de boulimie due à des facteurs émotionnels, privilégiez une pratique régulière des *asanas* avec exercices du *pranayama* et méditation.			✓	✓	✓		✓			✓			✓			✓	✓	✓			✓	✓			✓	✓			✓			✓	✓		
Prostate – *Supta konasana* apportera vitalité à la région du bassin, *viparita karani* apaisera les blocages mineurs.	✓	✓	✓	✓			✓										✓	✓					✓			✓									✓
SIDA – *Sarvangasana* stimule le système immunitaire en tonifiant le drainage lymphatique. Reportez-vous aux entrées « cancer » et « système » immunitaire.	✓	✓	★	✓	✓	✓	✓	★	✓	✓	✓							✓	✓		★	★	✓		✓	✓							✓		✓
Stress – Certains stress peuvent céder à la pratique des *asanas*. Une concentration intense fixée sur le corps permettra de détourner votre esprit de ses préoccupations habituelles. *Shavasana* relâche la tension physique et mentale. Le *pranayama* apaise le système nerveux.	✓		✓	✓	✓	✓	✓	✓	✓	✓	✓	✓	✓					✓	✓		✓	✓	✓	✓	✓	✓	✓	✓	✓	✓	✓	✓	✓	✓	✓
Système immunitaire – Après une séance d'*asanas*, consacrez un peu de temps à *shavasana* et *pranayama*. Si les *asanas* stimulent la santé cellulaire, *shavasana* favorise l'apaisement du physique en général. *Pranayama* apaisera l'esprit et réduira le stress lié à une maladie chronique.	✓	✓	★	✓	✓	✓	✓	★	✓	✓	✓							✓	✓		★	★	✓		✓	✓							✓	✓	✓
Troisième âge – Accomplissez les postures avec conscience pour en tirer les meilleurs bénéfices. Entrez et quittez les *asanas* avec fluidité plutôt que maintenir la posture. Recourez à des accessoires si nécessaire. Le travail de la respiration et la relaxation restent de rigueur.	✓		✓	★	✓	✓	✓	✓	✓	✓	✓		✓					✓	✓		✓	✓	✓	✓		✓	✓		✓				✓		✓
Troubles menstruels – Flexions arrière, flexions avant, torsions et *surya namaskar* stimulent la vitalité dans la région du bassin. *Supta konasana* et *halasana* comme *halasana* avec support sont des postures clés. Les postures inversées favorisent l'équilibre hormonal.	★		★	★	★		✓			✓	✓	✓	★					✓	✓	✓	✓	✓	★	★		★	★						✓		★
Varices – Consultez votre médecin, puis après avoir écarté tout autre diagnostic susceptible de désordres aggravés, stimulez votre circulation avec *Surya namaskar*. Intégrez la posture de la chandelle ou *viparitan karani* à votre pratique.		✓	★		★						★	★	✓																				✓		